ビジュアル栄養療法

メカニズムからわかる治療戦略

編集 丸山千寿子
中屋 豊

南江堂

編 集

| 丸山 千寿子 | まるやま ちずこ | 日本女子大学家政学部食物学科 教授 |
| 中屋 豊 | なかや ゆたか | 徳島大学 名誉教授 |

執 筆 (執筆順)

丸山 千寿子	まるやま ちずこ	日本女子大学家政学部食物学科 教授
佐藤 宏和	さとう ひろかず	防衛医科大学校内科学
三浦 総一郎	みうら そういちろう	国際医療福祉大学 大学院長
成松 和幸	なりまつ かずゆき	防衛医科大学校内科学
小林 清典	こばやし きよのり	北里大学医学部新世紀医療開発センター 教授
加藤 章信	かとう あきのぶ	盛岡市立病院 院長
鈴木 一幸	すずき かずゆき	盛岡大学栄養科学部 客員教授
遠藤 龍人	えんどう りゅうじん	岩手医科大学看護学部看護専門基礎講座 教授
佐々木 雅也	ささき まさや	滋賀医科大学附属病院栄養治療部 病院教授
五月女 隆男	さおとめ たかお	ヴォーリズ記念病院 院長
丈達 知子	じょうたつ ともこ	滋賀医科大学附属病院栄養治療部
須見 遼子	すみ りょうこ	大阪大学大学院医学系研究科生体機能補完医学講座
前田 和久	まえだ かずひさ	大阪大学大学院医学系研究科生体機能補完医学講座 准教授
下村 伊一郎	しもむら いいちろう	大阪大学大学院医学系研究科内分泌・代謝内科学 教授
山田 悟	やまだ さとる	北里研究所病院糖尿病センター センター長
島田 朗	しまだ あきら	埼玉医科大学内分泌・糖尿病内科 教授
柳内 秀勝	やない ひでかつ	国立国際医療研究センター国府台病院第三内科 医長
吉田 博	よしだ ひろし	東京慈恵会医科大学臨床検査医学講座 教授/附属柏病院副院長
谷口 敦夫	たにぐち あつお	東京女子医科大学附属膠原病リウマチ痛風センター 教授
田中 清	たなか きよし	京都女子大学家政学部食物栄養学科 教授
桑原 晶子	くわばら あきこ	大阪樟蔭女子大学学芸学部健康栄養学科 講師
吉川 雅則	よしかわ まさのり	奈良県立医科大学内科学第二講座・栄養管理部 病院教授
木村 弘	きむら ひろし	日本医科大学大学院肺循環・呼吸不全先端医療学 教授
浦 信行	うら のぶゆき	札幌西円山病院 院長
中屋 豊	なかや ゆたか	徳島大学 名誉教授
山縣 邦弘	やまがた くにひろ	筑波大学医学医療系腎臓内科学 教授
臼井 丈一	うすい じょういち	筑波大学医学医療系腎臓内科学 准教授
花房 規男	はなふさ のりお	東京女子医科大学血液浄化療法科 准教授
中谷 綾	なかや あや	関西医科大学内科学第一講座 診療講師
村田 満	むらた みつる	慶應義塾大学臨床検査医学 教授
永井 弥生	ながい やよい	オフィス風の道 代表
田中 芳明	たなか よしあき	久留米大学医学部附属病院医療安全管理部 教授
朝川 貴博	あさかわ たかひろ	久留米大学医学部外科学講座小児外科部門
田中 宏明	たなか ひろあき	久留米大学医学部外科学講座小児外科部門
石井 信二	いしい しんじ	久留米大学医学部外科学講座小児外科部門
大村 健二	おおむら けんじ	上尾中央総合病院外科 顧問

序文

　今日，治療における栄養療法の意義が改めて見直され，管理栄養士の働きに熱い期待が寄せられています．

　医学は日進月歩で，病気のメカニズム解明のための研究は精力的に行われ，薬物療法を始めとしたさまざまな治療法が開発されています．そのような状況において，治療にかかわる者は，身体に異常が起きている「病気」をどのように治そうとするのか，どうして治るのかについて，説明できる力が求められます．

　本書は，管理栄養士がチーム医療の一員として病気の治療計画を立てる際に，栄養療法のターゲットとメカニズム，そして得られる効果について概略を説明できるようになること，第一選択として行った栄養療法の効果が得られなかった時に，次の一手を提案できるようになること，を目的として編集しました．

　各分野において日本を代表する医師に執筆を依頼し，病気の成り立ちと治療のメカニズム，そして期待されるアウトカムについてわかりやすく解説いただきました．各章の項目立ては，「体のどこに異常が起こっているのか」：異常の原因とその結果起こる異常状態を把握し，「異常はどのように現れるのか」：その症状が現れるメカニズムを確認して病気の成り立ちを理解したうえで，「治療のターゲットは何か」：薬物療法と栄養療法の作用メカニズムから治療戦略の決定にいたる理由がわかるようにしました．病態と治療のメカニズムについて概略をわかりやすく図に示していただくために，各執筆者の先生方には大変なご苦労をおかけしました．

　栄養療法については，敢えて医師が処方として示すエネルギーおよび栄養素と食品中成分に関する記載にとどめていただきました．この処方を実際に経口あるいは非経口的に展開するのは臨床にかかわる管理栄養士の専門領域であり，管理栄養士は個々の患者の状態に合わせた栄養剤，食品，料理の選択と供給法を提案することができます．また本書で掲載する図については，疾患と栄養療法全体のかかわりなどの理解を深めるためのものであり，学問的には正確性を欠いている部分があるかもしれませんが，その主旨をご理解いただければ幸いです．

　本書は管理栄養士だけでなく，医学生や研修医が栄養療法をより理解するためにも役立つことと思います．そして新規の栄養療法開発を視野に入れて，病気のメカニズムに照らした患者の食事や栄養について考えるきっかけになればと願います．

　なお，本書は約3年間を費やして上梓することができました．この間，辛抱強くお待ちいただいた執筆者の先生方と，多大なご尽力をいただいた堀内　桂氏をはじめ南江堂の諸氏に感謝申し上げます．

2012年3月

丸山千寿子
中屋　豊

目次

I 栄養療法の視点　　丸山千寿子　1

II 病態がわかる，栄養療法がわかる　5

A 消化器疾患

1 ダンピング症候群 ——— 佐藤　宏和，三浦総一郎　6
2 吸収不良症候群 ——— 成松　和幸，三浦総一郎　12
3 潰瘍性大腸炎とクローン病 ——— 小林　清典　19
4 肝硬変 ——— 加藤　章信，鈴木　一幸　27
5 脂肪肝・NASH ——— 加藤　章信，遠藤　龍人　35
6 膵疾患　a 急性膵炎 ——— 佐々木雅也，五月女隆男　42
　　　　 b 慢性膵炎 ——— 佐々木雅也，丈達　知子　49

B 代謝疾患

1 肥満・メタボリックシンドローム
　　　　須見　遼子，前田　和久，下村伊一郎　53
2 糖尿病 ——— 山田　悟，島田　朗　60
3 脂質異常症 ——— 柳内　秀勝，吉田　博　72
4 高尿酸血症・痛風 ——— 谷口　敦夫　81
5 骨粗鬆症 ——— 田中　清，桑原　晶子　88

C 呼吸器疾患

- 慢性閉塞性肺疾患（COPD） ——— 吉川　雅則，木村　弘　95

D 循環器疾患

1 高血圧 ──────────────── 浦　信行　105
2 虚血性心疾患 ──────────── 中屋　豊　113
3 うっ血性心不全 ─────────── 中屋　豊　122

E 腎疾患

1 ネフローゼ症候群 ──────── 山縣　邦弘, 臼井　丈一　130
2 腎不全 ──────────────── 山縣　邦弘, 臼井　丈一　138
3 透析 ─────────────────── 花房　規男　147

F 血液疾患

- 貧血 ─────────────── 中谷　綾, 村田　満　158

G 皮膚疾患

- 褥瘡 ─────────────────── 永井　弥生　169

H 侵襲時 ──── 田中　芳明, 朝川　貴博, 田中　宏明, 石井　信二　178

I がん ────────────────── 大村　健二　191

索　引 ──────────────────────── 199

I 栄養療法の視点

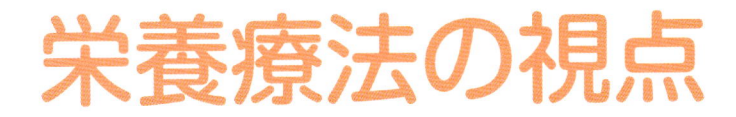

1 栄養療法とは

　ヒトは，生存環境にある食品中の栄養素を消化吸収の過程を経て体内にとり込み，エネルギー産生をはじめとしたさまざまな物質代謝を営むことで，恒常性が維持されて生命を維持している．したがってどのような病態においても，生命を維持するために必要な栄養の確保に優先的に取り組まなければならない．

　身体に起きている異常の原因が栄養素の摂取の過不足である場合（栄養素欠乏症・過剰症）は，栄養（食事）療法が第一選択となり，栄養素の投与やそれを多く含む食品の調整によって治療できる．生活習慣病の多くは，不適切な生活習慣のために栄養素摂取の絶対的過不足やアンバランスが主要な原因となるので，発症初期の段階では食事療法をはじめとした生活習慣改善を効果的に展開することによって治療は完結する．しかし，栄養療法が実践できないと重症化を招き，薬物療法をはじめとした他の治療法が必要となる．

　一方，患者の栄養状態は病態や予後に影響を与える．臓器や組織，あるいは器官は栄養代謝に関してそれぞれ特異的な役割を担い，正常な状態を維持している．これらに何らかの異常をきたすと栄養代謝の異常が出現する．このような場合には生命を維持する栄養の確保に加えて，治療効果を高めることを目指した栄養素や食品中成分の質と量を積極的にコントロールする栄養的介入治療が必要となる．

2 異常による症状出現のメカニズムの理解 〜アセスメントの意義

　栄養療法を進めるには，個々の患者に対して栄養アセスメントを行う．すなわち，身体的栄養状態の評価指標について測定や検査および診査を行い，一方で食事や栄養素などの摂取状況を把握して栄養療法の方針を決定する．ここで個々の患者の治療に対して積極的に栄養にかかわろうとするならば，病態出現のメカニズムを理解し，栄養代謝がどのように影響を受けているかを明らかにする必要がある（図1）．

　つまり，栄養療法を展開するためには，「体のどこ」に「どのような異常」が起こっているのかを確認しなければならない．その内容は，①異常を起こした根本的な原因は何か，②どの臓器・器官のどの組織にどのような異常が起きているか，③異常はどのような症状を発現させているか，④その異常および症状は摂食に影響するか，⑤異常は消化吸収にかかわるか，⑥異常は栄養代謝に異常をきたすものか，⑦栄養状態の異常を現すマーカーは何か，⑧食事および栄養素・食品中成分が異常の出現にどのような，あるいはどの程度の影響を及ぼしているか，などである．

3 治療法の選択と計画，期待される効果

　診断により治療目的が明確になり，治療方針および治療計画が決定されると，栄養療法の医療における位置づけと役割が明確になる．それぞれの患者に対して栄養療法を行うことで，何をどこまで改善しようとするのか，治療のどの部分に対してどのような責任を持つのか，栄養療法のメカニズムをもとに目標と計画を立て，治療効果と予後を推測できることが望ましい．

　特に，薬物療法をはじめとした他の治療法が治療の第一選択となる場合には，その作用メカニズムを理解して得られる効果と栄養代謝に及ぼす影響を明確にしたい．他の治療法による副

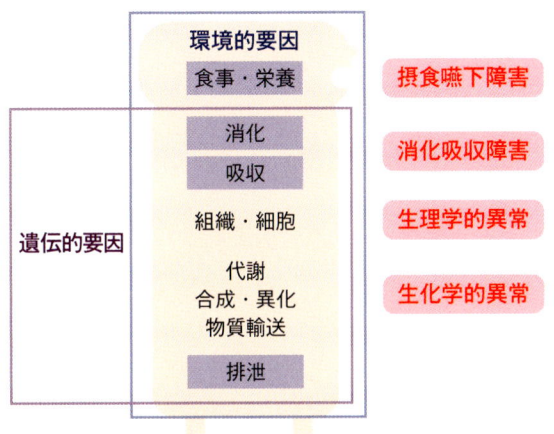

図1　異常はなぜ，どこに，どうして，どのように起きているか

作用に栄養療法で対処できる可能性を推測する一方で，副作用で代謝異常が生じるか，あるいは栄養療法の効果が減弱するリスクがあるか，をあらかじめ明確にしておく．そのうえで，栄養療法のターゲット（目標）と計画を考える．

　栄養治療計画は，①治療目標に沿って代謝異常を正すためのエネルギーおよび標的栄養素や食品中成分の摂取量（投与量）の決定，②摂食機能状態によって経口，経腸，経静脈のルートの決定，③経口の場合は該当食構成，食事形態，食事回数，摂取時刻の決定，④経腸あるいは経静脈の場合は栄養剤の種類の選定，量，1回投与量，投与回数，投与速度，投与期間の決定，④栄養療法の効果評価のための方法（指標，時間，頻度），⑤栄養療法の内容変更の可能性と具体的内容，について検討する．

　栄養素などの投与量については，各学会などで基準やガイドラインが設けられている場合もあり参考になる．ただし，個々の患者の病態や栄養状態により栄養療法の効果は異なるので，アセスメントの結果からもっとも適切な内容を決定し，モニタリングによって治療効果を評価して治療方針を確認あるいは変更し，最善の効果を得るようにする．

　近年，遺伝子レベルでも栄養代謝メカニズムが明らかにされてきており，未解決の栄養療法上の問題点の発見と新規栄養療法を開発する視点が求められる．

4　栄養教育

　栄養療法を展開する中で，急性期には強制的な栄養管理が行われるが，維持期あるいは慢性期には病態の進展や悪化を防ぐための食事を患者自らが自立して実践しなければならない．個々の患者の意欲や能力はもとより，患者の生活環境における支援の有無や質によって，栄養療法を継続して実践できるレベルの差は大きい．治療効果を高め，予後を良好に保つための栄養療法を患者の生活の質（QOL）を損なわずに展開したい．

　そのためには，個別に食事療法に関連する意識，知識，技能，技術，支援の有無などについて必要なアセスメントを行い，実現可能性を確認しながら教育計画を立て，患者と治療者が相互に評価しながら最大の効果が得られるように努める．栄養療法のメカニズムと効果について，正確にわかりやすく説明できることは，食事療法を治療として認識してもらうために必須である．

II

病態がわかる，栄養療法がわかる

A 消化器疾患
1 ダンピング症候群

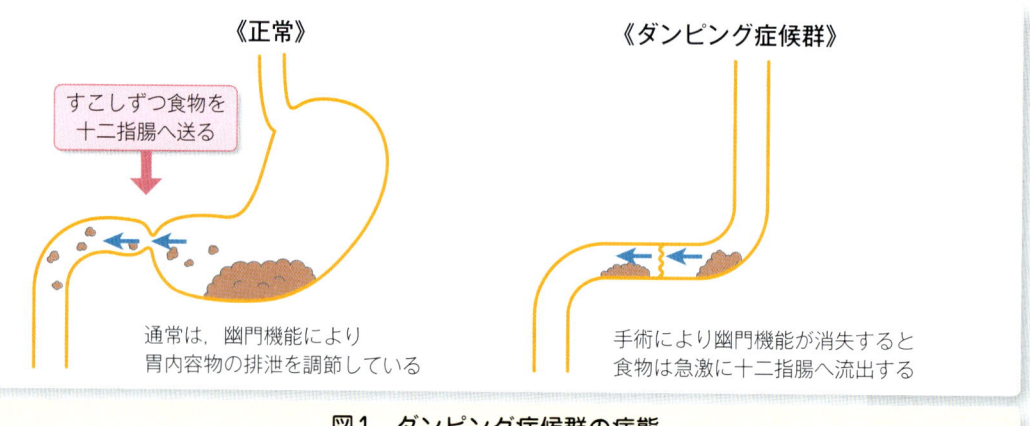

図1 ダンピング症候群の病態

体のどこに異常が起こっているのか（図1）

ダンピング症候群（dumping syndrome）は胃切除・消化管再建術後に発生する急激な食物の排泄に伴う諸症状のことである．胃切除により幽門機能である胃内容物の排泄調節機能の低下や消失が起こり，食物が急速に胃から十二指腸や空腸に排出されることで引き起こされるとされている．幽門を保存した術式ではBillroth Ⅰ法再建♦よりもダンピング発生率が低いことが知られている．食事と時間的関係から食後10〜30分後に起こる早期ダンピングと食後2〜3時間後に起こる後期ダンピングに分類される．

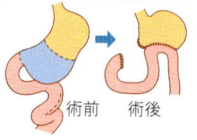

♦ Billroth Ⅰ法再建

♦ Billroth Ⅱ法再建

異常はどのように現れるのか

早期ダンピングは，食事内容が急速に十二指腸や空腸に流出することで腸管内が高浸透圧となり，血管内から腸管内に水分が急激に移動する結果，循環血液量が減少してさまざまな症状が出現する．また腸管内への水分の移動は，空腸の拡張・蠕動の亢進および腸管の血流量増加や末梢血管の拡張も引き起こし，これらも症状発現に関与していると考えられている．さらに，セロトニン，ヒスタミン，ブラジキニンなどの血管作動性物質や，ニューロテンシン，VIP♦などの消化管ホルモンの関与も考えられている（図2）．早期ダンピングで出現する症状は，発汗，めまい，頭痛，呼吸困難などの全身症状と，嘔気・嘔吐，下痢，腹痛などの腹部症状がある．

後期ダンピングは食事の小腸内への急速な流入により引き起こされる急峻高血糖（oxyhyperglycemia♦），反応性低血糖（reactive hypoglycemia）と呼ばれる一過性の高血糖に引き続く低血糖症状のことである（図2）．急速な血糖値の上昇に対するインスリンやグルカゴン様ペプチド-1（glucagon-like peptide-1：GLP-1）などのインクレチン♦の反応性の過剰分泌により（図3），食後2〜3時間後に脱力感，めま

♦ VIP
血管作動性腸管ペプチド（vasoactive intestinal peptideの略）．

♦ oxyhyperglycemia
食後のグルコース吸収による急激な血糖上昇．

♦ インクレチン
消化管で合成され，食事摂取に伴い分泌され，膵β細胞に作用し，インスリン分泌を促進する因子．GIP（glucose dependent insulinotropic polypeptide）と主に回腸から分泌されるGLP-1がある．

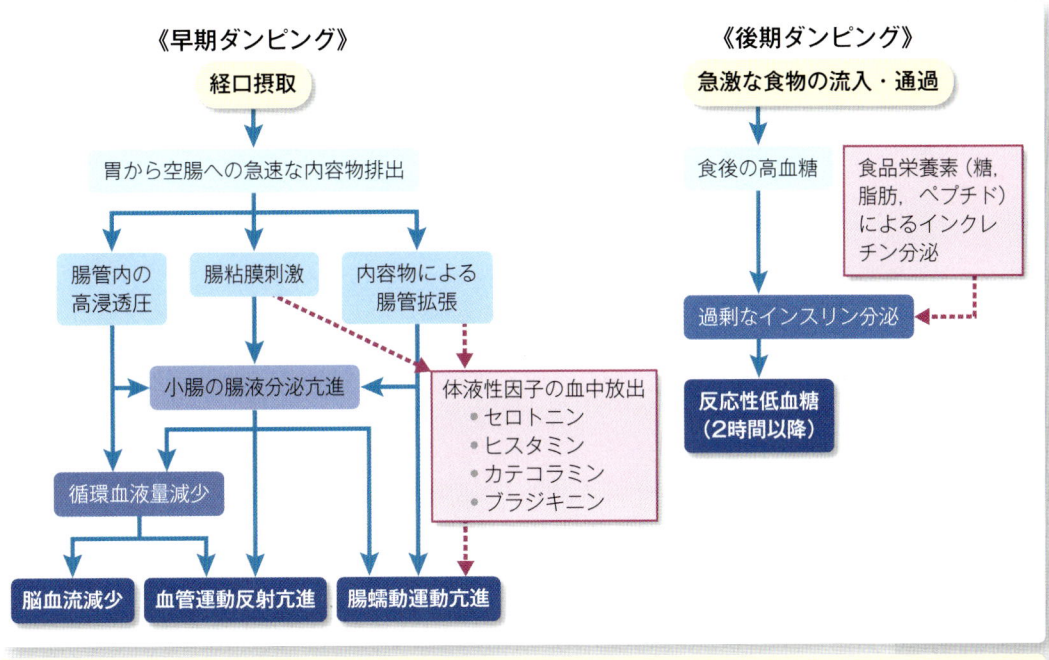

図2　早期および後期ダンピング症候群の発症機序

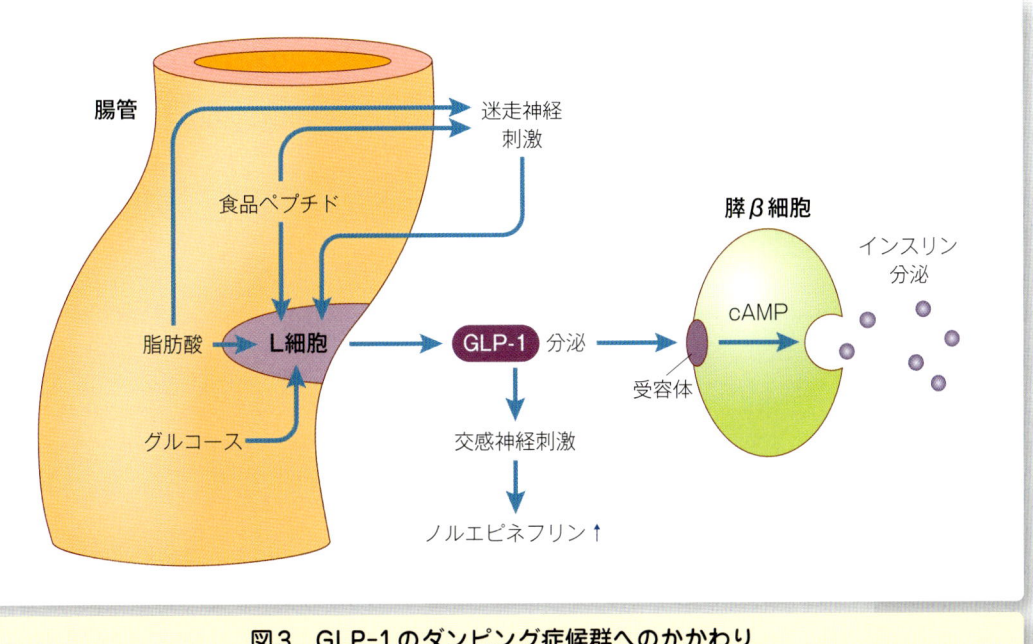

図3　GLP-1のダンピング症候群へのかかわり

い，動悸，発汗などの低血糖症状が出現する．また，GLP-1は交感神経刺激を介して早期ダンピングにもかかわる報告がみられる．

治療のターゲットは何か

食事療法を中心とした生活指導によりダンピング症候群の多くは自然軽快するため，まずは食事療法を施行し，それでも改善しない場合に薬物療法を試みる．

> ### ▶▶ 薬物療法のターゲット（表1）
> ①消化管運動を抑制する ➡ 消化管運動抑制薬
> ②ホルモン分泌を抑制する ➡ 液性因子阻害薬，ソマトスタチンアナログ
> ③食後高血糖の抑制
> 　・糖質吸収を遅延させる ➡ α-グルコシダーゼ阻害薬

❶消化管運動抑制薬

ダンピング症候群は食物が急激に小腸に排泄されることで症状発現するため，消化管の運動を抑制する自律神経遮断薬や抗コリン薬が使用されている．また患者の情緒安定目的に精神安定薬が使用されることもある．

❷液性因子阻害薬

ダンピング症候群の症状発生には前述のように各種の生理活性物質が関与している．そのため，セロトニンやヒスタミン，ブラジキニンに対する拮抗薬が使用されている．

❸ソマトスタチンアナログ

最近，生理活性物質を抑制するソマトスタチンアナログであるオクトレオチド（サンドスタチン®）の有効性が報告されている．ソマトスタチンアナログは胃排出の抑制，インスリン分泌の抑制，消化管ホルモンの分泌抑制，腸管からの水分やナトリウムの吸収促進，単糖類の吸収抑制によりダンピング症候群に対して効果があると考えられている．

❀ **ソマトスタチン**
消化管，膵臓，視床下部で産生されるホルモン．インスリンやグルカゴンなどのホルモンの分泌を制御する．

表1 ダンピング症候群に使用する薬剤

薬剤種	薬品名（主な商品名）	投与量
精神安定薬	ジアゼパム（セルシン®，ホリゾン®）	2〜10 mg
	ロラゼパム（ワイパックス®）	1〜2 mg
	ヒドロキシジン（アタラックス®，アタラックス®-P）	20〜40 mg
抗コリン薬	ブチルスコポラミン臭化物（ブスコパン®）	10〜20 mg
	ブトロピウム臭化物（コリオパン®）	10〜20 mg
粘膜表面麻酔薬	オキセサゼイン（ストロカイン®）	5〜15 mg
抗ヒスタミン作用	シプロヘプタジン塩酸塩水和物（ペリアクチン®）	4〜8 mg
抗セロトニン作用	pyridinol carbamate（Anginin®）：日本未発売	250〜500 mg
抗ブラジキニン作用	オキサピウムヨウ化物（エスペラン®）	10〜20 mg
抗カテコラミン作用	メチルドパ水和物（アルドメット®）	250〜500 mg
	ホモクロルシクリジン塩酸塩（ホモクロミン®）	10〜20 mg
ソマトスタチンアナログ	オクトレオチド酢酸塩（サンドスタチン®）	50〜100 μg
α-グルコシダーゼ阻害薬	アカルボース（グルコバイ®）	150〜300 mg

（桜井洋一：臨床栄養 110：709-713, 2007より改変）

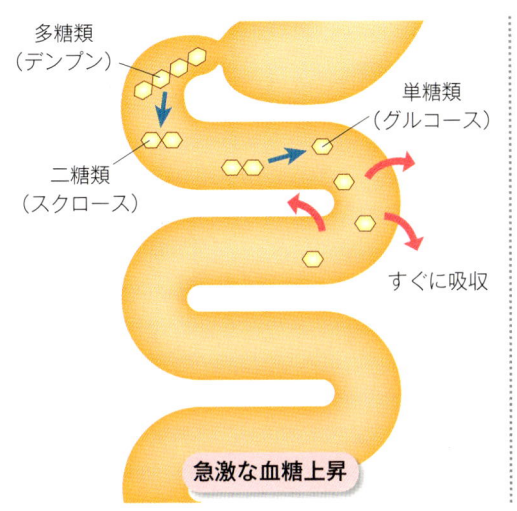
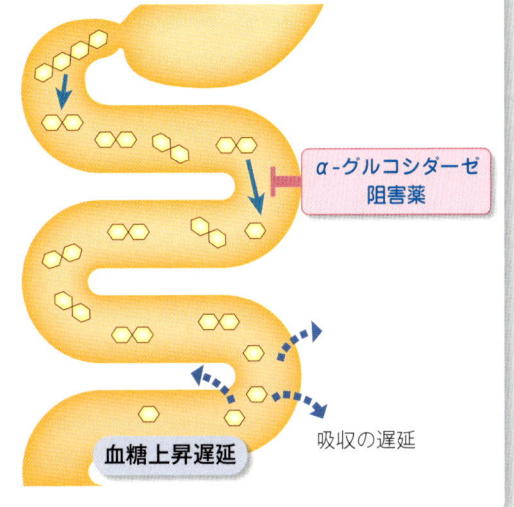

図4　α-グルコシダーゼ阻害薬の作用

④ α-グルコシダーゼ阻害薬

　後期ダンピング症候群に対しては，食後の高血糖を抑制する目的で糖尿病の治療薬の1つであるα-グルコシダーゼ阻害薬が使用されている．α-グルコシダーゼ阻害薬は小腸壁の刷子縁に存在するマルターゼ，スクラーゼ，グルコアミラーゼなどの糖分解酵素の活性部位に結合することで二糖類の加水分解を可逆的に阻害し，炭水化物の消化を抑制することにより腸管壁からの糖質の吸収を遅延させ，食後の高血糖やインスリンの上昇を抑制する（図4）．

> **刷子縁**
> 小腸の吸収上皮細胞の頂部に突出した領域．多数の微絨毛が突出して配列することで表面積が広くなり，効率的に消化，吸収が行われる．

▶▶ 栄養療法のターゲット

①急激な食物の通過を避ける ➡ 食事方法の見直し
- 少量頻回の食事
- 時間をかけて食事する
- 食事中の水分摂取を控える

②食後高血糖を避ける ➡ 高血糖の抑制
- 低炭水化物食，高タンパク食，高脂肪食の食事
- 食物繊維の摂取

　ダンピング症候群は急激な食物の通過により症状が出現するため，栄養療法の基本は少量ずつ食事を摂取することで食物がすぐに小腸に達しないようにすることである．また食後高血糖にならないようにすることが重要である．

栄養療法はこうする（図5）

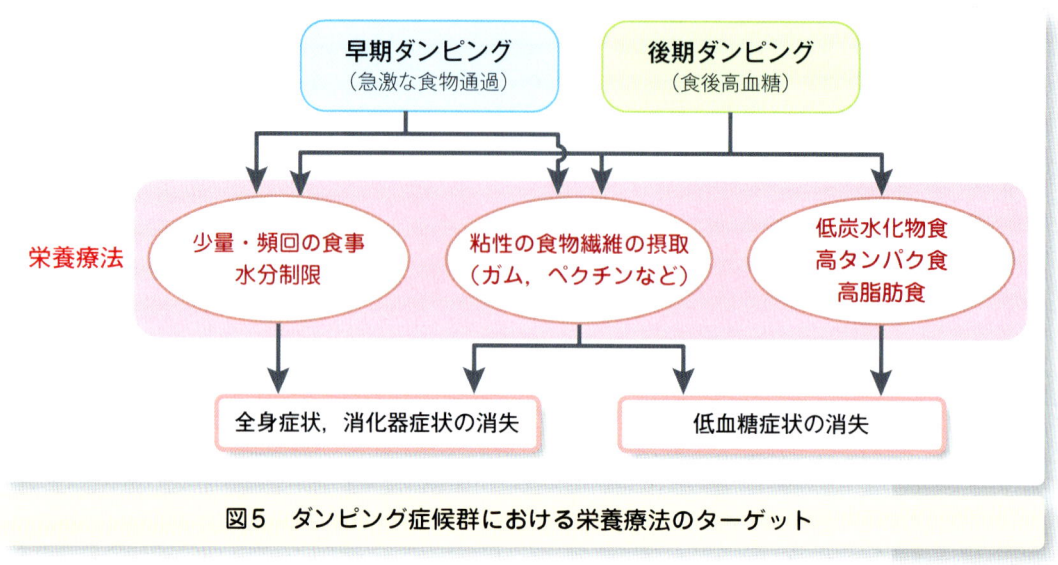

図5　ダンピング症候群における栄養療法のターゲット

ⓐ 急激な食物通過の予防

　食事回数を1日5～6回の頻回食とし，1回に摂取する食事量を少なくし，ゆっくり時間をかけて食事することで急激な食物の通過を避けるようにする．また，水分が多くなるほど食物の消化管の通過が速くなるため，食事に含まれる水分はできるだけ少なくし，食事中の水分摂取はできるだけ避け，固形食の摂取後30分は水分の摂取を控えるようにする．

ⓑ 高血糖の抑制

1）低炭水化物食，高タンパク食，高脂肪食（図5）

　多糖類のデンプンは十二指腸に入ると膵臓から分泌されるアミラーゼによってグルコース平均3個の少糖類へ分解される．さらに少糖類は小腸粘膜刷子縁の微絨毛にあるマルターゼという分解酵素によりグルコースに分解される．同様に，二糖類のショ糖（スクロース）はスクラーゼによりグルコースとフルクトースに，乳糖（ラクトース）はラクターゼによりグルコースとガラクトースに分解される．このグルコース，フルクトース，ガラクトースが血管内に吸収されることで血糖値が上昇するため，食後高血糖の予防のために低炭水化物食とし，高タンパク食・高脂肪食でエネルギーをとるようにする．

2）食物繊維の摂取

　ガムやペクチン，グルコマンナンなどの粘性のある食物繊維の摂取は，胃排出時間の遅延，小腸からの糖質やアミノ酸の吸収を遅延させる効果があるため，後期ダンピング症候群に対する有効性が報告されている．

♦ アミラーゼ
膵液や唾液に含まれる消化酵素．

参考文献

1) Shibata C et al：Outcomes after pylorus-preserving gastrectomy for early gastric cancer, a prospective multicenter trial. World J Surg **28**：857-861, 2004
2) Toft-Nielsen M et al：Exaggerated secretion of glucagon-like peptide (GLP-1) could cause reactive hypoglycemia. Diabetologia **41**：1180-1186, 1998
3) Yamamoto H et al：A possible role of GLP-1 in the pathophysiology of early dumping syndrome. Dig Dis Sci **50**：2263-2267, 2005
4) 桜井洋一：ダンピング症候群：早期発見とその対策．臨床栄養 **110**：709-713，2007
5) McLoughlin JC et al：A glycosidase inhibitor in treatment of dumping syndrome. Lancet **2**：603-605, 1979

A 消化器疾患

2 吸収不良症候群

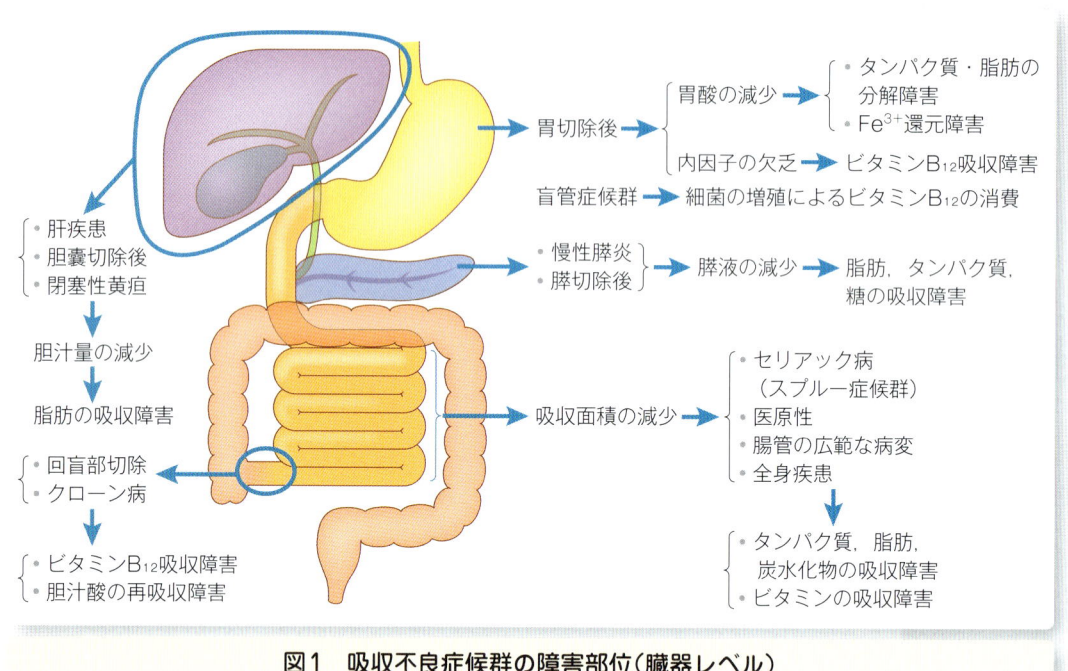

図1 吸収不良症候群の障害部位（臓器レベル）

体 のどこに異常が起こっているのか（図1, 2）

吸収不良症候群（malabsorption syndrome）とは，糖質・タンパク質・脂質といった三大栄養素やビタミン，電解質の消化管での吸収が障害され，多彩な臨床症状を呈する疾患の総称であり，さまざまな疾患・病態が含まれる．消化・吸収には，胃・小腸・肝臓・胆道・膵臓などの多くの臓器が関与し，消化・輸送・吸収代謝・腸管外への輸送の過程が必要となり，関与する臓器や過程のいずれかが障害された場合に消化吸収障害が現れる（図1）．

例えば，外科手術にて小腸を広範に切除した場合には欠損部での吸収障害が，胃切除後や慢性膵炎にて消化酵素の低下を認める場合には主に管腔内消化に障害が起こり（図2），結果として消化吸収障害をきたす．

吸収不良症候群の診断基準（厚生省特定疾患調査研究班）を表1に，吸収不良症候群をきたす主な疾患を表2，障害部位を図1, 2に挙げる．

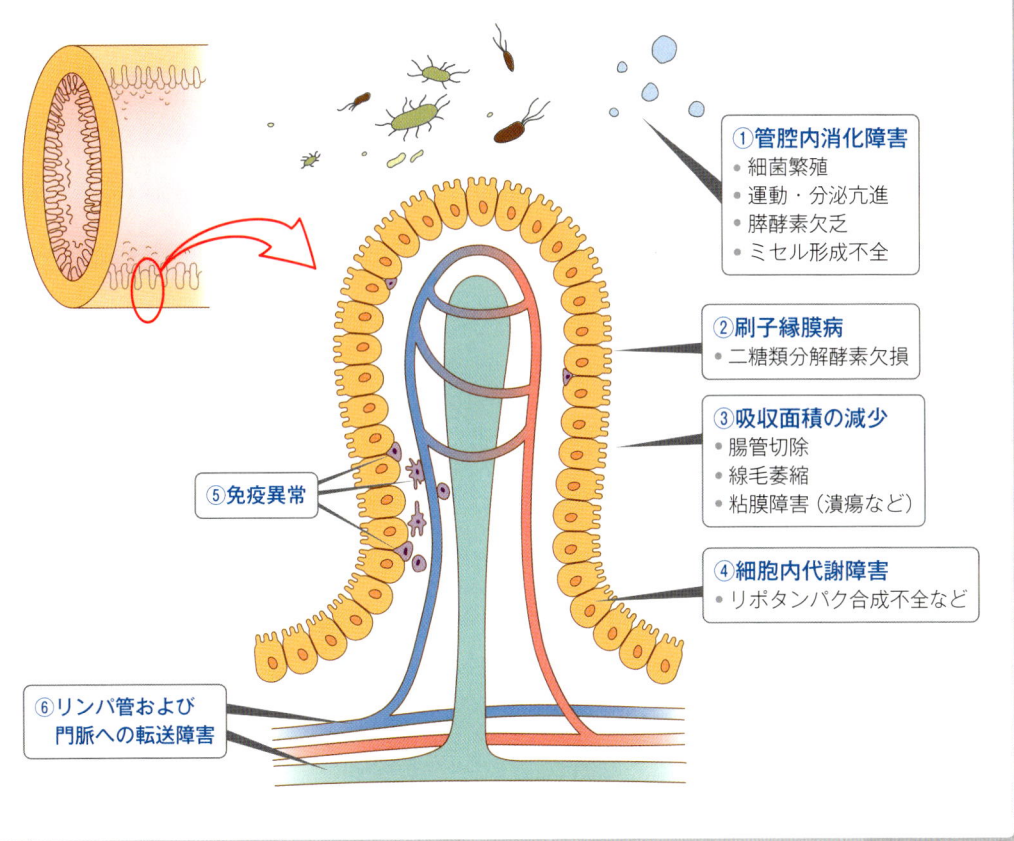

図2　吸収不良症候群の障害部位（組織レベル）

表1　吸収不良症候群の診断基準（厚生省特定疾患調査研究班）

1. 下痢，脂肪便，体重減少，るいそう，貧血，無力倦怠感，腹部膨満感，浮腫，消化管出血，などの症状がみられることが多い
2. 血清タンパク濃度，アルブミン濃度，総コレステロール値，および血清鉄などの栄養指標の低下を示すことが多い（血清タンパク濃度 6.0 g/dL 以下あるいは総コレステロール 120 mg/dL 以下が低栄養状態の指標となる）
3. 消化吸収試験で異常がある．試験には以下のものがある
   1) 糞便中脂肪
      - ズダンⅢ染色法：常食（50 g前後/日）摂取下で脂肪滴がみられる
      - 糞便中脂肪の化学的定量：1日糞便中に脂肪が6 g以上で異常
   2) D-キシロース吸収試験：25 g負荷5時間尿中排泄5 g以下で異常
   3) ^{57}Co-ビタミンB$_{12}$吸収試験
   4) 胆汁酸負荷試験
   5) 膵外分泌機能試験（PFD）：6時間尿中排泄率70％以下で異常
   6) 乳糖負荷試験：乳糖20 g負荷で投与前値に対し血糖上昇10 mg/dL以下で異常

（細田四郎：消化吸収障害の診断基準案作成．厚生省特定疾患消化吸収障害調査研究班業績集昭和60年度，p22，1986）

表2 吸収不良症候群をきたす疾患

原発性吸収不良症候群

1. セリアック病（スプルー症候群）
2. 先天性β-リポタンパク欠損症
3. 選択的腸酵素欠損症
   a. 二糖類分解酵素欠損症
   b. ジペプチダーゼ欠損症

続発性吸収不良症候群

1. 吸収障害
   a. 医原性：小腸広範囲切除後，盲管症候群（ダンピング症候群），回盲部切除後，抗腫瘍薬など薬剤性腸管障害，放射線照射性腸炎
   b. 腸管の広範な病変：クローン病，腸結核，好酸球性胃腸症，Whipple 病，放射線照射性腸炎
   c. 腫瘍：がん，悪性リンパ腫，カルチノイド症候群
   d. 全身疾患：アミロイドーシス，全身性エリテマトーデス（SLE），強皮症，後天性免疫不全症候群（AIDS），低γ-グロブリン症，腸管アレルギー
2. 消化障害
   a. 膵分泌不全：慢性膵炎，膵切除後
   b. 胆汁分泌不全，胆汁酸代謝異常：肝不全，胆嚢切除後，閉塞性黄疸
   c. 乳化障害：胃切除後，Zollinger-Ellison 症候群
3. 転送障害
   a. 血管性：腸間膜循環不全
   b. リンパ性：腸リンパ管拡張症

セリアック病
グルテンに対する自己免疫疾患．日本ではまれ．

Whipple 病
特定の細菌感染によって引き起こされる炎症疾患．日本ではまれ．

Zollinger-Ellison 症候群
ガストリン産生腫瘍による難治性の消化性潰瘍を呈する症候群．

異常はどのように現れるのか

異常としては消化吸収障害自体によるものや低栄養に起因するもの，不足したビタミン・ミネラルによる症状がある．もっとも多い症状としては，長期の消化吸収障害による体重減少で，その他に下痢，腹痛，腹部膨満感，全身倦怠感，浮腫などがある．

またビタミンやミネラルの吸収障害では，高度の貧血（鉄・ビタミン B12 欠乏），出血傾向（ビタミン K 欠乏），皮疹や色素沈着などの皮膚異常（ビタミン B 群・亜鉛・必須脂肪酸の欠乏），知覚障害（ビタミン B1・B12 欠乏），夜盲症（ビタミン A 欠乏），骨粗鬆症・軟化症（カルシウム・ビタミン D 欠乏），テタニー（カルシウム・マグネシウム・ビタミン D 欠乏）などさまざまな症状を呈する．

また注意すべき点として，体重減少・やせの原因として腸管機能障害だけでなく，栄養摂取障害や慢性炎症，悪性疾患による消耗である場合もあるので，吸収不良症候群の診断を行う前に食事摂取量の詳細な聴き取りと全身的な器質疾患の除外を行う必要がある．

夜盲症
暗所での弱い光を感じる能力（暗順応）が低下もしくは消失する疾患．俗にいう"とり目"．

テタニー
カルシウム，マグネシウムなどの低下で手足に異常な収縮による硬直，しびれ，知覚障害を生じる状態．

治療のターゲットは何か

吸収不良症候群の治療は，①消化吸収障害による低栄養状態の改善（栄養療法），②消化吸収障害の改善（疾患特異的治療），③原因疾患の治療（疾患特異的治療）が挙げられ，両者を並行して行っていく．

▶▶ 薬物療法のターゲット

①消化管のどの部位で吸収不良やタンパク漏出が起こっているか理解する
②原因となる疾患を診断し，原疾患に対する治療を行う
③内科的対症療法も並行して行う

❶ 抗菌薬・外科的切除

盲管症候群では菌の異常増殖が関与しており，抗菌薬の投与を行うが外科的手術が必要となることもある．

❷ 免疫抑制薬

炎症性腸疾患ではSASPや5-ASA製剤，ステロイドや免疫調節薬を症状に併せて投与する．症状，検査結果により適宜増減が必要となる．

- SASP
  サラゾスルファピリジン(salazosulfapyridine)の略.

- 5-ASA製剤
  5-アミノサリチル酸（メサラジン）.

❸ 消化酵素や不足したビタミンの経口・非経口投与

膵性消化障害では常用量の5～10倍の消化酵素を投与する必要がある．回腸切除後の胆汁酸性下痢ではコレスチラミドの投与が有効である．胃切除後のビタミンB_{12}欠乏による貧血では，活性型ビタミンB_{12}の非経口投与を行う．

❹ 対症療法

下痢があり，消化吸収障害の一因と考えられる場合は乳酸菌製剤や腸管運動調整薬などを対症的に用いる．しかし，高度な消化吸収障害では一般的な薬剤に抵抗性の場合もあり，ロペラミドや麻薬製剤による腸運動の抑制が必要となる．低栄養による浮腫には，利尿薬やアルブミン製剤の投与を行う．

▶▶ 栄養療法のターゲット

①原因食品の制限
②高タンパク食，低脂肪食，高エネルギー食，高ビタミン食，低繊維食を基本とする
③食事療法で効果がない場合 ➡ 経腸栄養剤，成分栄養剤，半消化態栄養剤
④腸管のダメージが大きく吸収面積が確保できない場合や腹部症状が強く経口補給ができない場合 ➡ 中心静脈栄養
- ビタミンB_1や微量元素（亜鉛やセレン）の欠乏に注意する
- 長期管理には在宅中心静脈栄養法（HPN）や皮下埋込みポートを用いる

治療の開始前に，栄養状態を客観的に評価し治療への反応性をみるため，栄養アセスメントが必要となる．血清タンパク濃度や総コレステロール値，消化吸収試験によって消化吸収障害の程度や低栄養状態を評価し，適切な栄養療法を選択する（表3）．身体測定や腹部CTなどの画像診断の他に免疫不全の合併が疑われるときは，PPD皮膚試験やリンパ球サブセットも測定する．

- PPD皮膚試験
  精製ツベルクリン（Purified Protein Derivative）による反応試験のこと．細胞性免疫の指標となる．

表3　栄養療法の実際

低栄養状態 \ 消化吸収障害	軽度	中等度	高度
無〜軽度	食事療法 （高タンパク，高エネルギー，低脂肪，高ビタミン）	食事療法 経腸栄養（成分栄養）	食事療法 経腸栄養（在宅成分栄養法） 中心静脈栄養併用
中等度	食事療法 経腸栄養（半消化態栄養）	食事療法 経腸栄養（成分栄養）	中心静脈栄養 経腸栄養（成分栄養）併用
高度		中心静脈栄養 経腸栄養（成分栄養）	中心静脈栄養 経腸栄養（成分栄養）併用

栄養療法はこうする（図3）

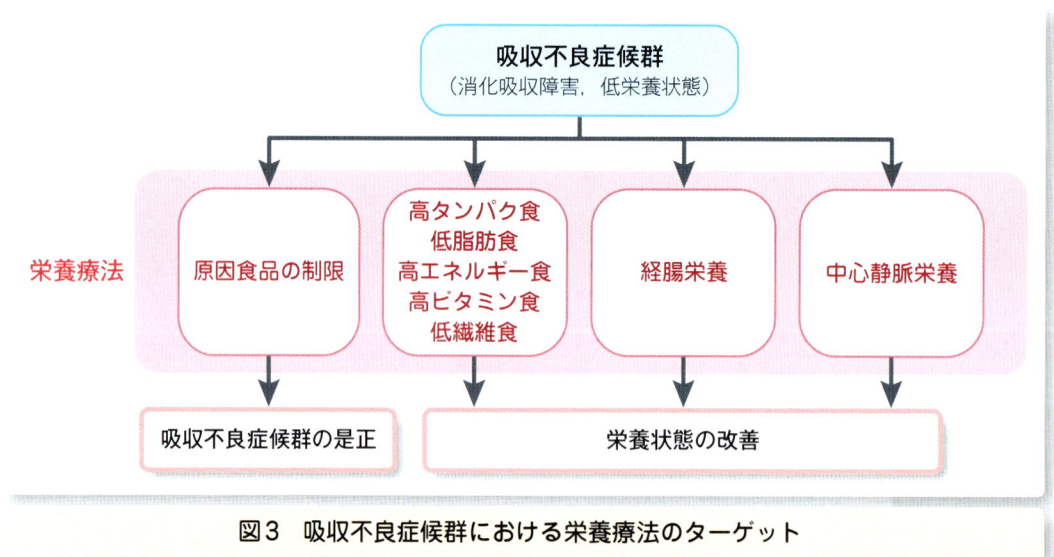

図3　吸収不良症候群における栄養療法のターゲット

ⓐ 原因食品の制限

セリアック病（スプルー症候群）ではグルテン制限食を，乳糖不耐症では乳糖含有食品の制限や豆乳の使用，ラクターゼ製剤の投与を行う．

ⓑ 高タンパク食，低脂肪食，高エネルギー食，高ビタミン食，低繊維食

栄養療法は高タンパク食（100 g/日，1.5 g/kg/日以上），高エネルギー食（2,400〜3,000 kcal/日，40〜50 kcal/kg/日），高ビタミン食，低繊維食を基本とする．脂肪は吸収過程が複雑で障害を受けやすいため，脂肪含量の少ない食事（20〜30 g/日以下）とすることで消化吸収障害が軽度の場合は栄養状態の改善がみられる．

ⓒ 経腸栄養

食事療法に不応性の場合は，種々のレベルに吸収しやすくした経腸栄養剤を使用する．消化吸収障害が著しい場合は窒素源がアミノ酸混合物で脂肪が著しく少ない成分栄養剤を用い，中等度の場合はタンパク質が半消化態で脂肪が10〜15％と比

較的多く含まれる半消化態栄養剤を用いる．主な経腸栄養剤の成分表を**表4**に示す．

成分栄養剤は，窒素源がアミノ酸のみで構成され，ほとんど消化を必要とせずすべての成分が化学的に明確な組成からなっている．脂肪の含有量が極めて低いため，2週間以上単独で使用する場合は必須脂肪酸欠乏予防のために経静脈的に脂肪乳剤を投与する必要がある．**消化態栄養剤**は，窒素源にアミノ酸，ジペプチド・トリペプチドを含み，吸収効率はよいが，エンテルード®は発売中止となっている．成分栄養剤・消化態栄養剤は医薬品扱いである．

半消化態栄養剤は100種類を超える製品が医薬品・食品として発売されており，病態別栄養剤として，糖尿病，腎疾患，肝疾患，呼吸不全に対応したものや免疫賦活栄養剤が市販されている．栄養素のバランス・栄養価も優れており，消化機能障害が軽度～中等度であればこれらを選択することができる．

通常1 kcal/mLに調整されて使用され，水分含有率は80～85％であるが，水分制限が必要な場合（心不全や腎不全，慢性閉塞性肺疾患[COPD]など）は1.5～2.0 kcal/mLに調整する．

1,000 kcal以下の投与では，エネルギー・タンパク質必要量は満たしていても微量元素・ビタミンが必要量を満たさず，長期的に欠乏する可能性があるため，これらを強化した栄養剤を使用するか別途補充する必要がある．

門脈に吸収される**中鎖脂肪酸**（medium chain triglyceride：MCT）は長鎖脂肪酸吸収障害の場合にも利用できる．

腸管障害が大きく吸収面積が確保できない場合，具体的には消化吸収障害が高度（糞便脂肪量10 g/日以上）で腹部症状が強く経口摂取できない場合は**完全静脈栄養**が適応となる．その際は，腸粘膜の廃用萎縮予防と腸内細菌叢の維持，感染防御の観点から成分栄養による経腸栄養をできるだけ組み合わせることが望ましい．

d 中心静脈栄養

中心静脈を行う際，ビタミンB₁補充にてアシドーシスや脳症の発生を予防する

完全静脈栄養
1日の全栄養所要量を点滴静注にて補給するもの．高濃度の輸液であるため，中心静脈カテーテルが必要となる．

表4 主な経腸栄養剤の組成（100 kcalあたり）

商品名	容量(mL)	タンパク質(g)	脂質(g)	炭水化物(g)	食物繊維(g)	浸透圧(mOsm/L)	
成分栄養剤							
エレンタール®	100 (26.7g)	4.4	0.17	21.1	－	760	80 g＋水（湯）で計300 mL (1 kcal/mL)
消化態栄養剤							
ツインラインNF®	100	4.1	2.8	14.7	－	595～640	A液200 mL＋B液200 mL (1 kcal/mL)
半消化態栄養剤							
ラコールNF®	100	4.38	2.23	15.62	－	400	200 mL (1 kcal/mL)
エンシュア・リキッド®	100	3.5	3.5	13.7	－	360	200 mL/缶, 500 mL/バッグ (1 kcal/mL)

とともに，微量元素（亜鉛やセレン）の欠乏症状が栄養改善とともに顕在化する恐れがあるので，微量元素の補充にも注意が必要である．

　中心静脈栄養法の長期管理には感染や血栓形成など問題が少なくないが，それ以外に栄養維持の方法がない場合には，在宅中心静脈栄養法（home parenteral nutrition：HPN）や皮下埋込みポートなどを利用する．

参考文献

1) 細田四郎：消化吸収障害の診断基準案作成．厚生省特定疾患消化吸収障害調査研究班業績集昭和60年度，p22，1986
2) 三浦総一郎：吸収不良症候群：消化器疾患：実践 診断指針．日医師会誌特別号 **128**：S92-S93，2002
3) 都築義和ほか：消化吸収機構とその異常．図解消化器内科学テキスト，中外医学社，東京，p49-51，2006
4) 三浦総一郎：吸収不良症候群．内科学，第8版，朝倉書店，東京，p1009-1014，2003
5) 三浦総一郎：吸収不良症候群．今日の治療指針，医学書院，東京，p357-358，2006

A 消化器疾患

3 潰瘍性大腸炎とクローン病

体のどこに異常が起こっているのか

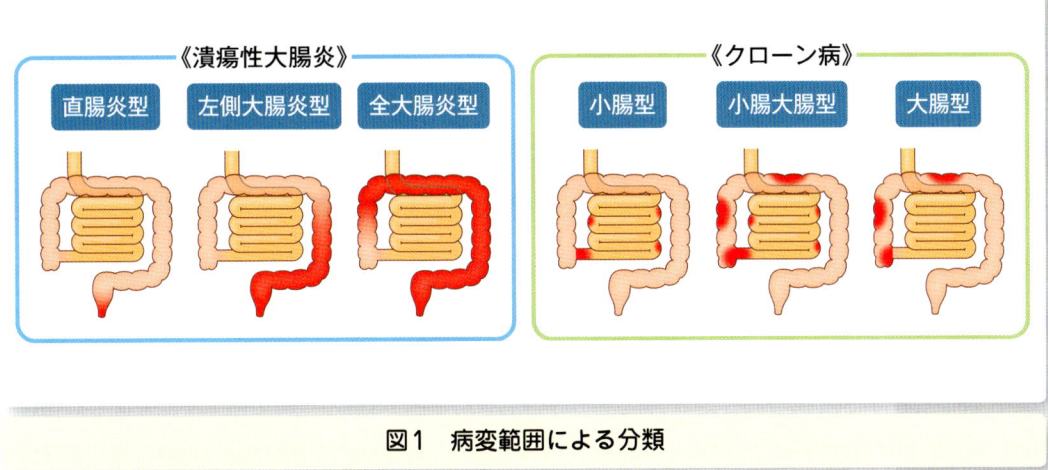

図1　病変範囲による分類

　潰瘍性大腸炎とクローン病はIBD（inflammatory bowel disease）と総称され，若年者に好発する慢性の炎症性腸疾患である．多くの場合，再燃と寛解を繰り返す病状経過をとり，わが国での患者数は増加傾向にある．IBDは両疾患ともに消化管に慢性炎症をきたすが，病気の発生部位が異なる．

　潰瘍性大腸炎（ulcerative colitis）の病変は大腸のみに限局し，直腸から口側へ向けて炎症が拡がるが，病変範囲は患者によりさまざまである．すなわち，①直腸に病変が限局する直腸炎型，②直腸からＳ状結腸や下行結腸まで病変が拡がる左側大腸炎型，さらに③横行結腸より口側まで病変が及ぶ全大腸炎型，に分けられる（図1）．

　クローン病（Crohn's disease）の病変範囲は口腔から肛門までの全消化管に及ぶが，小腸や大腸に多く，特に小腸から大腸に移行する回盲部が好発部位である．クローン病は腸管病変の範囲により，①小腸型，②小腸大腸型，および③大腸型，に分けられる（図1）．

　IBDは，消化管以外にも半数以上の患者で消化管外病変を認める．合併頻度が高いものとして，口内炎，皮膚病変，眼病変，筋骨格系合併症，肝胆道系合併症，泌尿器系合併症，深部静脈血栓症などがある（図2）．すなわち，IBDは消化管のみならず，全身疾患としての側面を有している．

> **IBDの患者数**
> 2008年の統計で潰瘍性大腸炎は10万人以上，クローン病は3万人以上が登録されている．

異常はどのように現れるのか

　IBDの発病過程は不明であるが，病気になりやすい遺伝的要因に，食事や感染，化学薬品，腸内細菌などの環境的要因が関与することで腸管を主とした免疫の異常

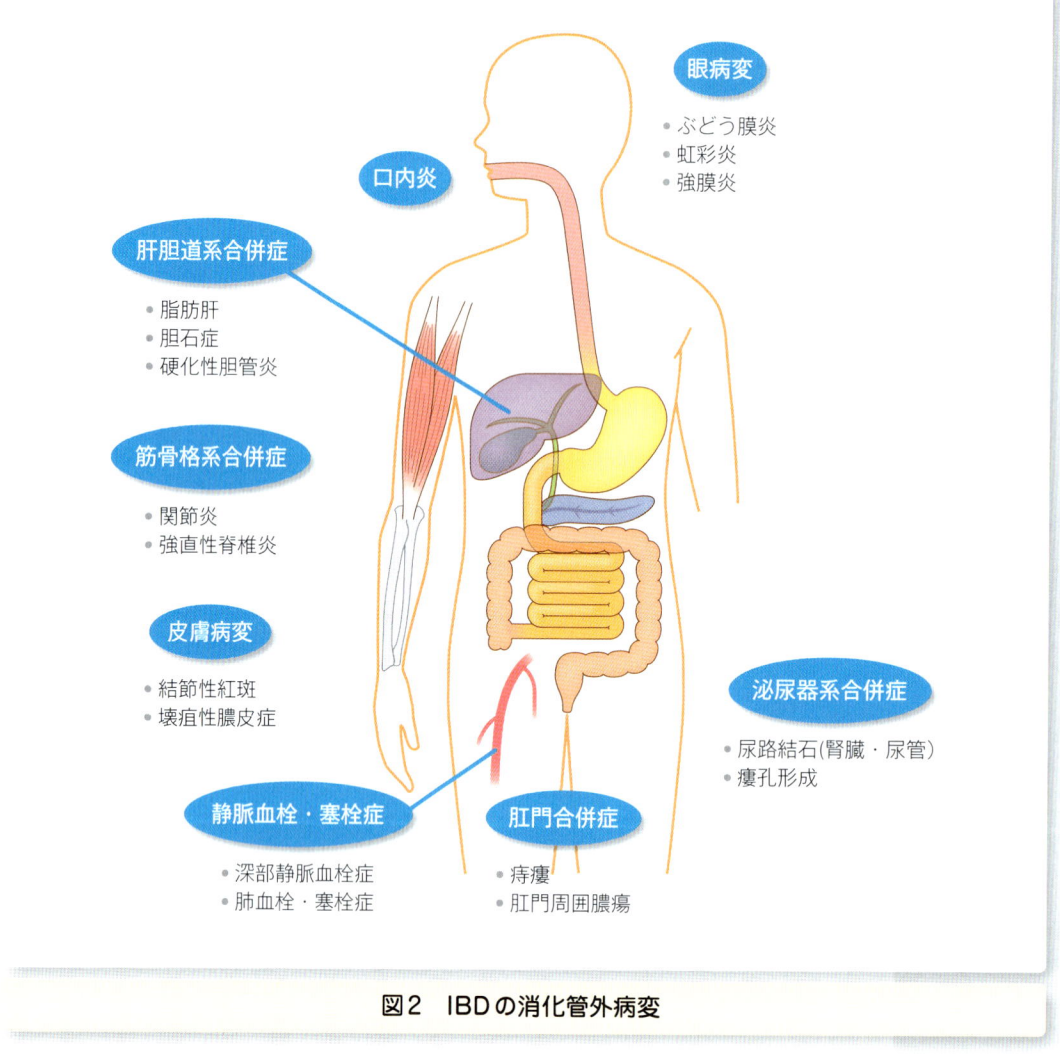

図2　IBDの消化管外病変

亢進が起こり，病気が発病したり病状が再燃・増悪するものと考えられている（図3）．特にクローン病では，腸管内から侵入した食餌性抗原や腸内細菌などにより，消化管粘膜内のマクロファージが活性化され，TNF-α という炎症性サイトカインを産生する（図4）．TNF-α 自体，または TNF-α が他の炎症性サイトカインを活性化して腸管炎症が引き起こされるものと考えられている．

IBDは，消化管粘膜に発赤や浮腫，びらん，潰瘍，出血などの炎症所見を認めるが，潰瘍性大腸炎とクローン病で病変の性状や臨床症状が異なる．

潰瘍性大腸炎に合併する腸潰瘍は不整形で，周囲粘膜にびまん性の炎症所見を認める．なお腸管炎症は，粘膜から粘膜下層までにとどまる場合が多い．自覚症状としては，血便や下痢を高頻度に認め，排便時に腹痛を伴うことが多い．重症化すると貧血や栄養障害，発熱，脱水などを認める．血液検査では，炎症反応の亢進や貧血，低タンパク血症などを認める．

クローン病の病変は非連続性で，縦走潰瘍や敷石像などを認める．合併する潰

TNF-α
tumor necrosis factor-α．白血球系細胞の中で，主にマクロファージが産生する炎症性サイトカイン．TNF-α 自体が腸管炎症の原因になる場合と，他の炎症性サイトカインの分泌を刺激して炎症を惹起する場合がある（図4）．クローン病の腸管炎症の主たる原因物質と考えられている．

敷石像
クローン病に合併する腸潰瘍の周囲にみられる炎症性の粘膜隆起のことで，丸石を敷き詰めた欧州の古い道路に外観が似ていることから命名された．クローン病に特徴的な肉眼所見である．

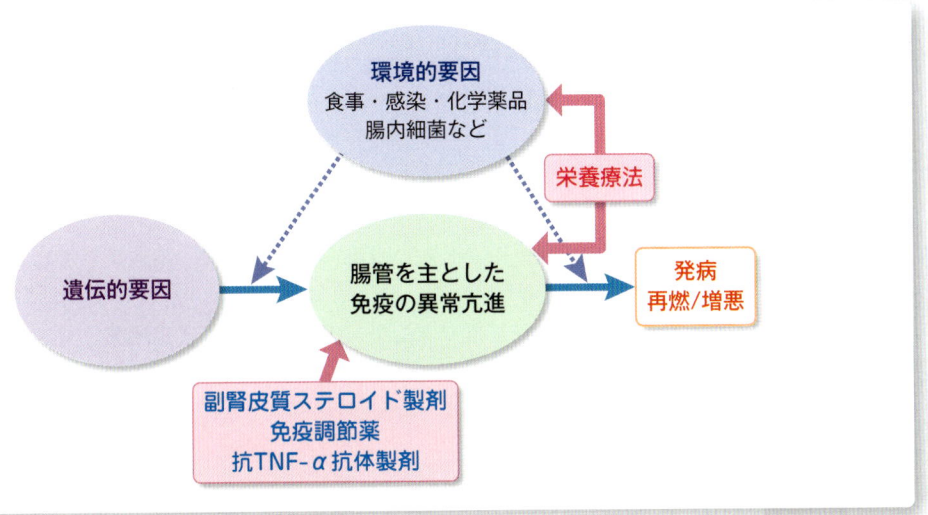

図3　IBDの発病過程（仮説）と内科的治療法

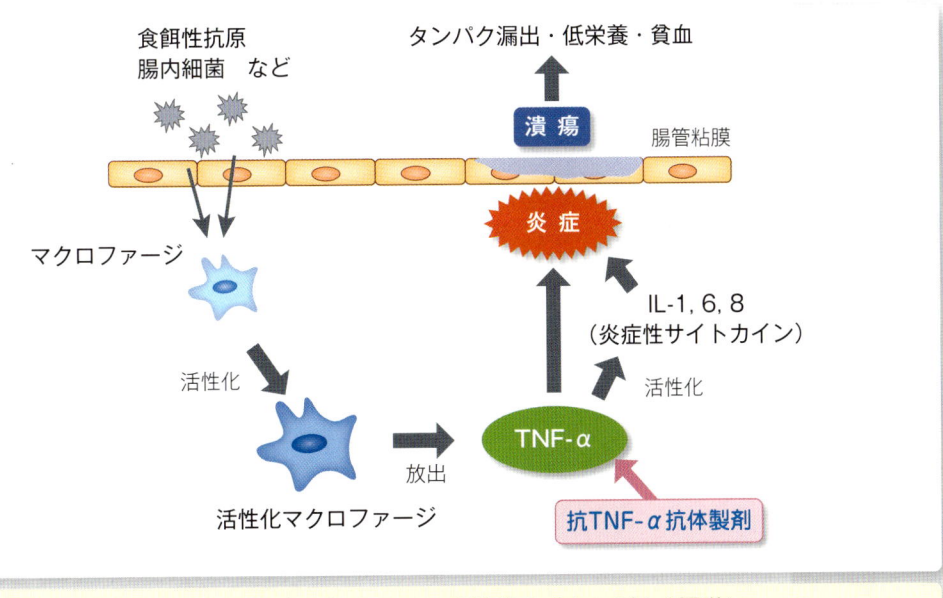

図4　TNF-αを介したクローン病発症のメカニズム（仮説）

(Sands BE et al：Inflammatory Bowel Dis **3**：95, 1997 より改変)

瘍は深く，炎症も腸管全層に及ぶ場合が多いため，狭窄や瘻孔，穿孔，膿瘍などの腸管合併症を伴いやすい．さらに痔瘻などの肛門病変の合併頻度も高い．クローン病の臨床症状として，下痢や腹痛，体重減少，発熱を過半数の患者に認め，腸管狭窄を合併すると腸閉塞症状を認めるようになる．重症化すると，貧血や体重減少，各種栄養素の欠乏症状などを認め，特に栄養障害は小腸病変を有する患者に多い．血液検査では，炎症反応の亢進や貧血，各種栄養素やビタミン，ミネラルの欠乏などがみられる．

瘻孔
消化管に発生した深い潰瘍が壁外へ進展し，周囲臓器や皮膚と交通した状態を指す．クローン病に合併する場合が多い．

治療のターゲットは何か

　IBDの病因は不明で，根治的治療法も確立していない．したがってIBD治療の目標は，内科的治療により寛解導入し，さらに治療の継続により寛解状態を維持することで，患者の生活の質（QOL）を良好な状態に保つことにある．しかし内科的治療に抵抗性で，外科手術が必要になる場合も少なくない．特にクローン病は，狭窄や瘻孔などの腸管合併症により外科手術が必要になる頻度が高いが，術後再発も高頻度に認める．

　IBDの内科的治療法は，薬物療法が主体であるが，クローン病では栄養療法も有効である．薬物療法の中で副腎皮質ステロイド製剤や免疫調節薬，抗TNF-α抗体製剤は，腸管で異常に亢進した免疫能を是正し有効性を発揮するものと考えられる（図3）．

> ### 薬物療法のターゲット
> ①寛解へ導入する
> - IBDの腸管炎症を鎮静化させ寛解へ導入する ➡ 5-ASA製剤，副腎皮質ステロイド製剤，免疫調節薬，抗TNF-α抗体製剤など
> - 下痢や腹痛などの自覚症状を緩和する ➡ 止痢薬，整腸薬，抗コリン薬など
>
> ②寛解状態を維持する
> - 再燃を防止し寛解状態を維持する ➡ 免疫調節薬，5-ASA製剤（潰瘍性大腸炎），抗TNF-α抗体製剤

❶ 5-アミノサリチル酸（5-ASA）製剤

　IBD治療に用いる5-ASA製剤には，サラゾスルファピリジン（SASP）とメサラジンがあり，経口薬の他に坐薬や注腸薬もある．5-ASA製剤の有効機序の詳細は不明であるが，抗炎症作用や抗菌作用を有し，軽症〜中等症の活動期潰瘍性大腸炎やクローン病に有効である．なお潰瘍性大腸炎に対しては，寛解維持効果も確認されている．

　副作用の発現頻度はSASPのほうが高く，過敏症状や消化器症状（下痢や嘔気・嘔吐）などを認める場合がある．

> ◆ SASPによる過敏症状
> SASP使用により，発熱，皮疹，リンパ節腫脹，伝染性単核球症様症状を認めた薬剤性過敏症候群（DIHS）が報告されている．

❷ 副腎皮質ステロイド製剤

　IBD治療には，プレドニゾロンやベタメタゾンを用いる場合が多く，全身投与（経口や経静脈）の他に，潰瘍性大腸炎では局所療法（坐薬や注腸薬）も有効な場合が多い．IBDに対する副腎皮質ステロイド製剤の有効機序として，免疫抑制作用や抗炎症作用などが考えられている．活動期潰瘍性大腸炎およびクローン病の寛解導入に有効であるが，寛解維持効果はない．副作用として，感染症の増悪や消化性潰瘍，精神障害，骨粗鬆症，耐糖能障害などがある．

❸ 免疫調節薬

　IBD治療に用いる免疫調節薬には，アザチオプリンとメルカプトプリン（6-MP），シクロスポリン，タクロリムスなどがある．なおアザチオプリンは6-MPのプロドラッグで，体内で6-MPに変換され薬効を発揮する．薬理作用は，T細胞を介して異常に亢進した免疫能を是正することで，治療効果を発揮するものと考えられている．アザチオプリンと6-MPは，IBD難治例

の寛解維持に有効性が確認されている．シクロスポリンとタクロリムスは，ステロイドの効果が不良の中等症～重症の潰瘍性大腸炎の寛解導入に有効である．

副作用としては，感染症の増悪の他，アザチオプリンと6-MPは造血機能障害や消化器症状，シクロスポリンとタクロリムスは腎機能障害や手指の振戦などに注意が必要である．

❹ 抗TNF-α抗体製剤

TNF-αは，クローン病の腸管炎症の主たる原因物質と考えられている（図4）．近年TNF-αに対する抗体製剤が実用化され，わが国ではインフリキシマブが使用できる．本剤の有効機序として，可溶型TNF-αへの結合・中和，標的細胞に結合したTNF-αの解離，TNF-α産生細胞の傷害などが考えられている．

インフリキシマブは，難治性クローン病の寛解導入のみならず，8週間おきに継続投与することで，寛解維持にも有効性が確認されている．また従来の治療法が無効な場合が多い，腸管皮膚瘻や肛門周囲の瘻孔にも有効である．副作用としては，投与時反応や感染性の増悪などがある．

なお，インフリキシマブは潰瘍性大腸炎の寛解導入および寛解維持に有効である．

> **インフリキシマブ**
> マウス抗ヒトTNF-α抗体の可変領域とヒトIgG1抗体を融合させた生物学的製剤で，タンパク質の25％はマウス由来．したがってインフリキシマブに対する抗体が産生され，投与時反応をきたすリスクがある．投与時反応には，頭痛や気分不快などの軽度なものから，呼吸困難や血圧低下を伴うような高度なものまである．

▶▶ 栄養療法のターゲット

① 寛解へ導入する（クローン病）
- 活動期クローン病の腸管炎症を鎮静化させ寛解へ導入する ➡ 完全静脈栄養法，経腸栄養法

② 寛解を維持する（クローン病）
- 再燃を防止し寛解状態を維持する ➡ 在宅経腸栄養法（HEN）

③ 潰瘍性大腸炎の自覚症状の緩和
- 下痢や腹痛などの自覚症状を緩和する ➡ 食事制限，静脈栄養

栄養療法はクローン病治療に有効性が確認されており，安全面でも優れている．クローン病に対する栄養療法の有効機序は不明であるが，腸管の安静維持とともに，食餌性抗原因子の除去や栄養状態の改善による免疫能の是正などが考えられている（図3）．クローン病に栄養療法を行うことで，消化管病変や自他覚症状の改善，体重増加や栄養状態の改善，微量栄養素の補充などが得られる．

栄養療法はこうする（図5）

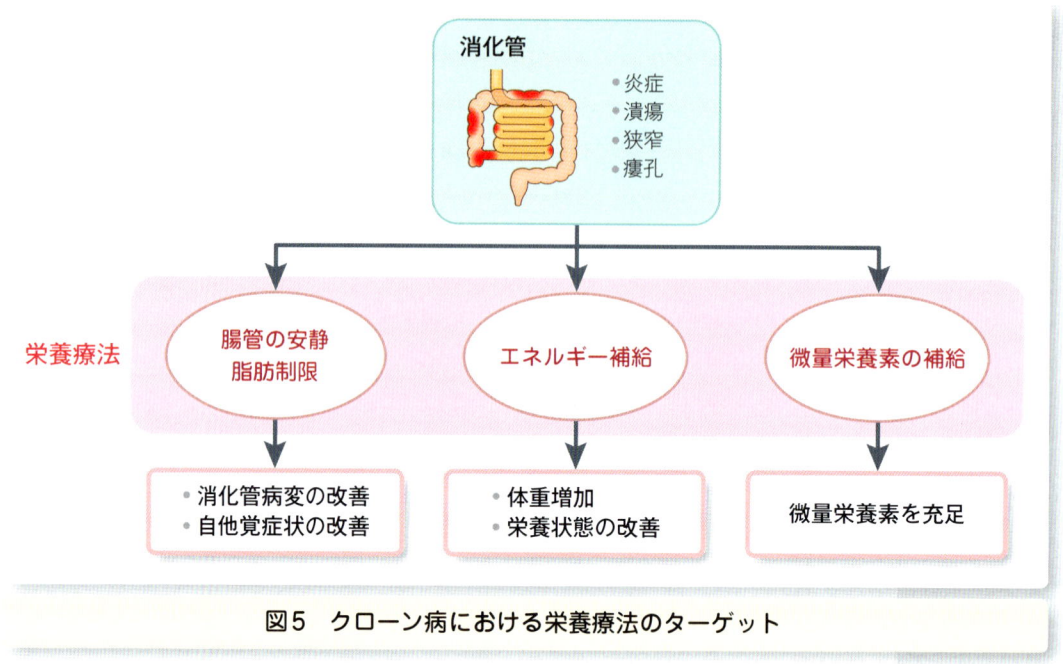

図5 クローン病における栄養療法のターゲット

a クローン病に対する栄養療法

1）活動期の栄養療法

　活動期クローン病に対する栄養療法は，病状により完全静脈栄養法（total parenteral nutrition：TPN）または経腸栄養法（enteral nutrition：EN）を選択する．クローン病の中で，腸閉塞症状を伴う高度の腸狭窄や瘻孔の合併例，腸管病変からの出血例，頻回の下痢や著しい低栄養状態を伴う患者にはTPNが推奨されている．こうした状態がなければ，消化吸収の面でTPNよりも生理的で，安全性にも優れるENを選択する．

　活動期クローン病にTPNを行う際には，頸静脈または鎖骨下静脈などの中心静脈にカテーテルを留置し，アミノ酸や各種ビタミン，ミネラルを含む高カロリー輸液製剤を，輸液ポンプを用いて一定速度で投与する．TPNの投与維持エネルギーは40 kcal/kg/日程度を目安とし，1週間程度かけて維持量とする．なお週2〜3回，脂肪乳剤の投与を行う．

　活動期クローン病にENを行う際には，原則として消化態栄養剤を使用するが，独特のアミノ酸臭やペプチド臭があり経口摂取には不向きである．そこで消化態栄養剤の投与は，原則として経鼻的に挿入した栄養チューブを十二指腸または空腸に留置する経鼻経管栄養法で行う．なおENを導入する際には，最初から高濃度で多量の栄養剤を投与すると下痢や腹部膨満感，嘔吐などを認める場合がある．小腸の馴化のため，治療開始時は経腸栄養剤の濃度を0.5 kcal/mL，注入速度を30〜50 mL/時程度とし，下痢などの発生に留意しつつ1〜2週間かけて維持濃度を1〜1.5 kcal/mL，注入速度を80〜100 mL/時に増加させる．経腸栄養剤の維持エネルギーは，患者の栄養状態や日常生活の活動度も考慮して設定するが，35〜40 kcal/

消化態栄養剤
アミノ酸やオリゴペプチドを窒素源とし，脂肪の含有量の少ない経腸栄養剤．消化が不要で，そのままの形で小腸から吸収できる．消化態栄養剤の中で使用頻度が高い成分栄養剤は，アミノ酸を窒素源とし脂肪をほとんど含まない．

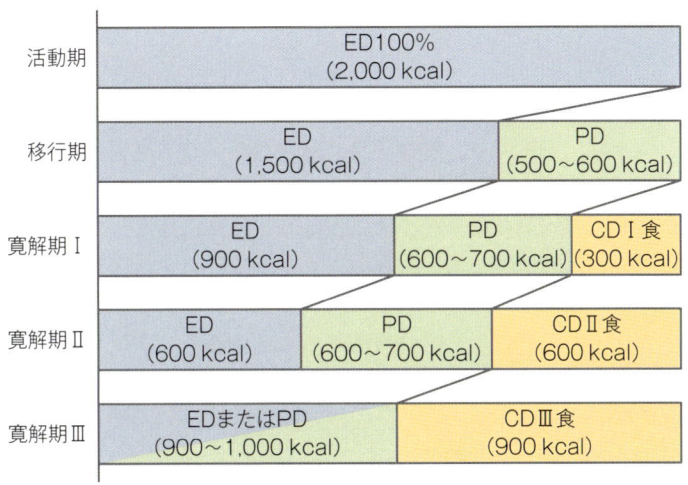

図6 在宅経腸栄養療法のスライド方式の処方モデル

表1 クローン病食の栄養構成（北里大学東病院）

	エネルギー(kcal)	タンパク質(g)	脂質(g)	糖質(g)	食物繊維(g)
CDⅠ食	300	15〜20	3〜5	50	2
CDⅡ食	600	35	10	100	5
CDⅢ食	900	45	15	150	7

kg（標準体重）/日を目安とする．なお消化態栄養剤の中で成分栄養剤は，脂肪をほとんど含まないため，脂肪乳剤の経静脈的投与を週2〜3回行う必要がある．

2）寛解期の栄養療法

　寛解導入後も外来で在宅経腸栄養法（home enteral nutrition：HEN）を継続することが，寛解維持に有効である．HEN を継続している患者では，就寝前に栄養チューブを鼻から胃内に自己挿入し，睡眠中に経腸栄養剤を経管法で投与する場合がある．HEN の治療効果は経腸栄養剤の投与量と関連があり，総摂取エネルギーの半量以上を経腸栄養剤で摂取することが，寛解維持に有効であることが報告されている．HEN を継続しているクローン病に対する栄養管理は，松枝らが提唱したスライド方式に準じ，クローン病の病状により経腸栄養剤や経口食（クローン病食：CD食）の摂取量を決定する（図6）．すなわち寛解導入され病状が安定してくれば，適宜半消化態栄養剤やCD食の摂取を許可する．寛解状態が長期間維持できれば，CD食の摂取量を増加させる．なおCD食は，低脂肪・低繊維を基本とする（表1）．再燃の徴候がみられる場合は，経口食を減量または中止し，経腸栄養剤の比重を高める．そうすることで入院治療を回避できる場合がある．

　HEN を長期間継続しているクローン病患者で，特に広範な小腸病変を有していたり，小腸切除を行っている場合は，主要栄養素のみならず鉄や亜鉛，セレンなど

🍀 半消化態栄養剤
タンパク質を窒素源とし，エネルギー比20％前後の脂肪を含有する総合的な経腸栄養剤．小腸からの吸収には，消化機能が必要になる．

のミネラルや各種ビタミンが欠乏するリスクが高い．定期的に血液検査を行い，欠乏症状が出現する前に不足している栄養素を補充する．

3）食事療法

厳密な栄養療法を行わないクローン病でも，食事療法は必要である．クローン病に対する食事療法の基本は，低残渣食，低脂肪食，高タンパク食，高エネルギー食である．個々の患者で異なるが，脂肪摂取量を20g/日以下に制限し，特に抗炎症効果を有するn-3系多価不飽和脂肪酸を多く含む食品を摂取するよう指導する．

高残渣の食品，中でも水に不溶性の食物繊維を多く含む生野菜や海藻類，キノコ類などの摂取は腸管病変に対して刺激性が強く，腸管狭窄の合併例では腸閉塞の誘因になるリスクがあり制限する．しかし水溶性繊維は，便を硬くし下痢を抑える効果があるため制限はしない．香辛料など，刺激性の強い食品の摂取は控える．アルコールの摂取も，特に活動期は禁止する．

ⓑ 潰瘍性大腸炎に対する栄養療法

血便や腹痛などの自覚症状がある活動期潰瘍性大腸炎では，食事制限が必要になる．食事制限の内容や程度は，潰瘍性大腸炎の重症度によって異なる．なお副腎皮質ステロイド療法を行っている患者では，耐糖能が低下するリスクがあり注意が必要である．

1）劇症や重症の患者

食事摂取は禁じ，輸液により水分や栄養の補給を行う．なお禁食期間が2週間以上に及ぶ場合は，中心静脈ルートを確保しTPNに移行する．

2）中等症〜軽症の患者

経口摂取は許可するが，食事内容は低脂肪食，低残渣食，高タンパク食，高エネルギー食とする．脂肪は病状により，30〜50g/日以下に制限する．香辛料などの刺激物やアルコール類，炭酸飲料や冷えた飲料は避けるように指導する．

3）寛解期の患者

厳密な食事制限の必要はない．しかし刺激性の強い食品や，脂肪分の多い食品は避けるように指導する．アルコールは乾杯程度であれば許可する．

> **ステロイドによる耐糖能低下**
> ステロイドの作用により，①肝臓における糖新生亢進，②インスリン感受性の低下，③高グルカゴン血症，④アミノ酸，脂肪酸の遊離促進などが起こり，耐糖能低下を引き起こすとされる．

参考文献

1) 小林清典ほか：活動期Crohn病に対する栄養療法の無作為比較試験．日消誌 **95**：1212-1221, 1998
2) Hirakawa H et al：Home elemental enteral hyperalimentation (HEEH) for the maintenance of remission in patients with Crohn's disease. Gastroenterol Jpn **28**：379-384, 1993
3) 飯田三雄：クローン病の薬物療法に関する研究：治療指針改訂案（2006）．厚生労働科学研究費補助金難治性疾患克服研究事業「難治性炎症性腸管障害に関する調査研究」平成17年度研究報告書，p23-28, 2006
4) Takagi S et al：Effectiveness of an 'half elemental diet' as maintenance therapy for Crohn's disease：a randomized-controlled trial. Aliment Pharmacol Ther **24**：1333-1340, 2006
5) 松枝　啓：炎症性腸疾患の栄養療法．医学のあゆみ **147**：450-454, 1988

A 消化器疾患

4 肝硬変

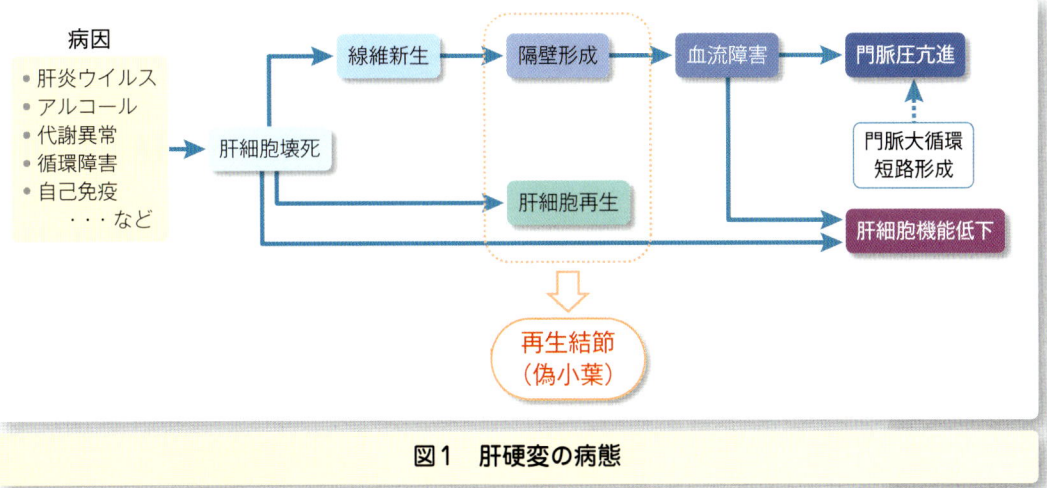

図1　肝硬変の病態

体 のどこに異常が起こっているのか

　持続性の炎症により肝細胞壊死と再生が繰り返され，肝小葉構造の改築がびまん性に生じ，線維性隔壁による再生結節が形成された状態をいう．肝細胞障害と門脈圧亢進症状により多彩な病態を示す（図1）．

　成因はC型肝炎ウイルス（HCV）感染によるものが約70％，B型肝炎ウイルス（HBV）感染によるものが約15％，アルコール性10％，その他自己免疫性などが数％である．

　肝臓は栄養代謝の中心臓器であり，栄養代謝異常は糖質，脂質，タンパク質・アミノ酸のみならずビタミン，ミネラル，微量元素などにも及び，タンパク質・エネルギー栄養不良（protein-energy marnutrition：PEM）が特徴的である．特に，早朝空腹時の糖質の利用効率の低下やタンパク質・アミノ酸代謝異常でみられる血漿遊離アミノ酸の不均衡，低タンパク血症，高アンモニア血症，負の窒素平衡などがみられる．

🍃 再生結節
再生結節の大きさが3 mmより小さいものは小結節性肝硬変（アルコール性肝硬変に多い），3 mm以上のものは大結節性肝硬変（ウイルス性肝硬変に多い）と分類される．

異常 はどのように現れるのか

　肝硬変では，肝細胞の機能障害，肝内外の血流異常による門脈圧亢進症に関連して，自覚症状，他覚所見，血液生化学検査異常などを認める（図2）．

ⓐ 自覚症状

　代償期の肝硬変では特徴的な自覚症状はなく，軽度の全身倦怠感，易疲労感，食欲不振などを認めることがある．非代償期では，黄疸，浮腫，腹水による腹部膨満感，肝性昏睡による意識障害などを生じる．

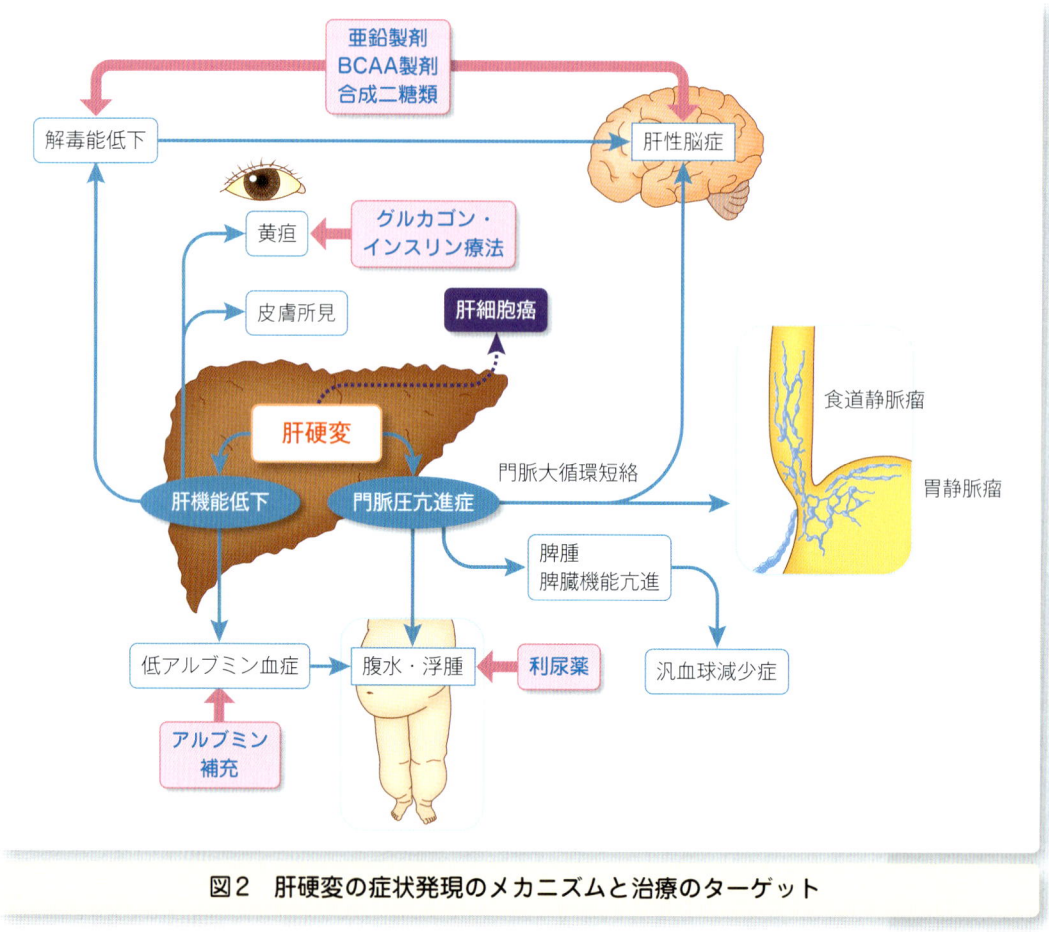

図2　肝硬変の症状発現のメカニズムと治療のターゲット

ⓑ 他覚症状

非代償期の肝硬変ではさまざまな皮膚所見がみられる．具体的に手掌紅斑，クモ状血管腫，紙幣状皮膚🔖，女性化乳房，メドゥーサの頭🔖，色素沈着，紫斑，皮下出血などである．

腹水は，大量に貯留した場合には身体所見から診断は容易であるが，少量の場合には超音波検査やCT検査で気がつくこともある．

ⓒ 検　査

肝硬変の臨床検査成績は基本的に，肝臓の線維化によって起こる門脈圧の亢進と，慢性炎症の持続の結果生じる肝細胞数の減少とにより説明される．肝臓の線維化により肝臓への血流は障害され，側副血行路が形成されて脾臓への血流が多くなることから脾腫が生じ，その結果脾機能亢進が起こり，汎血球減少症をきたす．

肝細胞の減少により血清アルブミンやコレステロールなど肝臓で合成される物質は低下する．解毒機能の低下からアンモニアは上昇し，筋肉や脳でのアンモニア解毒に分岐鎖アミノ酸（BCAA）は消費されると考えられている．慢性炎症の持続から膠質反応は増加し，トランスアミナーゼも異常をきたす．耐糖能異常も慢性炎症の持続が関与する．線維化により線維化マーカーの上昇がある．色素負荷試験の高

🔖 紙幣状皮膚
顔や腕，胸などの上半身に，毛細血管の拡張や褐色調の色素沈着が多発してみられる皮膚症．

🔖 メドゥーサの頭
臍を中心としてみられる門脈副循環の静脈の拡張．

値は，肝細胞機能低下による肝細胞への色素とり込み不良と側副血行路の発達が関与すると考えられている．

形態学的には慢性の炎症と肝細胞の壊死により肝右葉は萎縮し，左葉が代償的に腫大する．門脈圧亢進症による側副血行路の一部として食道・胃静脈瘤が発達する．

1）血液一般検査
脾機能亢進症により汎血球減少症，特に血小板の低下を認める．

2）生化学検査
  ⅰ）膠質反応およびγ-グロブリンの増加，血清アルブミン，コレステロールの低下，血清トランスアミナーゼの軽度の異常（AST＞ALT），血清ビリルビンの増加などを示す．
  ⅱ）耐糖能検査：空腹時血糖は正常で，75g経口ブドウ糖負荷試験（75gOGTT）では食後2時間値が高値を示す．
  ⅲ）線維化マーカー：ヒアルロン酸，Ⅳ型コラーゲン7Sが増加する．
  ⅳ）色素負荷試験：ICG（インドシアニングリーン）負荷試験で高値となる．
  ⅴ）アンモニア，アミノ酸：アンモニア上昇，BCAAの低下，芳香族アミノ酸（AAA）の増加，フィッシャー（Fischer）比（BCAA/AAA）またはBCAA・チロシン比（BTR）の低下．

3）画像検査
  ⅰ）腹部超音波検査，腹部CT・MRI検査：肝辺縁の鈍化，肝表面の不整，肝内エコーレベルの不均一化，肝右葉の萎縮と肝左葉の相対的腫大など．
  ⅱ）内視鏡検査：食道・胃静脈瘤．
  ⅲ）腹腔鏡下肝生検：肝硬変の確診を得ることができるが，侵襲性の大きい検査である．

BTR
BCAA/tyrosine molar ratio（総分岐鎖アミノ酸/チロシンモル比）．

治療のターゲットは何か

代償期にある肝硬変では胃粘膜保護薬や肝庇護薬などの薬物療法を行うことがある．日常生活においては睡眠や排便のリズムを保つ必要があるが，活動範囲などについては特別な制限は必要ない．非代償期にある例では症状や徴候に応じて適切な治療を行う必要がある．

>> **薬物療法のターゲット**

①浮腫・腹水対策：一般療法や栄養療法による腹水治療が困難な場合に使用
  ・ナトリウム貯留，カリウム喪失の傾向あり ➡ カリウム保持性利尿薬の抗アルドステロン薬が第一選択
  ・高度腹水例 ➡ 即効性のあるループ利尿薬を併用
  ・血清アルブミン低値例 ➡ アルブミン製剤の補充が必要
②肝性脳症対策：誘因対策が基本となる
  ・エネルギーの補充や，高値になったアンモニアを低下させる作用
    ➡ BCAAを多く含有するアミノ酸輸液
  ・アンモニアを産生する細菌の増殖抑制 ➡ 合成二糖類
③黄疸対策 ➡ 減黄効果を目的にグルカゴン・インスリン療法がある
  ・高度黄疸例では血漿交換やビリルビン吸着療法などもあるが，いずれも肝不全因子が強い例では効果に限界

❶ グルカゴン・インスリン療法など

　肝不全徴候としてみられる黄疸に対しては，グルカゴン・インスリン療法が効果を示すことがある．高度の黄疸を示す例では血漿交換やビリルビン吸着療法などを行うこともあるが，肝不全因子が強い例では効果に限界がある．

❷ 利尿薬，アルブミン製剤

　利尿薬は一般療法や栄養療法によって腹水のコントロールが困難な場合に使用するのが原則である．肝硬変ではナトリウム貯留，カリウム喪失の傾向があることから，カリウム保持性利尿薬である抗アルドステロン薬（スピロノラクトン［アルダクトン A®］，カンレノ酸カリウム［ソルダクトン®］など）が第一選択となる．しかし，効果発現までには数日を要するため，高度の腹水では即効性のあるループ利尿薬（フロセミド［ラシックス®］，トラセミド［ルプラック®］など）を併用する．また，高度の腹水貯留時は経口利尿薬の吸収が不良であり，はじめは利尿薬の注射製剤を使用する．腹水のコントロールがついてきたら経口利尿薬に切り替える．血漿浸透圧の低下が腹水貯留の重要な成因となるため，血清アルブミン値が 2.5 g/dL 以下ではアルブミン製剤の補充が必要となる場合がある．高度の腹水が持続する場合には，腹水穿刺による排液が行われるが，大量の腹水穿刺は血管内脱水や血圧低下をきたすことがある．その他に腹水濃縮再静注法や経頸静脈的肝内門脈大循環短絡術（transjugular intrahepatic portosystemic shunt：TIPS）などがある．

❸ 分岐鎖アミノ酸（BCAA）輸液製剤

　次に肝硬変での顕性脳症には，BCAA を多く含有するアミノ酸輸液の投与が行われる．BCAA を多く含有するアミノ酸輸液（アミノレバン®またはモリヘパミン®）は，肝性脳症時に不足するエネルギーの補充や，高値になったアンモニアを低下させる作用があり通常は 200〜500 mL/日を点滴投与する．BCAA のアミノ基転移反応（p180 参照）で生じたグルタミン酸は NH_4^+ と反応してグルタミンとなり，骨格筋や脳から放出され尿素回路のないこれらの組織におけるアンモニア毒性からの防御機構として機能している．

　BCAA 輸液を用いることにより早期に覚醒効果が得られるが，肝臓の予備能力が低下している場合には効果に限界がある．

❹ 合成二糖類

　合成二糖類にはラクツロース（モニラック®，ラクツロース®），ラクチトール（ポルトラック®）などがある．これらは腸からは吸収されず腸内細菌で利用され，アンモニアを産生する細菌の増殖を抑えること，細菌により代謝され腸内が酸性となり結果として便を軟らかくして排便を整え，アンモニアを下げる効果がある．緊急時には微温湯に溶いて浣腸として用いる．肝性脳症の予防のために経口摂取する場合には，軟らかな排便が 1 日 2 回程度みられるように調節する．

骨格筋，脳でのアンモニア処理機構
BCAA の骨格筋や脳でのアンモニア処理機構の模式図を示した．

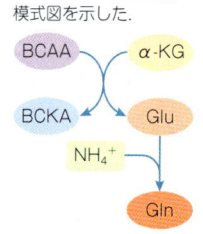

α-KG：α-ケトグルタール酸，BCAA：分岐鎖アミノ酸，BCKA：分岐鎖ケト酸，Glu：グルタミン酸，Gln：グルタミン，NH_4^+：アンモニア

▶▶栄養療法のターゲット

① 体液貯留対策：浮腫・腹水（既往歴も含む）ある場合 ➡ 塩分・水分制限
- 食塩制限：5〜7 g/日，水分制限：1,000 mL/日を目安

② 肝での糖代謝障害によるエネルギー代謝異常対策
- 生活活動強度別の栄養必要量投与
- 早朝空腹時の飢餓状態を回避 ➡ 就寝前軽食摂取療法（LES）（200 kcal目安）

③ タンパク質・アミノ酸代謝異常対策 ➡ 低タンパク食，BCAA製剤
- タンパク不耐症がない場合（1.0〜1.5 g/kg［標準体重］/日）
- タンパク不耐症がある場合（0.5〜0.7 g/kg［標準体重］/日）＋肝不全用経腸栄養剤
- 低アルブミン血症にはBCAA顆粒製剤

栄養療法はこうする（図3）

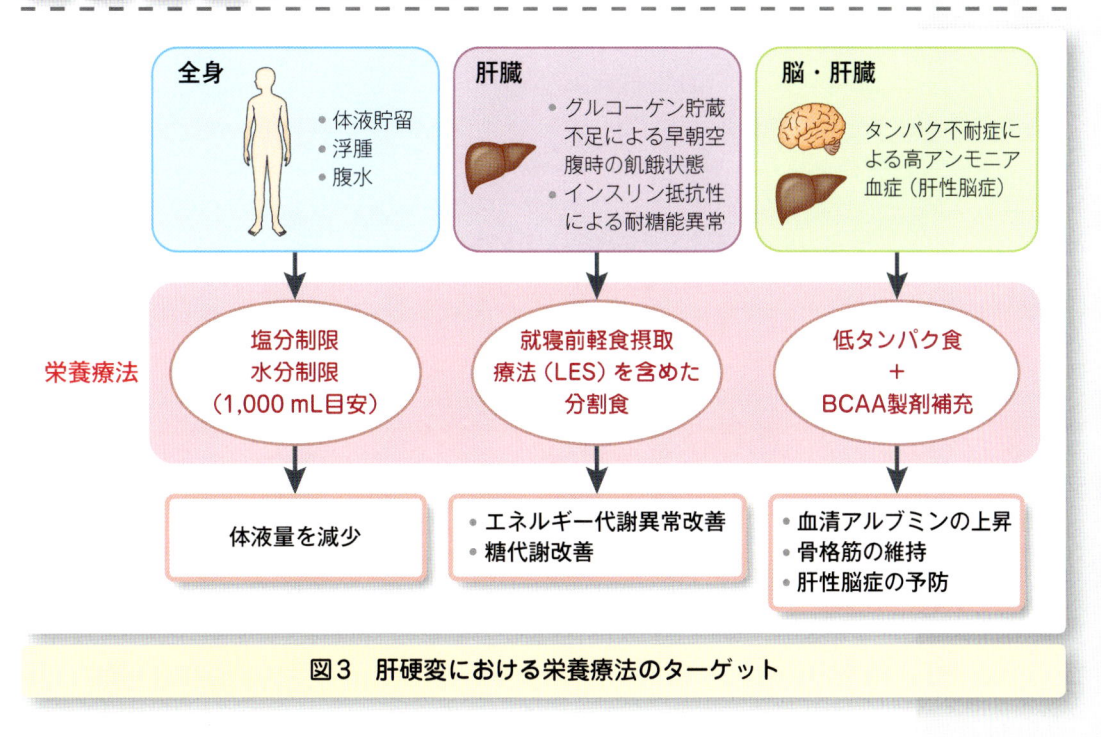

	全身	肝臓	脳・肝臓
	・体液貯留 ・浮腫 ・腹水	・グルコーゲン貯蔵不足による早朝空腹時の飢餓状態 ・インスリン抵抗性による耐糖能異常	タンパク不耐症による高アンモニア血症（肝性脳症）
栄養療法	塩分制限 水分制限 （1,000 mL目安）	就寝前軽食摂取療法（LES）を含めた分割食	低タンパク食 ＋ BCAA製剤補充
	体液量を減少	・エネルギー代謝異常改善 ・糖代謝改善	・血清アルブミンの上昇 ・骨格筋の維持 ・肝性脳症の予防

図3 肝硬変における栄養療法のターゲット

a 食事療法

わが国における食事療法については第7回日本病態栄養学会のコンセンサスがある（表1）．このガイドラインは日本人の体格などを考慮し，臨床的に使用しやすい内容となっている．また，総エネルギーより200 kcal程度を分割し，軽食として就寝前にとることを推奨している．

表1 肝硬変の栄養基準（第7回日本病態栄養学会年次総会コンセンサス）

1. エネルギー必要量
   栄養所要量（生活活動強度別）[*1]を目安にする
   耐糖能異常のある場合：25～30 kcal/kg（標準体重）/日
2. タンパク質必要量
   タンパク不耐症がない場合[*2]：1.0～1.5 g/kg/日
   タンパク不耐症がある場合：低タンパク食（0.5～0.7 g/kg/日）＋肝不全用経腸栄養剤
3. 脂質必要量
   エネルギー比：20～25％
4. 食塩
   腹水・浮腫（既往歴も含む）がある場合：5～7 g/日
5. 分割食（4～6回/日）あるいは夜食（約200 kcal相当[*3]）

[*1]：第六次改定 日本人の栄養所要量（厚生労働省，2000年）
[*2]：低アルブミン3.5 g/dL以下，フィッシャー比1.8以下，BTR 3.0以下の場合にはBCAA顆粒を投与することがある
[*3]：肥満例では夜食を給与する場合には，1日の食事総量を変化させないが減量する必要がある．また，やせ例では夜食も含めて1日の食事総量の増加を検討する．夜食などはバランス食であることが望ましい

（渡辺明治ほか：栄養―評価と治療 20：181-196，2003）

b エネルギー代謝異常への対策

エネルギー代謝異常の対策として食事回数を分割した就寝前軽食摂取療法（late evening snack：LES）が試みられ，欧州静脈経腸栄養学会（ESPEN）でも米国静脈経腸栄養学会（ASPEN）でも推奨されている．LESの長期効果については後述する肝不全用経腸栄養剤投与による．血清アルブミン濃度の増加とともに，栄養素の燃焼比率の改善がみられる成績が報告されている．この結果より，長期にLESを継続するにあたって，肝不全用経腸栄養剤を併用することが有用であると考えられる．なお，LESを行う場合，いままでの食事に200 kcal程度を単純に上乗せすると，肥満や耐糖能異常の悪化を招くことがあり，あくまでも総エネルギーの中から分割することが大事である．

c タンパク質・アミノ酸代謝異常への対策

タンパク質・アミノ酸代謝異常については，その頻度は高く慢性肝不全の程度が進行するにつれて顕著となる．わが国では窒素平衡の是正や低栄養の改善を目的に経口BCAA製剤が頻用される．

BCAA製剤にはアルブミンの合成促進効果がある．タンパク合成を促進する情報伝達経路にはBCAA製剤（ロイシン）による経路と，インスリンなど細胞増殖因子からの経路の2つの経路がある．このうちBCAA製剤であるロイシンに関しては，ロイシンが細胞内に作用するとmTORが活性化され，mTORはS6キナーゼあるいはe1F-4EBP1を活性化してアルブミン合成シグナルを出して合成を促進すると考えられている（図4）．

BCAA製剤にはBCAA顆粒（リーバクト®）と肝不全用経腸栄養剤（アミノレバン®EN，ヘパンED®）の2製剤があるが，その対象が原則的には違うことから，使い分けが必要である．

肝不全用経腸栄養剤は肝性脳症の覚醒後や既往があり，タンパク不耐症を伴う慢性肝不全例に，BCAA顆粒製剤は食事摂取が十分にもかかわらず，低アルブミン血

肝不全用経腸栄養剤
BCAAを多く含有し，常用投与量により11～17 g/日のBCAAの摂取が可能で非代償性肝硬変の肝性脳症治療に適応がある．タンパク質，糖質，脂肪の三大栄養素とビタミン・ミネラルなどを含むため栄養状態の改善効果も期待して投与される．

mTOR
mammalian Target of Rapamycinの略．哺乳類におけるシロリムス（免疫抑制薬）の標的因子．シロリムス（免疫抑制物質）でmTORを失活化するとアルブミン産生能が低下することからアルブミン産生に促進的に関与すると考えられている．

S6キナーゼ
リボソームS6キナーゼ．プロテインキナーゼに分類され，シグナル伝達に関する．

e1F-4EBP1
真核生物の翻訳開始因子で4E結合タンパク質．

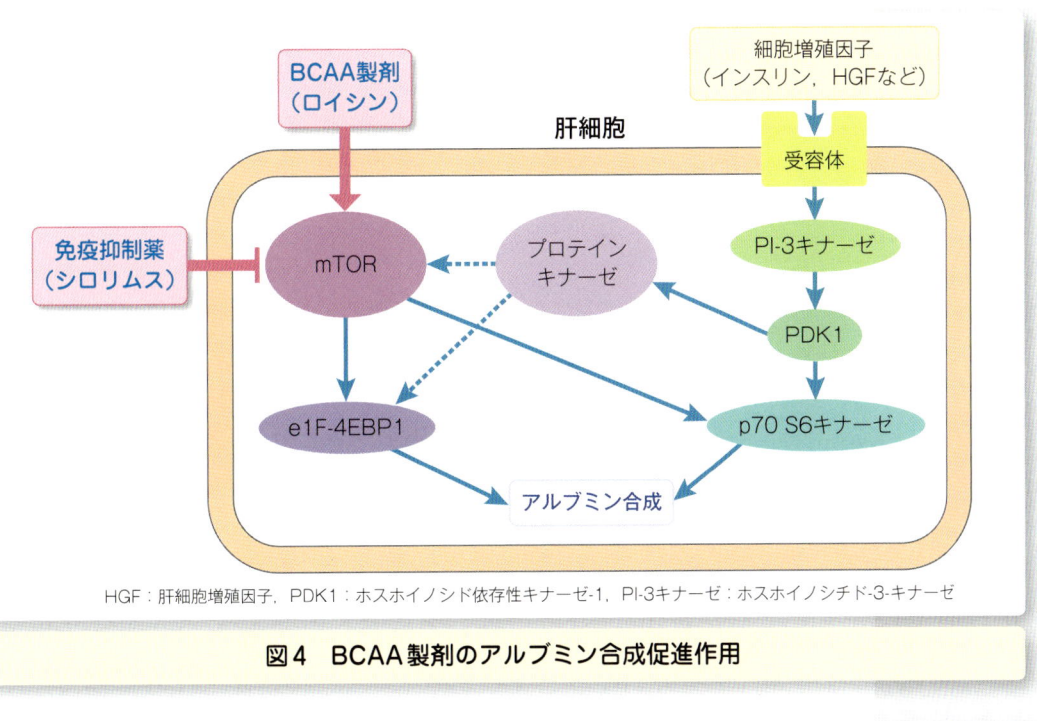

図4　BCAA製剤のアルブミン合成促進作用

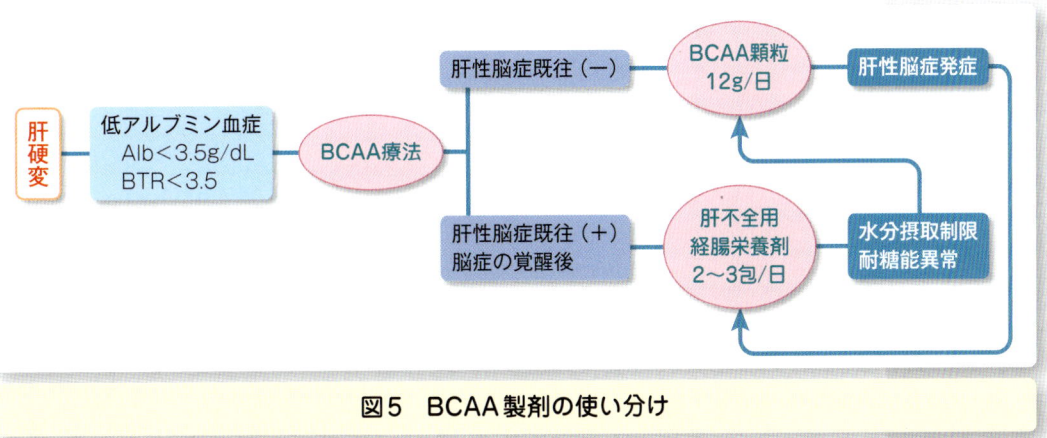

HGF：肝細胞増殖因子，PDK1：ホスホイノシド依存性キナーゼ-1，PI-3キナーゼ：ホスホイノシチド-3-キナーゼ

図5　BCAA製剤の使い分け

症を呈する例に投与されている（図5）が，食事の摂取状況より十分な食事摂取が可能な場合にはBCAA顆粒製剤，食事が十分でない場合には肝不全用経口栄養剤を用いるのが実際に即している．

d　その他

肝硬変ではミネラル，微量元素の異常も認め，代表的なものには血中亜鉛濃度の低下がある．適切な補充量については，十分なコンセンサスが得られていないが，亜鉛製剤（ポラプレジンク：プロマック® 150 mg）投与により血中アンモニアの低下や尿素窒素合成能の改善が報告されている．

肝硬変を基盤として肝細胞癌の発生がみられるが，発がん率は慢性肝疾患の進行度，ことに線維化の程度によって異なる．わが国でもっとも頻度の高いC型肝硬変

からの発癌率は年率約8％である．栄養病態，栄養評価，栄養治療については肝硬変と基本的に同じである．なお，肝細胞がん発生のハザード比が有意に高くなる因子には，男性，AFPの高値（20 ng/mL以上），糖尿病の合併，血清アルブミン低値とともに，BMI高値であることが報告され，太らせることのないバランスのとれた栄養療法が重要となる．

AFP
α-fetoprotein（α型胎児タンパク質）．肝細胞癌の腫瘍マーカー．

参考文献

1) Plauth M et al：ESPEN guidelines on enteral nutrition：liver disease. Clin Nutr **25**：285-294, 2006
2) 渡辺明治ほか：第7回日本病態栄養学会年次総会コンセンサス（2003）．栄養—評価と治療 **20**：181-196, 2003
3) Swart GR et al：Effect of a late evening meal on nitrogen balance in patients with cirrhosis of the liver. BMJ **299**：1202-1203, 1989
4) Nakaya Y et al：BCAA-enriched snack improves nutritional state of cirrhosis. Nutrition **23**：113-120, 2007
5) Kato A, Suzuki K：How to BCAA preparations. Hepatol Res **30S**：S30-S35, 2004

A 消化器疾患

5 脂肪肝・NASH

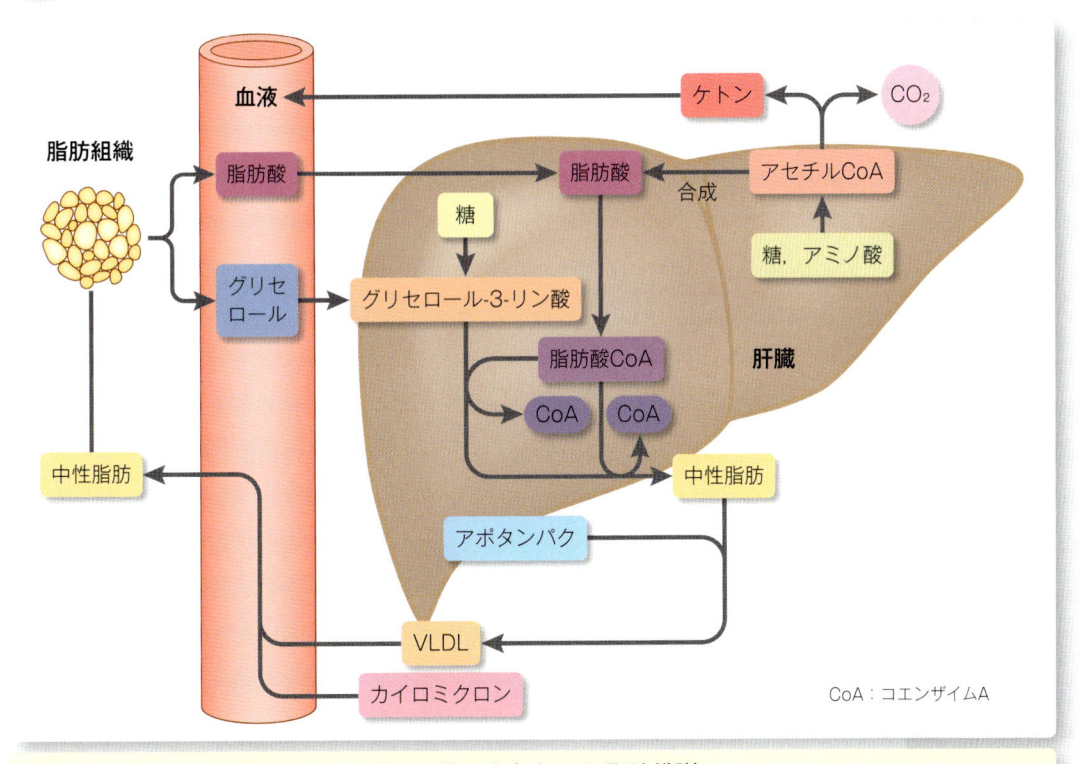

図1 肝を中心とした脂肪代謝

CoA：コエンザイムA

体のどこに異常が起こっているのか

　正常の肝臓は，湿重量の2〜4％の脂肪を含み主としてリン脂質からなり，その他にコレステロール，中性脂肪，脂肪酸などが占める（図1）．脂肪肝とは，肝細胞に中性脂肪の蓄積が著しいものであり，通常すべての肝小葉のだいたい1/3以上の領域にわたっているものをいう．

　非アルコール性脂肪肝炎（non-alcoholic steatohepatitis：NASH）は最近注目されている病態であり，肝臓への脂肪沈着だけでなく肝組織にアルコール性肝障害に類似した炎症性細胞浸潤と小壊死巣を伴う脂肪性肝炎を示すものである．肝細胞内には変性したミトコンドリアであるマロリー（Mallory）小体を多く認め，肝の線維化を特徴として一部の症例では肝硬変に移行することが報告されている．

　脂肪肝，NASHとも肥満，耐糖能異常，脂質異常症，高血圧などの生活習慣病の合併率が高いことからこれらの病態の理解も重要である．

> **マロリー小体**
> ミトコンドリアに過酸化脂質が大量に集積し膨化した好酸性の類結晶様封入体．ミトコンドリアの機能はほとんど失われており，のちにアポトーシスを起こす．

異常はどのように現れるのか

　脂肪肝の発生要因として末梢脂肪組織からの肝への脂肪酸供給過剰，肝における

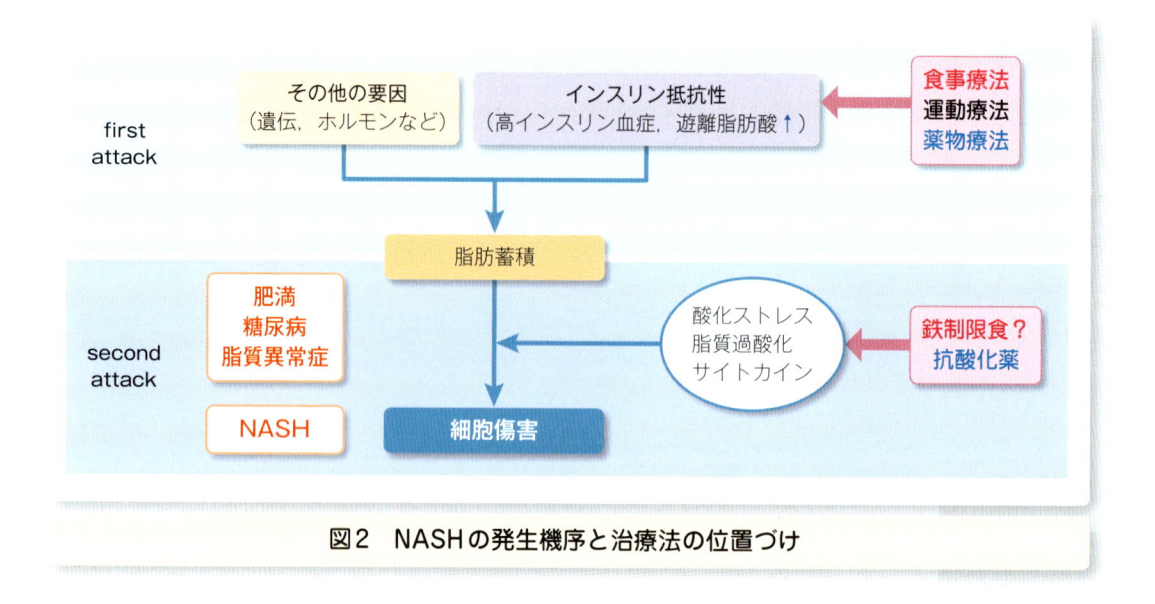

図2 NASHの発生機序と治療法の位置づけ

　中性脂肪の合成亢進，アポタンパクの合成低下による脂肪の分泌障害などが挙げられる．脂肪肝の原因は過栄養による肥満，アルコール，薬剤，糖尿病など多岐にわたる．

　NASHの病態は必ずしも十分に解明されたわけではないが，遺伝的要因と環境的要因の複雑な相互作用によるものと考えられている．発生機序として，いわゆる"two-hit theory（multi-hit theory）"がよく知られている．すなわち，インスリン抵抗性（first attack）により脂肪蓄積をきたし，鉄の過剰蓄積などに由来する酸化ストレス，サイトカイン，脂肪酸自体の毒性．など（second attack）により壊死・炎症，線維化をきたすという仮説である（図2）．

　特にインスリン抵抗性は，食事中の脂肪や末梢脂肪組織に由来する脂肪酸の肝への流入量増加や酸化ストレスを惹起し，脂肪酸合成の増加と分解の低下，肝からの中性脂肪の放出不全をきたし，結果として肝細胞内に中性脂肪が蓄積することが知られている．second attackとしての酸化ストレスは生体の酸化反応．と抗酸化反応のバランスが崩れ，酸化反応が優位となった状態であり，NASHの病態進展にも深くかかわっているとされている．

　診断は腹部超音波検査やCTなどの画像検査により容易であるが，肝臓の脂肪沈着の程度の判定は肝組織検査による．NASHの確定診断も同様に肝組織像が必須である．

◆ 脂肪酸の毒性
大量の遊離脂肪酸はその両親媒性による界面活性作用で，細胞膜を溶解し細胞破壊を起こす（脂肪毒性［lipotoxicity］）．多価不飽和脂肪酸の毒性が特に強い．

◆ 酸化反応
脂肪酸のβ酸化や，小胞体によるアルコール，薬剤の代謝など，肝臓では代謝の過程で多量の活性酸素種（ROS）を産生している．

ⓐ 自覚症状

　発生要因によっても異なることがあるが自覚症状に乏しく，存在したとしても腹部膨満感，全身倦怠感など不定のものが多い．健康診断の結果からはじめてわかることもまれではない．

ⓑ 身体所見

　多くの例で圧痛を伴わない肝腫大を認める．

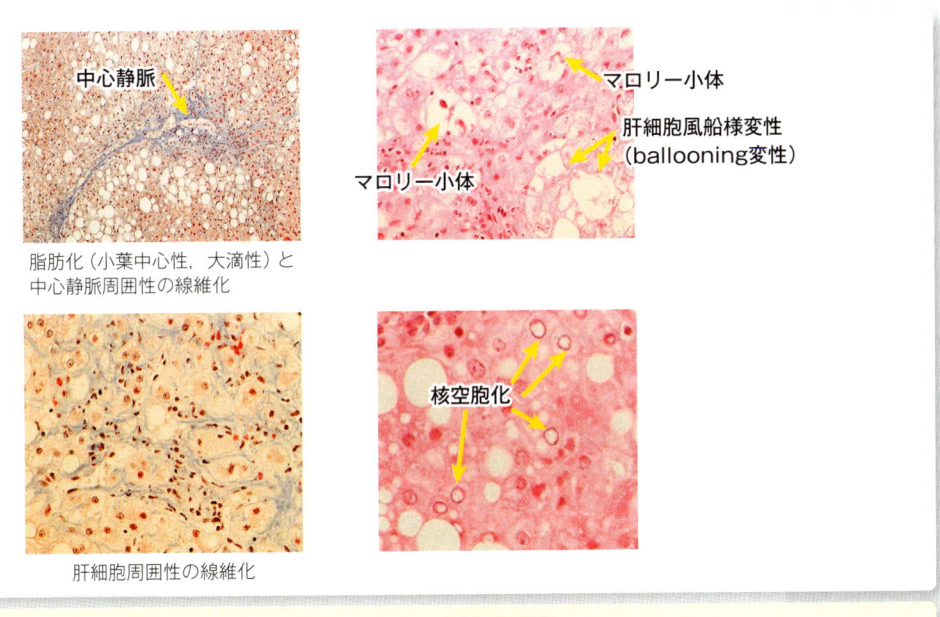

図3　NASHの病理組織像

（図中ラベル：中心静脈／マロリー小体／肝細胞風船様変性（ballooning変性）／マロリー小体／核空胞化／脂肪化（小葉中心性，大滴性）と中心静脈周囲性の線維化／肝細胞周囲性の線維化）

c 血液生化学検査

　AST＜ALTのパターンで100 IU/L以下の上昇を示すが，時には200〜300 IU/Lを示すこともある．アルコール由来の脂肪肝ではγ-GTPやアルカリホスファターゼ（ALP）の高値を示すことが多いが，非アルコール性の脂肪肝やNASHでは正常から軽度の上昇にとどまることが多い．肝線維化が進行すると血小板数，プロトロンビン時間，アルブミン値が低下し，さらに進行すると肝硬変と同様に高ビリルビン血症や高アンモニア血症を示すこともある．NASH症例ではヒアルロン酸やⅣ型コラーゲン7Sなどの線維化マーカーが高値を示すことがある．さらに脂質異常症（コレステロール高値，トリグリセライド高値，HDLコレステロール低値，LDLコレステロール高値）や糖尿病を伴う場合もあることから，血糖やHbA1cの測定も必要である．

d 画像所見

ⅰ）超音波所見：びまん性の高輝度エコーを示し肝臓と右腎との濃度差（肝腎コントラスト）の目立ついわゆるbright liverの所見を示す．同時に肝内脈管像の不明瞭化，肝深部エコーの減衰が特徴である．

ⅱ）CT所見：CT値は低下し肝臓と脾臓の濃度差は逆転する．

e 病理組織所見

　脂肪肝では小葉構造はよく保たれ，脂肪沈着ははじめ小葉中心性にみられ，順次脂肪化は小葉全体に及ぶ．

　NASHでは脂肪沈着に加え，好中球を中心とする炎症性細胞浸潤，肝細胞の風船様変性（ballooning変性やマロリー小体），さらに肝細胞周囲の細い線維化や類洞に沿った線維化などの変化を認める（図3）．

NASHにおけるAST，ALP上昇
NASHでミトコンドリア機能低下によりアポトーシスが生じる場合，マクロファージがそれらの多くを処理するため，ASTやALPの上昇は軽度となることが多い．

治療のターゲットは何か

脂肪肝やNASHはメタボリックシンドロームの肝臓における部分症とみなすことができることから治療の原則は，背景にある内臓性肥満や糖尿病，脂質異常症を改善し，インスリン抵抗性など脂肪肝やNASHの発症に重要な成因に対する治療を並行して行うことである．特に体重減少は糖代謝やインスリン抵抗性を改善することが知られており，栄養療法や運動療法により肥満を解消させることが何よりも大切である．脂肪肝では薬物療法が適応されることもあるが，NASHでは肝の線維化を伴い進行すると肝硬変に移行することもあり，栄養療法や運動療法によって十分な効果が得られない場合には薬物療法を開始する．

> ▶▶薬物療法のターゲット
> ①インスリン抵抗性を改善する ➡ チアゾリジン誘導体，ビグアナイド（糖尿病治療薬）
> ②酸化ストレスを抑制する ➡ ビタミンE，Cなどの抗酸化剤
> ③肝の庇護 ➡ 肝庇護薬（抗酸化ストレス作用を持つ）
> ④脂肪酸の燃焼，インスリン抵抗性の改善，肝線維化の改善 ➡ 脂質異常症治療薬
> ⑤インスリン抵抗性の改善と肝線維化抑制 ➡ ARB（降圧薬）

❶チアゾリジン誘導体・ビグアナイド

インスリン抵抗性改善薬であるチアゾリジン誘導体は2型糖尿病の治療薬として開発され，NASHに対する有効性が現在検討されつつあり，肝機能や肝組織像の改善が報告されてきている．チアゾリジン誘導体はPPAR-γアゴニストとしてインスリン抵抗性改善作用を持つ．すなわち，大型化した脂肪細胞にアポトーシスを誘導し同時に小型脂肪細胞を分化誘導する．このことによりアディポカインであるTNF-αやレプチンの発現を低下させ，アディポネクチンの産生を回復しインスリン抵抗性を改善するとされている．さらに中性脂肪の再合成を促進し血中への遊離脂肪酸の放出も抑制する（図4）．メトホルミンは肝細胞のAMP-キナーゼを活性化するが，活性化されたAMP-キナーゼがアセチル-CoAカルボキシラーゼ活性を抑制することなどにより肝での脂肪蓄積を抑制すると考えられている．チアゾリジン誘導体と同様に肝機能の有意の改善が報告されている．

❷抗酸化剤

NASHでは脂肪沈着に加え，酸化ストレスにより肝の線維化や肝細胞の風船様の膨化が起こることから，酸化ストレスを抑制する抗酸化剤であるビタミンE，ビタミンC，N-アセチルシステインなどが有用であると報告されている．

❸肝庇護薬

ウルソデオキシコール酸（UDCA）は肝細胞膜の保護作用，肝細胞障害性胆汁との置換作用などの他に抗酸化ストレス作用も報告されている．ポリエンホスファチジルコリンも抗酸化作用を持ち，脂肪肝に対する保険適用がある．

PPAR-γ
peroxisome proliferator-activated receptor-γ．核内受容体スーパーファミリーの1つで，α，β（δ），γの3つのサブタイプがある．脂肪細胞分化に必須の転写因子として働き，インスリン感受性を増大する．

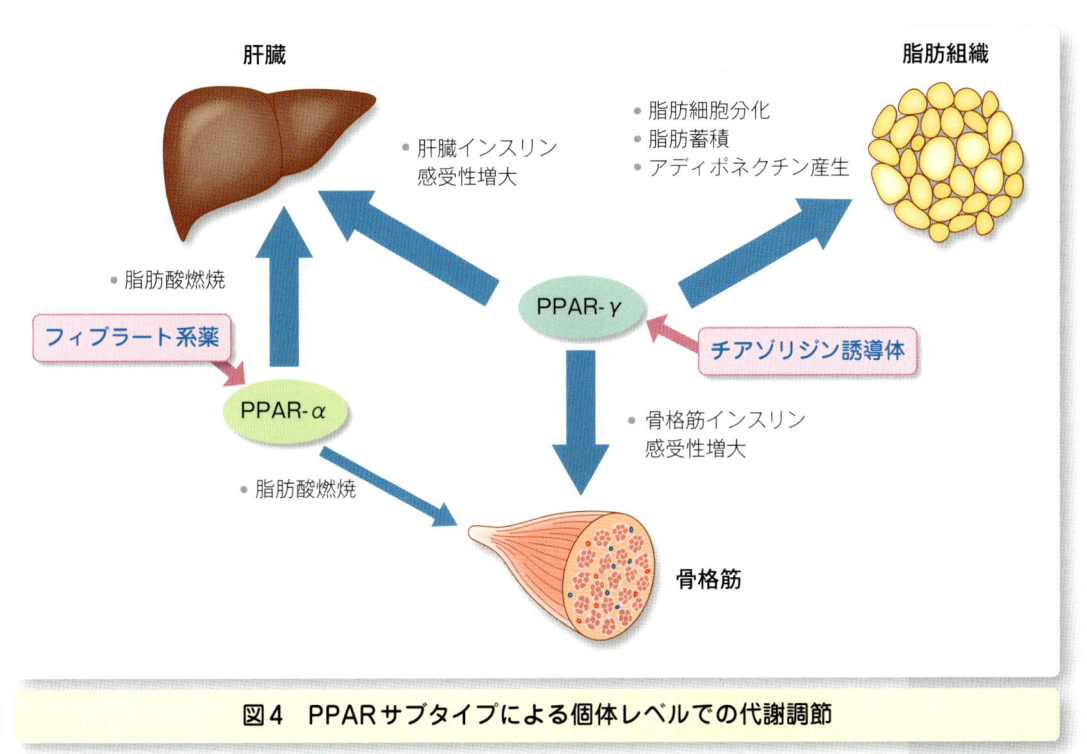

図4　PPARサブタイプによる個体レベルでの代謝調節

(Evans RM et al : PPARS and the complex journey to obesity. : Nat Med **10** : 355-361, 2004)

❹脂質異常症治療薬

　PPAR-αアゴニストであるフィブラート系薬は肝臓や骨格筋のPPAR-αを活性化して脂肪酸の燃焼を促進する．その他TNF-αを低下させインスリン抵抗性を改善したり中性脂肪の合成を抑制するなど脂肪肝の治療に有用である．HMG-CoA還元酵素阻害薬もコレステロール生成阻害するだけでなく，TNF-αなどの調節作用があり肝の脂肪化，線維化，マロリー小体の改善が報告されている．さらにプロブコールにも抗酸化作用がありNASHに有用であるとの報告がある（図4）．

❺アンジオテンシンⅡ受容体拮抗薬（ARB）

　降圧薬であるARBは選択的PPAR-γ活性化によるインスリン抵抗性の改善作用とともに肝臓の伊東細胞からのTGF-βの分泌を要請することで肝線維化を抑制する．

▶▶栄養療法のターゲット

①インスリン抵抗性の改善 ➡ エネルギーの制限
　・三大栄養素のバランス
　・その他の栄養素
②酸化ストレスの抑制 ➡ 鉄制限と抗酸化ビタミンの補充
③アルコール制限

　脂肪肝・NASHの食事療法の基本は摂取エネルギーの制限である．そのうえで食物繊維や抗酸化作用のあるビタミンCやビタミンEなどをとり入れた食事療法を継続することが重要となる．

PPAR-α
肝臓，褐色脂肪組織，心臓，腎臓で発現．遊離脂肪酸などで活性化され，ペルオキシゾームの増生や血中トリグリセライド濃度の低下を起こす．脂質代謝関連の遺伝子を標的とする．

TGF-β
transforming growth factor-β．TGFにはTGF-αとTGF-βとがあり免疫細胞，血小板，胎盤，肺，脾，骨髄などから産生される．TGF-βは主に免疫抑制的に作用する抗炎症サイトカインでリンパ球（T細胞やB細胞）の増殖・分化の抑制やNK細胞活性を抑制する．その結果，免疫応答や炎症反応などが抑制される．

栄養療法はこうする（図5）

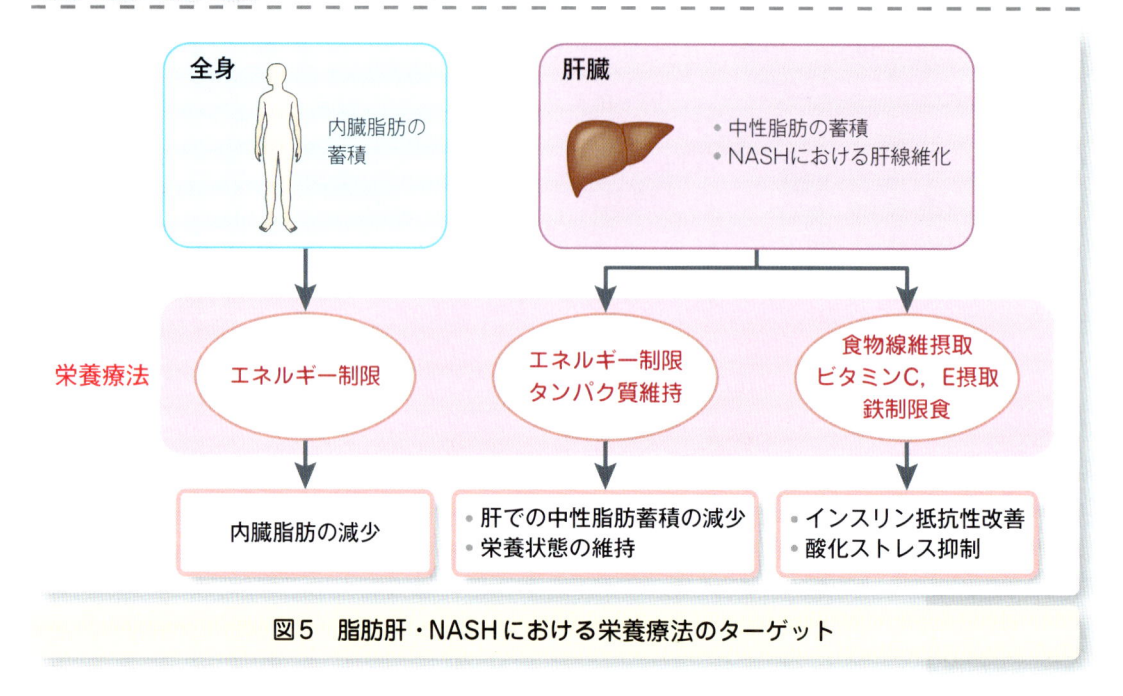

図5　脂肪肝・NASHにおける栄養療法のターゲット

ⓐ エネルギーの制限

　栄養療法の目的は，摂取エネルギーを消費エネルギーよりも少なくすることで内臓脂肪を減らし，結果として体重の減量により改善することであり，減量は目的ではなく手段である．急激な体重減少（1.5 kg/週以上）は脂肪肝の悪化や胆石生成のリスク増加を招くこと，BMI 25〜30の肥満症では体重を数kg減少させるだけで糖・脂質代謝異常が著明に改善することが報告されていることから，目標体重を標準体重に設定する必要はない．エネルギー摂取量は25〜35 kcal/kg（標準体重）/日とするのが一般的である（表1）．なお，エネルギー必要量は個々の症例で異なることから仕事量や運動量などの生活活動強度によって柔軟に決める．BMI ≧ 30で睡眠時無呼吸症候群や骨・関節疾患を伴うために早急に大幅な減量を必要とする肥満症では，20 kcal/kg（標準体重）/日を目安とする．

ⓑ 三大栄養素のバランス

　『NASH・NAFLDの診療ガイド』（日本肝臓学会，2010）では，タンパク質は1.0〜1.5 g/kg/日とし，脂質は飽和脂肪酸を抑え，総カロリーの20％以下に制限することが推奨されている．タンパク質の過剰な制限は，体タンパクの崩壊や除脂肪体重（lean body mass：LBM）の減少をきたすため，脂質を制限するほどは必要ない．脂質については，飽和脂肪酸はLDL-コレステロールを上昇させインスリン抵抗性を増悪させる作用があるため，10％以下に制限するが，必須脂肪酸や脂溶性ビタミンを確保するためには脂質全体として20 g/日以上は確保したい．また，脂質の中でもn-3系多価不飽和脂肪酸（イコサペント酸エチル［EPA］，ドコサヘキサエン酸［DHA］）の増加はインスリン感受性を改善しトリグリセリドを低下させることから制限の必要性はなく，n-6系：n-3系比は1：4が理想とされている．『動脈硬

表1 NASHの食事療法のポイント

1. 1日のエネルギー摂取量：25～35 kcal/kg（標準体重）
2. タンパク質：1.0～1.5 g/kg（標準体重）
3. 三大栄養素の配分：タンパク質20～25％，脂質15～20％，糖質60％
4. 糖質はショ糖や果糖よりも穀類から摂取するほうがよい
5. 食物繊維やビタミンC，Eは十分摂取する
6. 早食い，間食，夜間の食事は控える
7. 食事療法を継続するために，定期的な栄養指導やカウンセリングを行う
8. 肥満例での減量は1 kg/1～2週とし，急激な体重減少を避ける

（遠藤龍人ほか：食事療法．NASH診療ハンドブック，中外医学社，東京，p129-142, 2007）

化性疾患予防ガイドライン（2007年版）』（日本動脈硬化学会）では，飽和脂肪酸，一価不飽和脂肪酸，多価不飽和脂肪酸の摂取比は3：4：3とすることを推奨している．三大栄養素の適正配分に関する一定の見解は得られていないが，『肥満症治療ガイドライン2006』（日本肥満学会）ではタンパク質20～25％，脂質15～20％，糖質60％を適正配分としており，タンパク質を多めにし，脂質を少なめに抑えることを推奨している．一般に，炭水化物は総エネルギーの減量に伴いこの適正配分に沿って減量する．特に砂糖，菓子，ジュースなどは急激な血糖の上昇を招き，中性脂肪とVLDLコレステロールの増加作用が強いため控えめにする．また，果糖は肝臓でトリグリセライドに合成されるため控えめにとる．精製されていない玄米や全粒粉は，消化に要する時間も長いことから満腹感が持続するという利点がある．

c その他の栄養素

食物繊維は便中へのコレステロール排泄の促進や食後血糖値の上昇抑制作用，インスリン抵抗性改善作用があることから，20～30 g/日の摂取を推奨する．特に野菜の摂取は，食物繊維のみならず抗酸化作用を併せ持つビタミンC，E補給の面から多く摂取するよう指導する．

微量元素の中で，鉄はヒドロキシラジカル（・OH）を生成して酸化ストレスをもたらし，星細胞の活性化を介して線維化を促進する可能性があることから，second attackとしての役割が注目されている．体内貯蔵鉄指標であるフェリチンを指標にした鉄制限食（6～7 mg/日）も考慮すべきである．また，活性酸素消去薬としての亜鉛やセレンの役割も注目されている．

d アルコール制限

アルコール摂取に関しては，禁酒とすべきか軽度の飲酒（エタノール換算で20 g/日 未満）は許容するかについての一定の見解は得られていないが，線維化を認める症例では禁酒を原則とする．

参考文献

1) 遠藤龍人ほか：食事療法．NASH診療ハンドブック，西原利治（編著），中外医学社，東京，p129-142，2007
2) Evans RM et al：PPARS and the complex journey to obesity. Nat Med **10**：355-361, 2004
3) 岡上　武ほか：NAFLDの治療．NASH・NAFLDの診療ガイド，日本肝臓学会（編），文光堂，東京，p45-46，2010

A 消化器疾患

6 膵疾患 ：a 急性膵炎

```
成因因子 ・アルコール ・薬剤
         ・胆石     ・感染
         ・外傷
```

初期反応：
- 腺房細胞障害
- トリプシンの遊離・活性化
- PSTIによる制御

自己消化：
- カリクレイン　エラスターゼ　ホスホリパーゼA　リパーゼ
- 血管透過性亢進
- 血管壁破壊
- 実質の壊死
- 脂肪壊死

多臓器障害：
- third space loss
  - 組織のhypoxia
  - アシドーシス
- サイトカインの誘導
  - 好中球による重要臓器破壊
  - SIRS
- bacterial translocation
  - 感染

PSTI：膵分泌性トリプシンインヒビター，SIRS：全身性炎症反応症候群

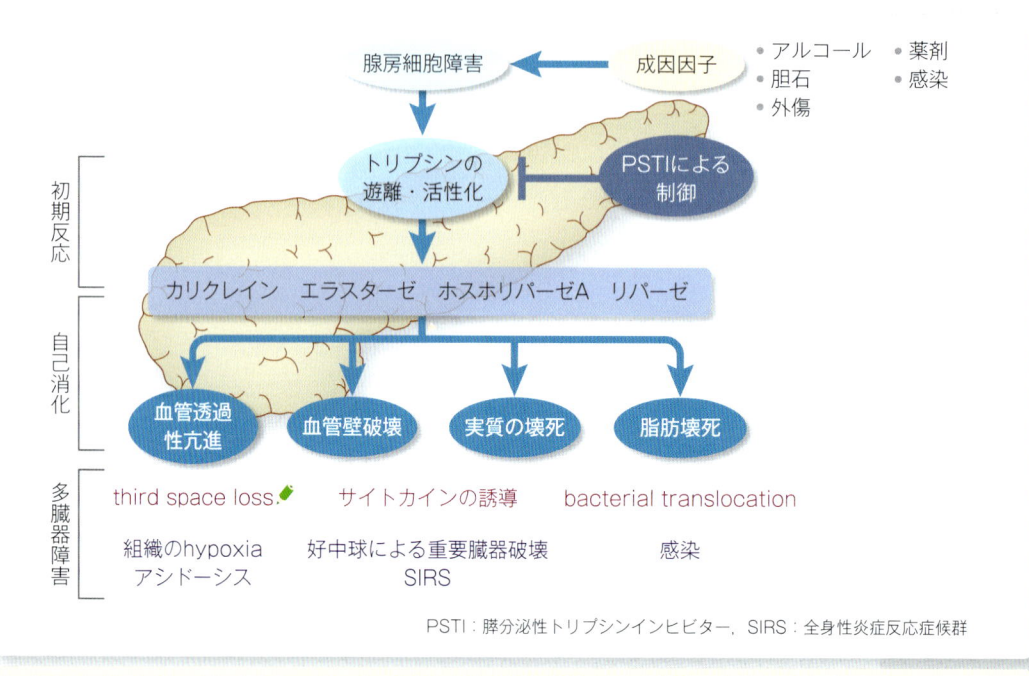

図1　急性膵炎の病態と重症化の進展機序

体のどこに異常が起こっているのか

　膵臓は，糖質やタンパク質，脂肪の消化にかかわる臓器であり，強力な消化作用を有する消化酵素を分泌している．急性膵炎は膵臓の急性炎症であり，成因は胆石，アルコール，薬剤や手術・検査手技によるものなど，多岐にわたる．急性膵炎の本体は，膵酵素による自己消化である．炎症により膵酵素が細胞外へ漏れ出し，膵実質の破壊，壊死，さらには周囲臓器を消化するという病態を呈することとなる．

　初期反応では重要なのは，各種の成因により膵管内圧が上昇し，トリプシンが活性化されることである．これに引き続いてエラスターゼやリパーゼ，ホスホリパーゼなどの膵酵素が活性化され，膵実質に浮腫や壊死を生じる．トリプシンの活性化が軽度であれば，膵分泌性トリプシンインヒビター（pancreatic secretory trypsin inhibitor：PSTI）により不活性化されるが，活性化されるトリプシンの量が多い場合やPSTIのトリプシンへの結合が弱い場合は膵炎を発症する．

　さらに，炎症により分泌された炎症性サイトカインがsecond attackとして病態を悪化させる（図1）．これは，全身性炎症反応症候群（systemic inflammatory response syndrome：SIRS）と呼ばれる病態である．特に，bacterial translocationにより全身の感染症をきたすと，さらに病態の悪化を招くこととなる（図2）．したがって，膵炎の病態は重症度により異なり，重症では呼吸不全，腎不全，肝障害やイレウスなどなど全身性合併症を併発し，予後も不良である（図3）．

🌱 **third space loss**
循環血液中から細胞間隙へ出た，血管内漿と流通しない細胞外液量．

🌱 **bacterial translocation**
腸内細菌や細菌が放出する毒素が腸管のバリア機構を突破して生体内に侵入する病態．

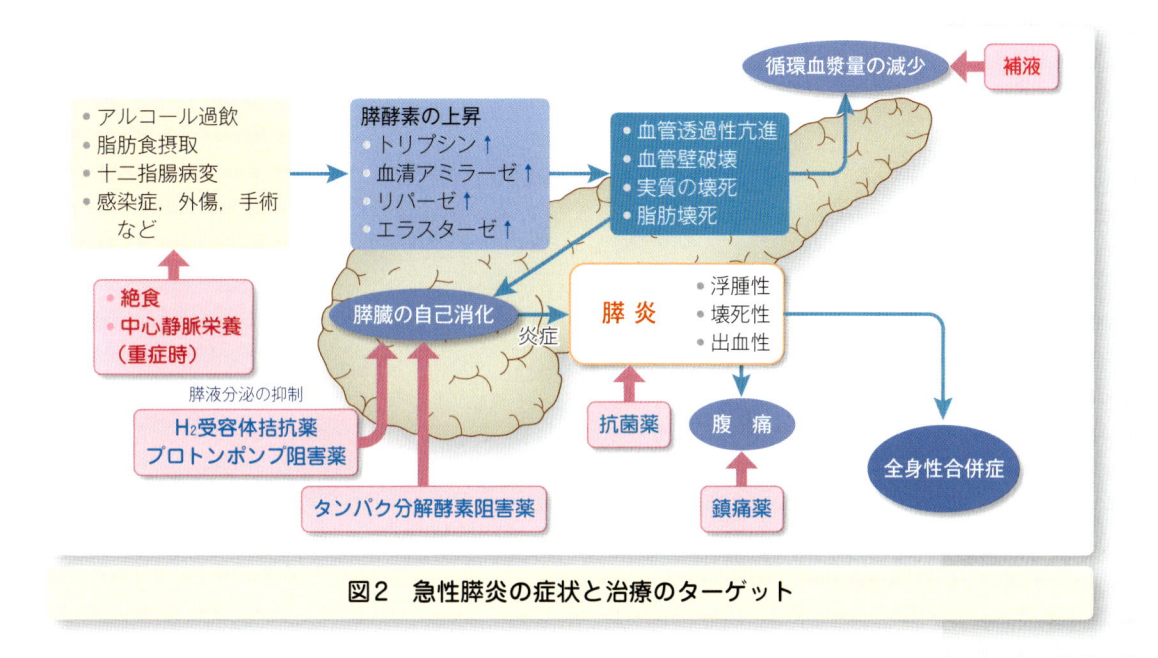

図2 急性膵炎の症状と治療のターゲット

異常はどのように現れるのか

　急性膵炎は，大量のアルコール摂取や胆石，感染症，外傷，手術，検査などが誘引となり発症することが知られている．これらが膵管内圧を亢進したり，膵腺房細胞を障害することがトリガーとなり，トリプシンなどを活性化する（図1）．しかし，原因を特定できない特発性急性膵炎も少なくない．

　急性膵炎により膵臓細胞内の酵素が活性化されると，細胞膜や血管壁などが消化され，膵臓および周辺組織の壊死，炎症による浮腫，出血を引き起こす．さらに重症化すると肺や腎臓などの重要な他臓器にも組織障害を及ぼし，多臓器不全をもたらすことがある（図2, 3）．急性膵炎の診断基準は，①上腹部に急性腹痛発作と圧痛，②血中または尿中に膵酵素の上昇，③超音波，CTまたはMRIで膵に急性膵炎に伴う異常所見がある，の3項目中2項目を満たし，他の膵疾患および急性腹症を除外したものとする．腹痛は90％以上に認められ，背部に放散するのが特徴的である．その他，嘔気・嘔吐，背部痛，発熱なども認める．

　検査成績では，血中，尿中アミラーゼやリパーゼなどの膵酵素の上昇が特徴的である．また多臓器障害の合併により，腎機能障害，出血傾向，カルシウム値の低下などを認める．腹部単純X線検査では，大腸の急な途絶（colon cut-off sign）や左上腹部の小腸拡張像（sentinel loop sign）は本症に特徴的な所見である．

　腹部超音波検査，CT検査，MRI検査などの画像検査による評価は極めて有用であり，膵腫大や膵周囲への炎症波及，液体貯留などが確認できる．特に造影CTでは膵壊死の評価が可能であり，重症度判定にも極めて重要である（表1）．

colon cut-off sign
急性膵炎に伴い横行結腸が蠕動運動を低下させガスで拡張し，脾彎曲部において横行結腸内に見られたガス像が急に途切れることをいう．

sentinel loop sign
十二指腸あるいは上部の空腸が拡張した腸管ガスの停滞像をいう．急性膵炎では左上腹部の腸管の一部でみられる．

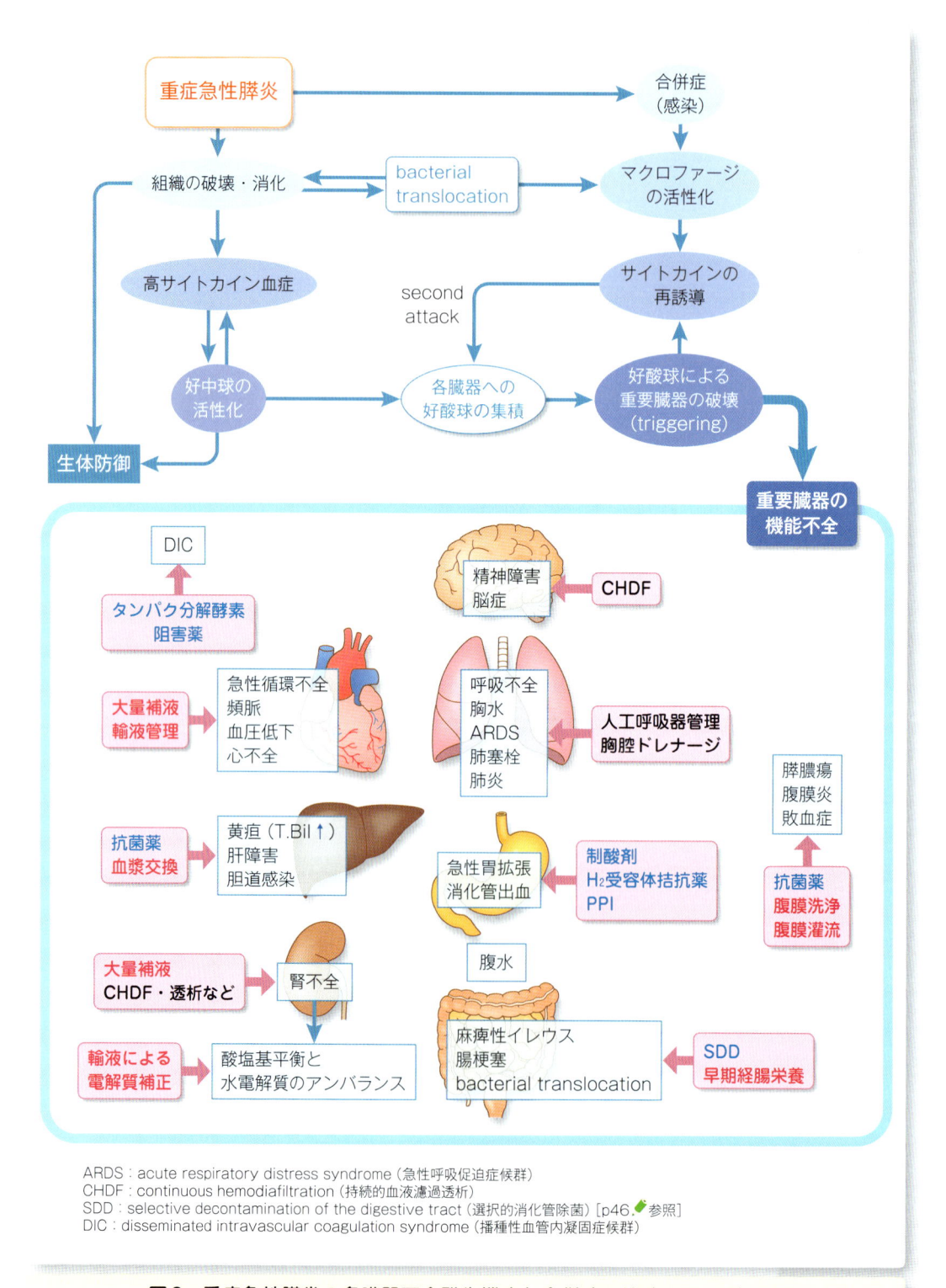

図3 重症急性膵炎の多臓器不全発生機序と合併症の治療のターゲット

ARDS: acute respiratory distress syndrome（急性呼吸促迫症候群）
CHDF: continuous hemodiafiltration（持続的血液濾過透析）
SDD: selective decontamination of the digestive tract（選択的消化管除菌）[p46. 参照]
DIC: disseminated intravascular coagulation syndrome（播種性血管内凝固症候群）

表1 急性膵炎の重症度判定基準（厚生労働省難治性膵疾患に関する調査研究班2008年）

A. 予後因子（予後因子は各1点とする）
① Base Excess ≦ －3 mEq/L，またはショック（収縮期血圧 ≦ 80 mmHg）
② PaO_2 ≦ 60 mmHg（room air），または呼吸不全（人工呼吸管理が必要）
③ BUN ≧ 40 mg/dL（or Cr ≧ 2 mg/dL），または乏尿（輸液後も1日尿量が400 mL以下）
④ LDH ≧ 基準値上限の2倍
⑤ 血小板数 ≦ 10万/mm^3
⑥ 総Ca ≦ 7.5 mg/dL
⑦ CRP ≧ 15 mg/dL
⑧ SIRS診断基準*における陽性項目数 ≧ 3
⑨ 年齢 ≧ 70歳
＊：SIRS診断基準項目：(1) 体温 > 38℃または < 36℃，(2) 脈拍 > 90回/分，(3) 呼吸数 > 20回/分または$PaCO_2$ < 32 torr，(4) 白血球数 > 12,000/mm^{3}か < 4,000 mm^{3}または10％幼若球出現

B. 造影CT Grade
① 炎症の膵外進展度

前腎傍腔	0点
結腸間膜根部	1点
腎下極以遠	2点

② 膵の造影不良域
膵を便宜的に3つの区域（膵頭部，膵体部，膵尾部）に分け判定する．

各区域に限局している場合，または膵の周辺のみの場合	0点
2つの区域にかかる場合	1点
2つの区域全体を占める，またはそれ以上の場合	2点

①＋② 合計スコア

1点以下	Grade 1
2点	Grade 2
3点以上	Grade 3

重症の判定
①予後因子が3点以上，または②造影CT Grade 2以上の場合は重症とする．

（武田和憲ほか：急性膵炎重症度判定基準最終改訂案の検証．厚生労働科学研究費補助金難治性疾患克服研究事業難治性膵疾患に関する調査研究．平成19年度統括・分担研究報告書, p29-33, 2008）

治療のターゲットは何か

　急性膵炎では，重症度に応じた治療が重要である．重症例では，補液を中心とした全身管理に加えて，薬物療法，栄養療法さらには体外循環による治療や外科的治療なども組み合わせた集学的治療が必要である．

▶▶薬物療法のターゲット
①腹痛の除去 ➡ 非麻薬性鎮痛薬（ブプレノルフィン，ペンタゾシンなど）
②膵液分泌を抑制 ➡ H_2受容体拮抗薬，PPIの点滴静注
③膵酵素を阻害 ➡ タンパク分解酵素阻害薬
④感染性膵，合併症予防 ➡ 抗菌薬

PPI
proton pump inhibitor（プロトンポンプ阻害薬）．胃の壁細胞にあるプロトンポンプ（H$^+$, K$^+$-ATPアーゼ）に作用し，胃酸の分泌を強力に抑制する．

Ⅱ 病態がわかる，栄養療法がわかる

図4 急性膵炎の診療方針

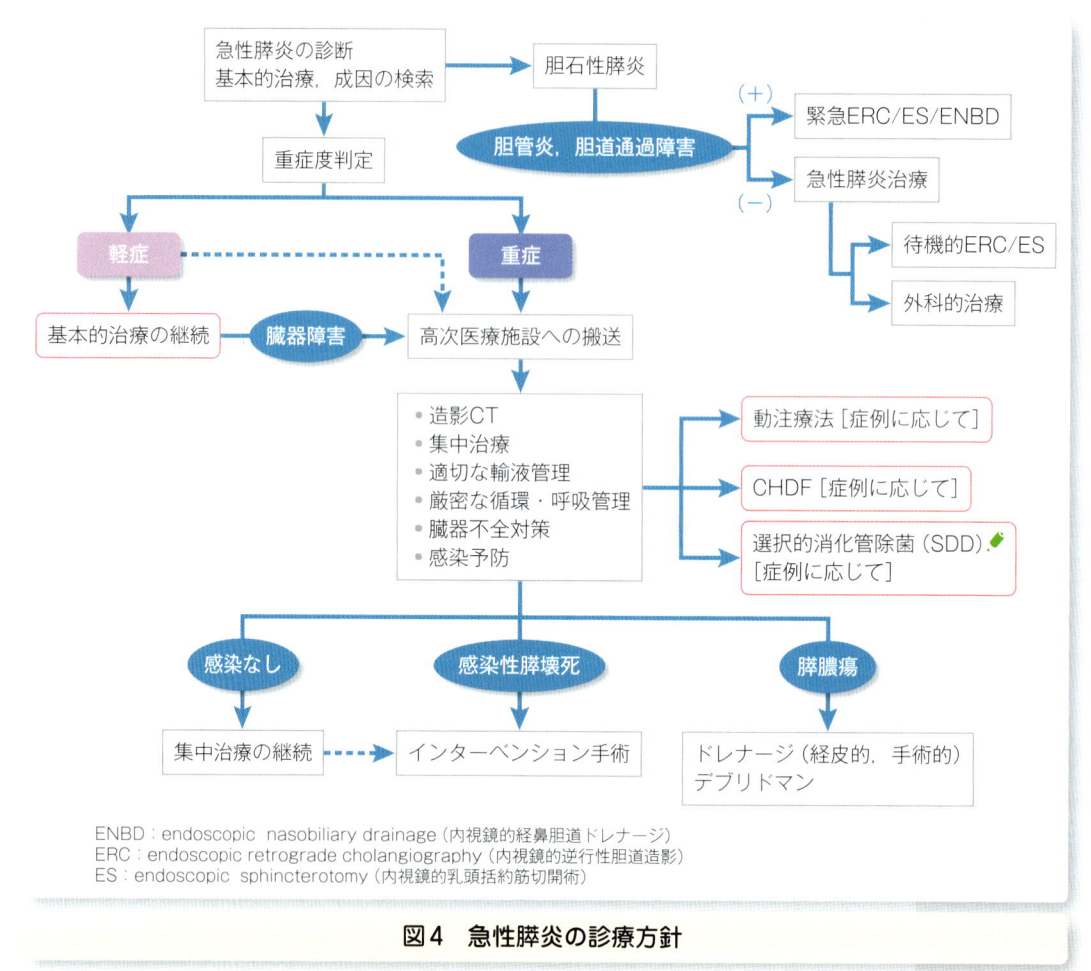

ENBD：endoscopic nasobiliary drainage（内視鏡的経鼻胆道ドレナージ）
ERC：endoscopic retrograde cholangiography（内視鏡的逆行性胆道造影）
ES：endoscopic sphincterotomy（内視鏡的乳頭括約筋切開術）

（急性膵炎診療ガイドライン2010改訂出版委員会ほか（編）：急性膵炎診療ガイドライン2010（第3版），金原出版，東京，2010より改変）

　急性膵炎の治療方針が提唱されており，重症度に応じて治療法を選択する（**図4**）．急性膵炎に用いる薬剤として，タンパク分解酵素阻害薬と抗菌薬は重要である．タンパク分解酵素阻害薬には膵酵素阻害作用以外にも，活性化膵酵素によるマクロファージのプライミングを阻害する作用や好中球の臓器集積を抑制する作用なども確認されている．持続点滴静注が有用であり，重症では動脈からの持続投与も施行される．

　抗菌薬は，感染性膵合併症の予防に有用とされ，膵組織への移行や起因菌を考慮してイミペネムやオフロキサシン，シプロフロキサシンなどを選択する．

　胃酸分泌の抑制は膵液分泌を抑制するとされ，胃管による吸引やヒスタミンH_2受容体拮抗薬が使用されてきたが，その効果は疑問視されている．プロトンポンプ阻害薬（PPI）に関しては，ランダム化比較試験（RCT）による評価はなされていないが，急性胃粘膜病変や消化管出血の合併例では，H_2受容体拮抗薬やPPIを投与すべきである．

◆ SDD
選択的消化管除菌．非吸収性抗菌薬を消化管内に投与し，主な病院感染の原因である好気性グラム陰性桿菌や真菌の増殖を選択的に抑制し予防する方法．

▶▶ 栄養療法のターゲット

① 循環動態の安定化・尿量の確保 ➡ **初期大量輸液**（十分な補液）
② （重症膵炎）エネルギー代謝の亢進 ➡ **中心静脈栄養**
- 重症度に応じたエネルギー投与量の設定
- 十分なアミノ酸の投与
- 血中のトリグリセライドをみながら脂肪乳剤も併用

③ bacterial translocationの対策 ➡ **経腸栄養**（早期経腸栄養を施行）
- 十二指腸へ投与し，コレシストキニン（CCK）分泌を抑える
- 膵外分泌を刺激しない成分栄養剤を選択

④ 膵外分泌の亢進 ➡ **脂肪制限**
- 膵外分泌を刺激しない低脂肪食を選択
- 膵外分泌を刺激しない成分栄養剤を選択

膵炎は飲酒や脂肪食摂取後に発症することが多いため，栄養・食事療法が重要となる．特に急性膵炎はエネルギー代謝が亢進していることから，栄養補給を十分に行い，膵外分泌を刺激しない栄養療法が重要となる．

栄養療法はこうする（図5）

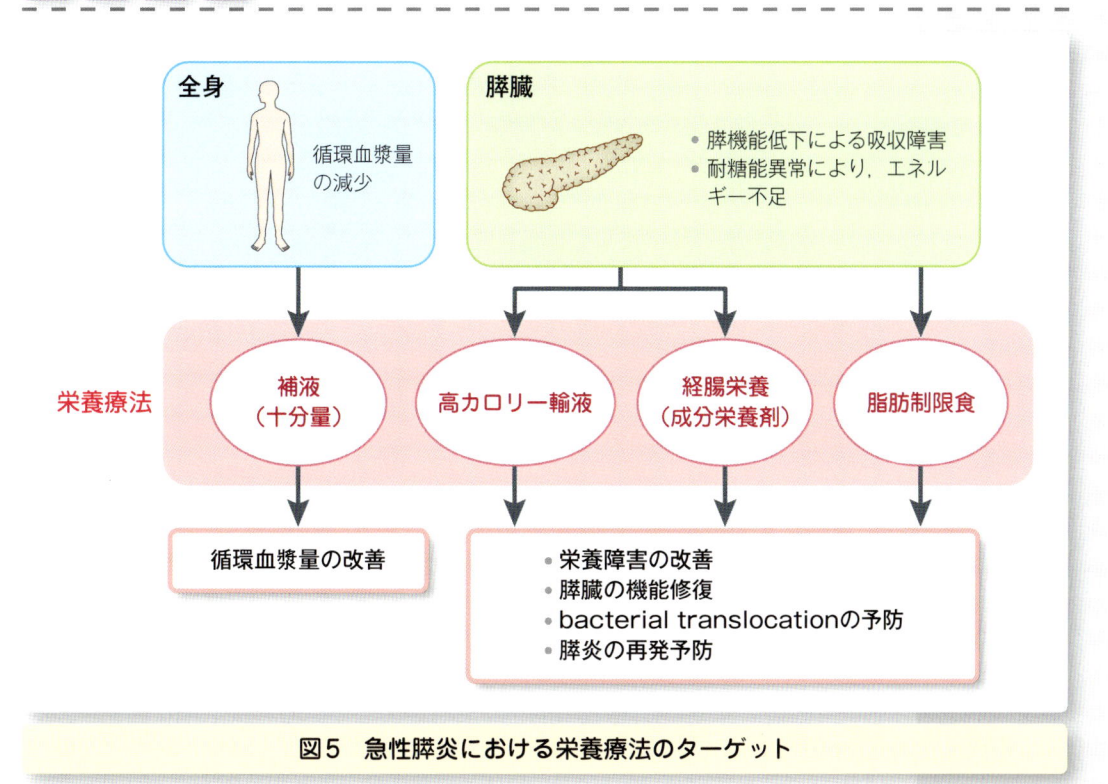

図5 急性膵炎における栄養療法のターゲット

ⓐ 重症度と病期を考慮した栄養療法

急性膵炎の初期には，絶食と十分な補液が必須である．third spaceへ移行する水分，電解質を輸液で補い，循環血液量，尿量を確保するため，重症例では5,000〜6,000 mL以上の補液を必要とすることも少なくない．軽症例では一定期間の絶食

表2 急性膵炎の栄養基準

	エネルギー （kcal/kg［標準体重］/日）	タンパク質 （g/kg［標準体重］/日）	脂質（g/日）	
急性期	絶　食			静脈栄養
回復期	20〜30	0.8〜1.0	10〜20	静脈栄養併用
安定期	30〜35	1.0〜1.2	30〜40	

の間，末梢静脈栄養が施行されるが，重症例では長期の絶食が必要であり，中心静脈栄養が選択される．この場合，呼吸循環状態が安定したら，徐々に高エネルギーの投与とする．その際，血中トリグリセライドレベルが異常高値でなければ，脂肪乳剤も併用する（表2）．

経口摂取は膵酵素が低下し，疼痛が消失したら開始する．脂質やタンパク質は膵細胞を刺激するため制限することを原則とするが，症状をみながら低脂肪でタンパク質性の食事を増加させる．その後，症状が安定していれば脂肪を10 g/日から30 g/日へと徐々に増加させていく．

ⓑ 必要エネルギーの算出

必要エネルギーを算出するには，間接熱量測定による安静時消費エネルギー（resting energy expenditure：REE）の測定が有用である．Harris-Benedict式から求めた基礎エネルギー消費量（basal energy expenditure：BEE）と比較すると，重症急性膵炎の発症初期には，ストレス係数として1.5程度のエネルギー代謝の亢進がある．しかし病勢の沈静化により，徐々にREEは低下する．重症急性膵炎のようにエネルギー代謝がダイナミックに変動する病態では，経時的なREE，呼吸商（respiratory quotient：RQ）の測定と各種栄養パラメータのモニタリングが重要である．

重症急性膵炎では，早期の経腸栄養がbacterial translocationの予防からも極めて有用であることがメタアナリシスでも確認されている．この場合，チューブの先端を十二指腸から空腸上部に留置し，コレシストキニン（CCK）の分泌を促進させないことがポイントである．

急性膵炎では，膵外分泌の刺激の少ない成分栄養剤が選択されることが多い．近年，グルタミンやアルギニン，n-3系多価不飽和脂肪酸を付加した免疫強化療法やプロバイオティクスの投与も試みられているが，有効性については一定の見解は得られていないのが現状である．

● 各種栄養パラメータ
体重，血清アルブミン値やrapid turnover protein，血清脂質など．

📖 参考文献

1) 広田昌彦：急性膵炎重症化にかかわる諸因子とその活性化機序．日臨 62：1966-1970, 2004
2) 大槻 眞ほか：急性膵炎重症度判定基準と診断基準の改訂．胆と膵 29：301-305, 2008
3) 急性膵炎診療ガイドライン2010改訂出版委員会ほか（編）：急性膵炎診療ガイドライン2010（第3版）．金原出版，東京，2010
4) 佐々木雅也ほか：消化器疾患におけるエネルギー代謝の変化．外科と代謝・栄養 43：21-27, 2009
5) Al-Omran M et al：Enteral versus parenteral nutrition for acute pancreatitis. Cocharane Database Syst Rev 20：CD002837, 2003

A. 消化器疾患

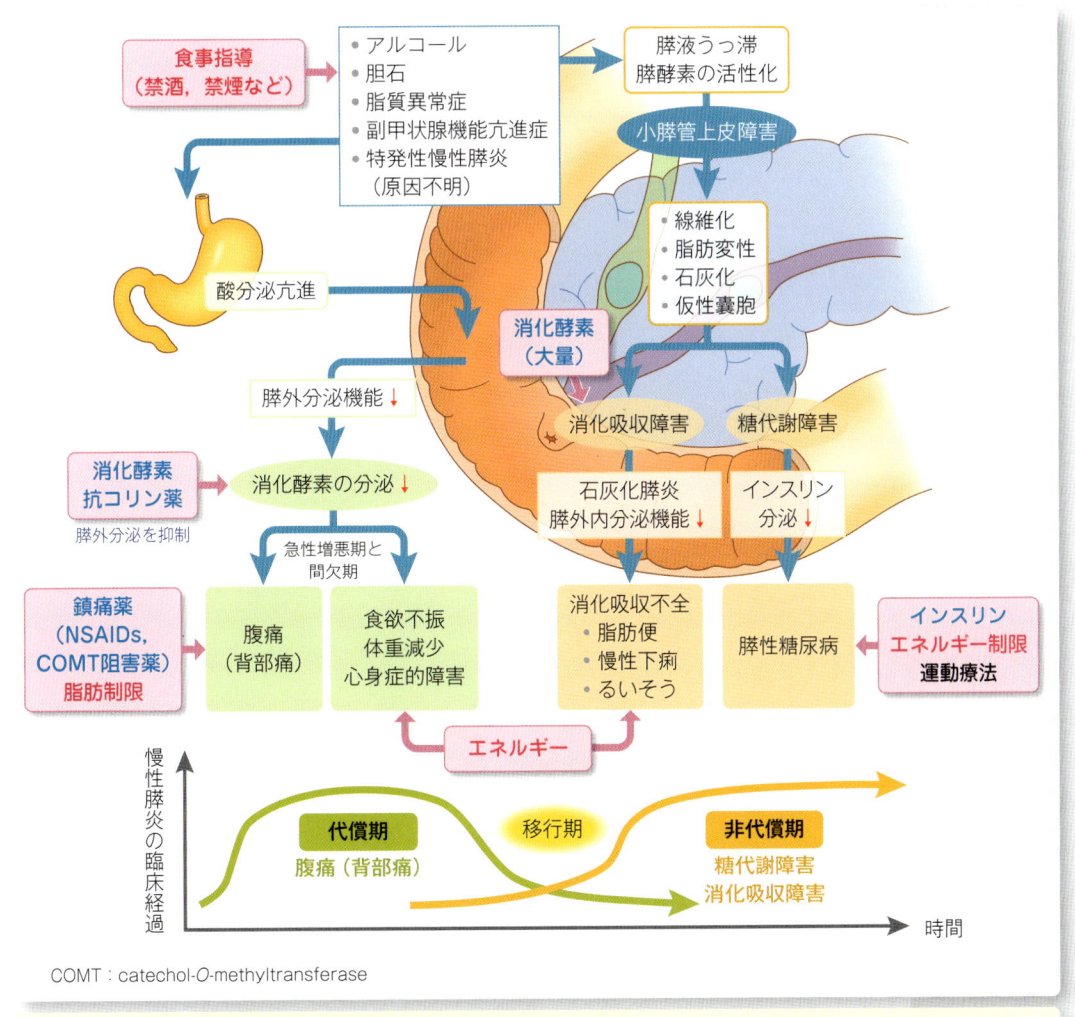

6 膵疾患 : b 慢性膵炎

図1 慢性膵炎の臨床経過と症状発現のメカニズムおよび治療のターゲット

COMT：catechol-*O*-methyltransferase

体のどこに異常が起こっているのか（図1）

　膵臓は，栄養素の消化にかかわる消化酵素を分泌する外分泌臓器であるとともに，インスリンやグルカゴンなどのホルモンを分泌する内分泌臓器でもある．
　慢性膵炎は，膵臓に持続性の炎症が生じることにより膵腺房細胞が破壊されて，膵実質の逸脱と線維化をきたす疾患である．成因としては，アルコールがもっとも頻度が高いが，胆石や脂質異常症，副甲状腺機能亢進症なども原因となる．また，原因の特定できない特発性慢性膵炎も少なくない．飲酒は，アルコールそのものによって膵臓の細胞が傷害され，胆石は胆汁や膵液の流れを阻害することで，膵臓内に膵液が貯留し膵炎を生じる．また副甲状腺機能亢進症ではカルシウム代謝が悪くなる

ために血清カルシウムが増加し，膵炎を誘引するといわれている．なお，脂質異常症ではトリグリセライド（中性脂肪）の増加により膵組織を傷害すると考えられている．

したがって，慢性膵炎により線維化が進むと，膵外分泌機能，膵内分泌機能の低下を招く．外分泌機能の低下によっては消化不良が起こり，内分泌機能の低下によっては糖代謝異常を呈する．また慢性膵炎において，膵組織内での石灰化や仮性囊胞を生じることもある．

異常 はどのように現れるのか

慢性膵炎は，臨床経過において，代償期と非代償期に分けられる．その間を移行期とよぶ場合もある（図1）．代償期の症状としては，上腹部痛や背部痛が典型的であり，飲酒や脂肪分の多い食事により症状が誘発されたり，悪化することが多い．非代償期となると疼痛はむしろ軽減し，膵臓は萎縮して，膵外分泌機能の低下に伴う脂肪便や体重減少，インスリン分泌低下による膵性糖尿病などが主症状となる．

本症で膵外分泌組織の破壊が進むと，血液や尿中の膵酵素は低下傾向となる．特異度は高いが，感度は低い．また，膵外分泌機能をはじめとする機能検査も本症の診断に有用ではあるが，現在わが国で施行可能な膵外分泌試験は BT-PABA 試験のみである．だが軽度な外分泌機能低下症例では異常値とならないことも多く，診断能には限界がある．現在，慢性膵炎の診断においては画像診断が中心であり，超音波検査，CT 検査，MRI 検査などが施行される．また逆行性膵胆管造影（ERCP）や磁気共鳴膵胆管造影（MRCP）は，慢性膵炎の診断に極めて有用であり，膵癌との鑑別診断においても重要である．

慢性膵炎では疼痛や嘔気が長期間持続するため，精神的に不安定になったり，抑うつ状態になるなど，精神的・身体的に消耗することがある．また心因的要因によっても疼痛が惹起されることもあり，心身的な側面にも目を向ける必要がある．

◆ BT-PABA 試験
BT-PABA（N-ベンゾイル-L-チロシル-p-アミノ安息香酸）を経口投与すると，膵液中のキモトリプシンにより PABA（p-アミノ安息香酸）に変換され，その後は代謝を受けずに排出される．尿中の PABA 排泄率から膵臓の外分泌機能を測る．

治療 のターゲットは何か

慢性膵炎では，膵実質の破壊や線維化に対する根本的な治療はない．したがって，腹痛や消化吸収障害，さらには膵性糖尿病などに対症的な治療が基本となる．

> ### 薬物療法のターゲット
> ①疼痛のコントロール ➡ NSAIDs，COMT 阻害薬，消化酵素剤
> ②膵外分泌を抑制 ➡ 抗コリン薬，消化酵素剤，膵酵素阻害薬
> ③膵性消化障害 ➡ 消化酵素剤
> ④膵性糖尿病の管理 ➡ インスリン，経口血糖降下薬

代償期の慢性膵炎では，反復する急性膵炎と疼痛の治療が中心となる．疼痛対策としては，NSAIDs（nonsteroidal antiinflammatory drugs，非ステロイド性抗炎症薬）の坐薬，オッディ括約筋の緊張を除く COMT 阻害薬（フロプロピオン），膵外分泌抑制も目的とした抗コリン薬や消化酵素剤，膵酵素阻害薬などが用いられる．消化酵素剤の大量投与は，膵性の腹痛のみでなく膵性消化不良にも有用である．またタンパク分解酵素阻害薬（カモスタットメシル酸塩）は，慢性膵炎の

◆ COMT 阻害薬
catechol-O-methyltransferase（COMT）阻害薬は，鎮痛作用とOddi 括約筋の弛緩により膵管内圧を下げる効果がある．

◆ 膵消化酵素補充剤
2011 年に市販されたパンクレリパーゼ（リパクレオン®）は従来の消化酵素剤に比べ力価が高く，非代償期慢性膵炎に有用である．

腹痛に有用との報告もあるが，エビデンスは十分でない．一方，反復する頑固な疼痛に麻薬が有用な症例もみられるが，連用による薬物依存の問題がある．

非代償期では，大量の消化酵素剤による消化機能の改善と膵性糖尿病に対するインスリン治療が主となる．症例によっては，経口血糖降下薬も有用である．

> ### ▶▶栄養療法のターゲット
> ①すべての症例で禁酒が基本
> ②エネルギー代謝亢進 ➡ 十分なエネルギーの投与
> ・急性期は静脈栄養，経腸栄養（成分栄養剤）を施行
> ・高血糖にはインスリン使用にて対応（血糖コントロールのためにエネルギー制限しない）
> ③脂肪便 ➡ 食事療法は脂肪制限食（30 g/日以下）
> ④刺激物，コーヒーなどを避ける

慢性膵炎では，禁酒や禁煙，食事指導などの生活指導は重要である．中でも，禁酒は腹痛の軽減作用があり，非代償期への進展を遅らせる効果もある．しかし，アルコール性慢性膵炎ではアルコール依存の症例も少なくなく，断酒の指導が困難な場合も多い．

また，消化酵素の分泌が低下しており食欲不振や体重減少，同時に消化吸収も障害されているために十分なエネルギー投与が必要である．しかしながら，脂肪は膵外分泌の強力な刺激作用を有しており，腹痛の原因にもなるため，本症の食事指導では脂肪制限が基本である．

通常，1日の脂肪摂取量は 30〜40 g/日以下に制限する．脂肪制限は腹痛の軽減，急性膵炎再燃予防の面からも重要である．疼痛や脂肪便などの臨床症状に応じて，脂肪制限は調整するとよい．また1回に摂取する食事量を控えめにし，香辛料や刺激物，またコーヒーなども避けるように指導する．

栄養療法はこうする（図2）

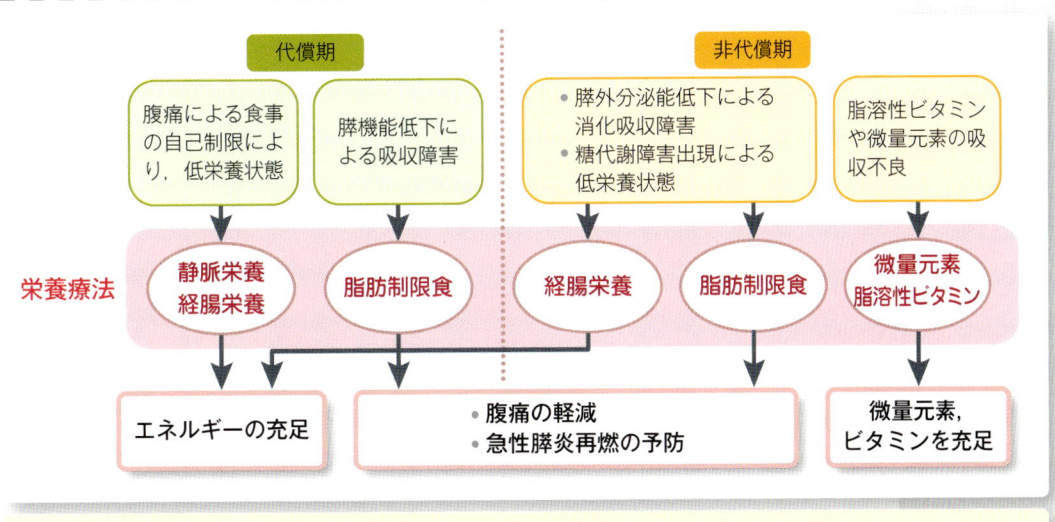

図2 慢性膵炎における栄養療法のターゲット

表1 慢性膵炎の治療食基準

適応	I 代償期慢性膵炎	II 非代償期慢性膵炎糖尿病合併
エネルギー(kcal/kg[標準体重]/日)	30〜33	30〜33
タンパク質(g/kg/日)	1.3	1.3
脂質(g/kg/日)	0.5	0.7
炭水化物(g/kg/日)	5.5〜5.8	5.2〜5.5
タンパク質エネルギー比率(%)	15〜17	15〜17
脂質エネルギー比率(%)	15〜20	20〜25
炭水化物エネルギー比率(%)	65〜68	58〜60

(渡辺明治, 福井富穂:今日の病態栄養療法, 第2版, 南江堂, 東京, 2008より一部改変)

a 病期を考慮した栄養療法(表1)

代償期では高脂肪食は腹痛を誘発するため, 1日の脂肪摂取量は症状に応じて30 g/日以下に制限する. ただし, 過度の脂肪制限は逆に栄養障害を引き起こすことになるので注意が必要である. 非代償期では腹痛は軽減するが膵外分泌機能が低下しており, 脂肪制限は必要である. また, 良質なタンパク質は十分に摂取するように指導する. 同時に脂溶性ビタミンや必須アミノ酸の欠乏に対する対策も必要となる. 非代償期ではまた膵外分泌機能の低下による消化吸収障害と膵性糖尿病が現れるため, 低栄養状態となりやすく, 十分な栄養摂取が重要となる. エネルギーが十分量摂取できない患者には, 消化に膵酵素を必要とせず膵外分泌への刺激が少ない成分栄養剤が有用である.

b 膵性糖尿病

膵性糖尿病はインスリン分泌障害に起因する. 30〜33 kcal/kg(標準体重)/日のエネルギー投与が基本であり, 経口血糖降下薬で良好な血糖コントロールが得られない場合にはインスリン治療を開始し, 必要以上にエネルギーや炭水化物を制限しないことが重要である. 一般の糖尿病と異なり, グルカゴンの分泌も低下している. したがって, 低血糖発作の際には低血糖が遷延しやすい. また消化酵素剤の投与により, 血糖コントロールが悪化することもあるので注意を要する.

参考文献

1) 日本消化器病学会(編):慢性膵炎診療ガイドライン, 南江堂, 東京, 2009

B 代謝疾患

1 肥満・メタボリックシンドローム

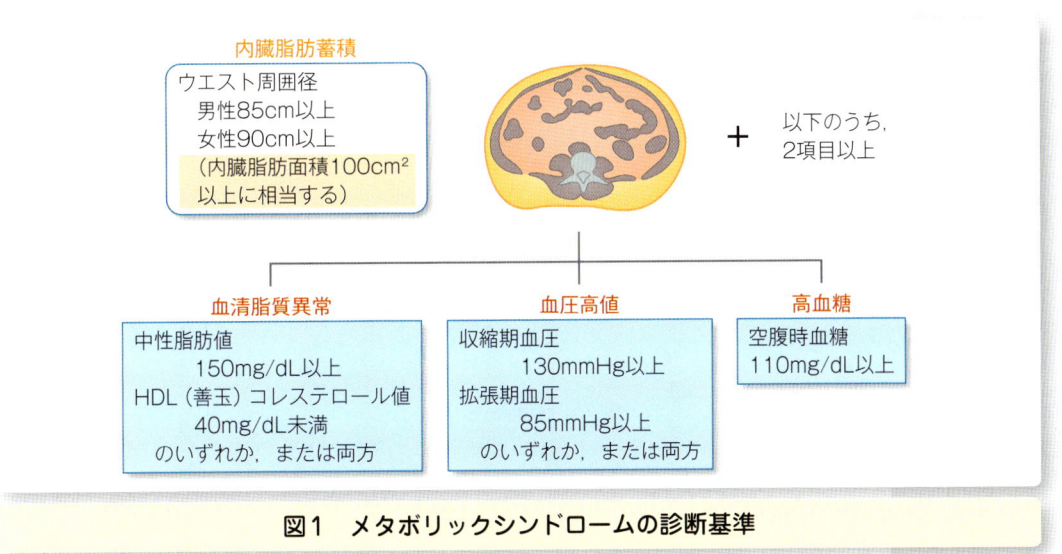

内臓脂肪蓄積
ウエスト周囲径
男性85cm以上
女性90cm以上
（内臓脂肪面積100cm²以上に相当する）

＋ 以下のうち，2項目以上

血清脂質異常
中性脂肪値
150mg/dL以上
HDL（善玉）コレステロール値
40mg/dL未満
のいずれか，または両方

血圧高値
収縮期血圧
130mmHg以上
拡張期血圧
85mmHg以上
のいずれか，または両方

高血糖
空腹時血糖
110mg/dL以上

図1　メタボリックシンドロームの診断基準

（メタボリックシンドローム診断基準検討委員会：日内会誌 94：794-809, 2005）

　肥満とは脂肪が過剰に蓄積した状態をいい，体重と身長の関係から算出されるヒトの肥満度を示す体格指数であるBMI（body mass index）の数値が25以上であると肥満と定義している．また，メタボリックシンドロームは耐糖能異常，脂質異常症，高血圧が個々人に合併する心血管病の易発症状態と定義され，動脈硬化性疾患予防の重要なターゲットになると考えられている．その必須項目にあるのがウエスト周囲径，すなわち腹部肥満である．日本の診断基準を図1に示す．

　本項では，現在までに分子生物学的アプローチにより明らかにされているアディポサイエンスの中核を担う因子とメタボリックシンドロームのメカニズムについて総括し，疫学的アプローチによるメタボリックシンドロームを防ぐライフスタイルについて紹介する．

ウエスト周囲径測定時の注意
①立位で測定する
②臍の高さで測定する
③息を吐いた状態で測定する

体のどこに異常が起こっているのか

　肥満の成因を分類すると，原発性肥満（単純性肥満）が肥満の約95％を占め，残りの5％は内分泌異常や遺伝性，薬物性のものなどでさまざまな疾患が含まれる．また，体脂肪の分布様式が耐糖能異常や脂質異常症，高血圧などの合併症に関係するため，上半身肥満（中心型肥満，りんご型）と下半身肥満（末梢型肥満，なし型）に分類される．上半身肥満はさらに内臓脂肪型と皮下脂肪型に分類することができ（図2），内臓脂肪型においては，合併症と密接にかかわっている．WHO（世界保健機構）やIDF（国際糖尿病連盟）をはじめ，世界中でこのウエスト周囲径がメタボリックシンドロームの必須診断基準にとり入れられており「内臓脂肪症候群」こそが，メタボリックシンドロームに結び付く病態である（図3）．

図2　肥満の分類

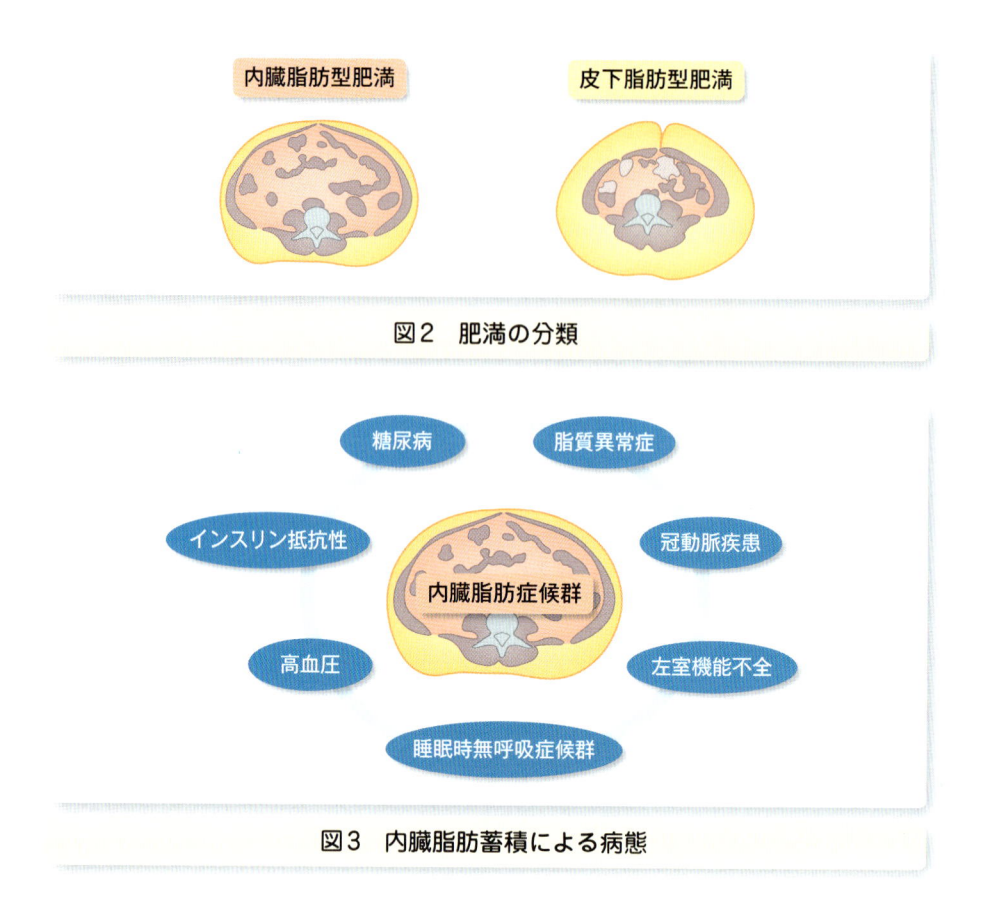

図3　内臓脂肪蓄積による病態

異常はどのように現れるのか

　運動不足や過栄養から生活習慣が乱れ，内臓脂肪は増加する．内臓脂肪を構成する脂肪細胞からは，さまざまなアディポカインが分泌されている．アディポカインには，動脈硬化性疾患や生活習慣病を促進させる物質と，抑制する物質がある．悪玉にはTNF-α（tumor necrosis factor-α）やPAI-1（plasminogen activator inhibitor-1），善玉にはアディポネクチンなどが挙げられる．TNF-αは動脈硬化巣の形成に寄与し，PAI-1は血中濃度が上昇すると血栓の形成されやすい状態となる．肥満者，特に内臓脂肪蓄積状態となるとアディポネクチンの血中濃度は低下する．また肥満度が同じでも，心筋梗塞や狭心症といった動脈硬化性疾患，2型糖尿病，高血圧患者では血中アディポネクチン濃度が低下する．このように，アディポネクチンはメタボリックシンドローム進展において中心的役割を果たしている（図4）.
　すなわち，内臓脂肪の減少に伴って低下したアディポネクチンが直接，心血管系疾患にあるいは間接的に高血圧や糖尿病などを介してメタボリックシンドロームの発症に関与しているのである．メタボリックシンドローム以外にも，過栄養や運動不足などによりアディポネクチンが低下することで，がんやNASH，IBD（inflammatory bowel disease，炎症性腸疾患）といった消化器疾患など，過体重の関与する多くの疾患にかかわっているという報告もある．

◆PAI-1
過剰分泌により血栓が溶解されにくくなる．

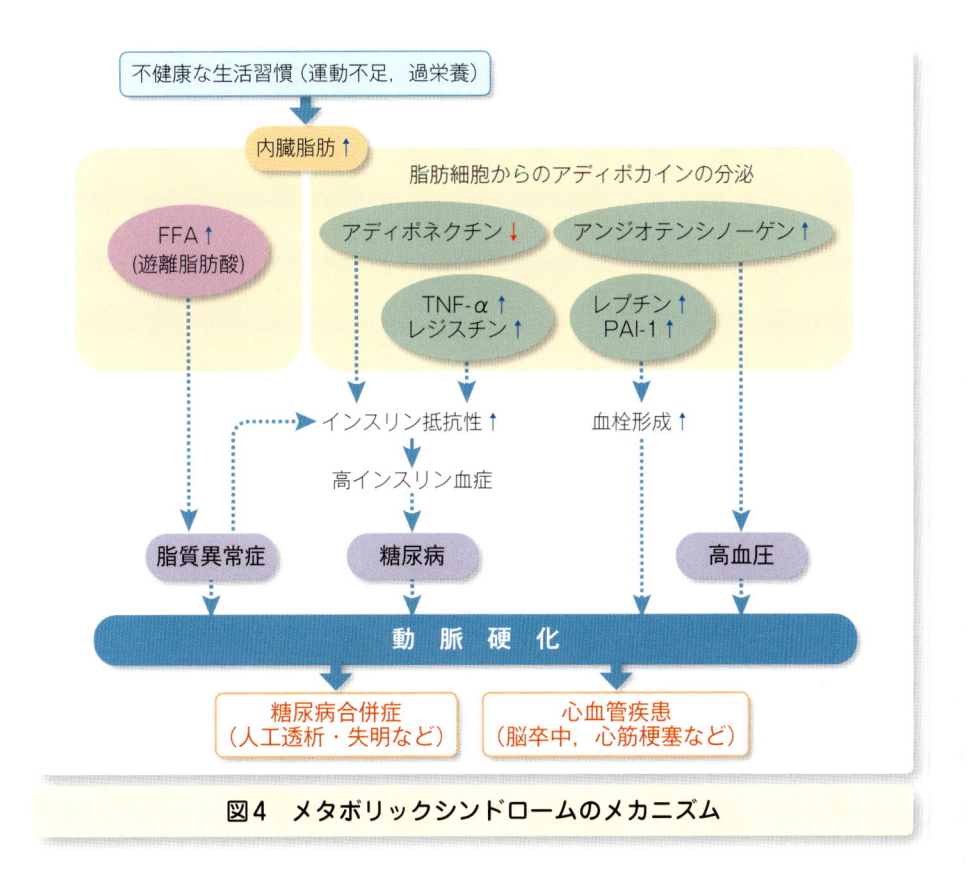

図4　メタボリックシンドロームのメカニズム

治療のターゲットは何か

▶▶薬物療法のターゲット
①薬物療法は第一選択とならない
②心血管系疾患の予防 ➡ 降圧薬

　ライフスタイルへの介入こそがもっとも有効な治療法である．メタボリックシンドロームに関し，リスク因子の是正を行い，心血管系疾患予防の観点からエビデンスがあるのは高血圧治療薬のみである．ただし，インスリンをはじめとする糖尿病治療薬の心血管系疾患イベント予防効果はほとんど期待できないとされ，第一選択とならない．

　糖尿病治療薬同様に，コレステロール治療薬も特に女性では一次予防効果が不十分であるとされており，脂質異常についても予防医学的な意義は低いといわざるを得ない．

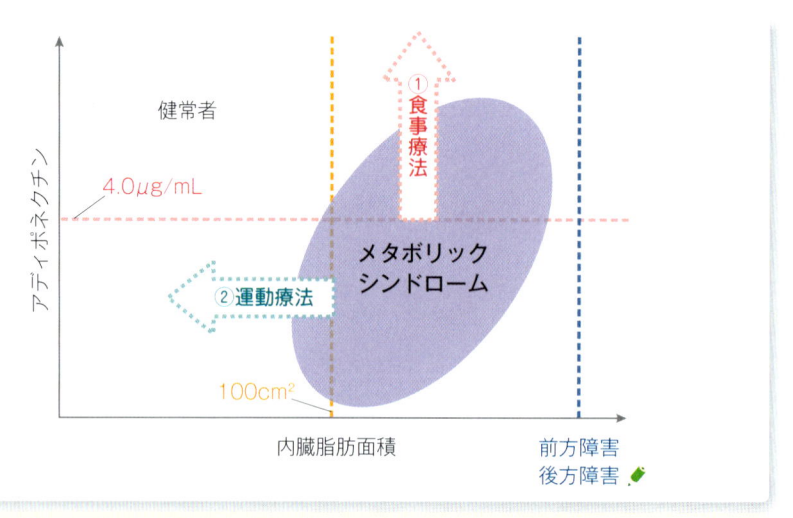

図5 メタボリックシンドロームの治療方針

> ### 栄養療法のターゲット
> ①エネルギー過剰摂取 ➡ 低エネルギー食
> ②糖質過剰摂取 ➡ 糖質制限（1日の総エネルギーの40〜50％）
> ③動脈硬化の予防 ➡ 脂質制限（1日の総エネルギーの20％程度），**飽和脂肪酸を控え，その代わりに不飽和脂肪酸を摂取する**
> ④飢餓時 ➡ タンパク質の充足（筋タンパク分解の予防，1.0〜1.2 g/kg/日）

　30＞BMI≧25の場合，現在の体重の5％減を目安に減量目標を設定する．体重，ウエスト周囲径を定期的に測定する．肥満症治療食として，1,200〜1,800 kcal/日を設定し，運動療法を併用しながら減量を図る．目標が達成すれば，現治療法を継続し，達成できなければ肥満症治療食を強化する．BMI≧30の場合は，現体重の5〜10％を目安に減量目標を設定する．肥満症治療食として1,000〜1,400 kcal/日を設定し，必要であれば薬物療法を導入し，減量を図る．目標が達成すれば，現治療法を継続，達成できなければ，肥満症治療食の強化あるいは超低エネルギー食（600 kcal/日以下）の導入をする．運動療法も導入し，それでも効果がなければ薬物療法の再導入を検討する．各療法の成果は，3ヵ月を目安に評価する．

　設定するエネルギー量としては標準体重と25 kcalの積を1日の提示量とし，体重の変化をみながら調節する．通常，減量速度は1ヵ月2 kg以内とする．ビタミンや微量元素の不足が起こらないよう，外来で行う場合には1,200 kcal/日以上摂取する．超低エネルギー食は原則として入院で行う．食事制限だけでは適応現象が生じて体重が減らなくなるので，1日200〜300 kcal程度の運動を同時に課することが重要である．

　食事療法と運動療法が奏功すれば，内臓脂肪の減少により善玉因子である血中のアディポネクチンの濃度は増加する．その結果，メタボリックシンドロームは改善し，糖尿病や脂質異常症，高血圧，動脈硬化性疾患の予防が期待できる（図5）．

◆ **前方障害と後方障害**
脂肪組織の持つ分泌作用を心臓と同じポンプ作用で例えると，前方にある他の臓器への供給が足りなくなり発生する障害（前方障害）や，サイズの増大により後方へうっ滞することによって生じる障害（後方障害）に分けられる．

B. 代謝疾患　1. 肥満・メタボリックシンドローム

栄養療法はこうする

基本となる過体重者でのエネルギー制限に加え，多様化する食生活に対応する（図6）．

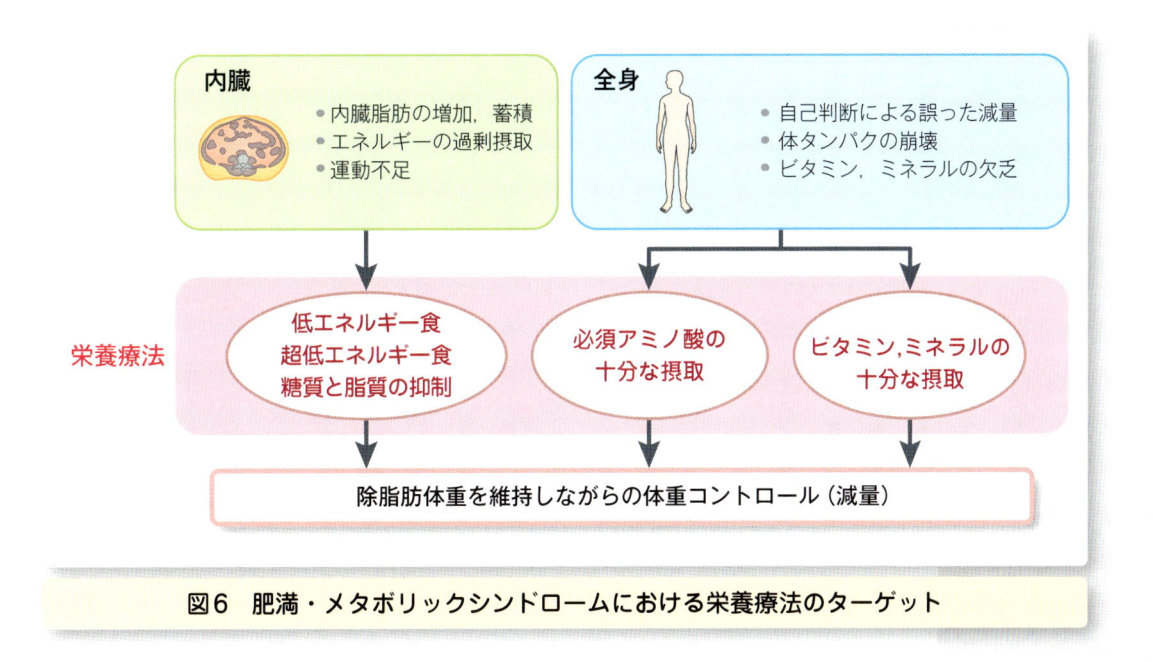

内臓
- 内臓脂肪の増加，蓄積
- エネルギーの過剰摂取
- 運動不足

全身
- 自己判断による誤った減量
- 体タンパクの崩壊
- ビタミン，ミネラルの欠乏

栄養療法
- 低エネルギー食　超低エネルギー食　糖質と脂質の抑制
- 必須アミノ酸の十分な摂取
- ビタミン，ミネラルの十分な摂取

→ 除脂肪体重を維持しながらの体重コントロール（減量）

図6　肥満・メタボリックシンドロームにおける栄養療法のターゲット

ⓐ 炭水化物に注目した考え方

炭水化物は摂取エネルギーの40〜60％を占めるにもかかわらず，これまで食べている炭水化物の質についてあまり注意を向けられてこなかった．よく精製された炭水化物の食事は，すばやく消化吸収される．これは悪い結果をもたらしがちで，血糖値，インスリン，中性脂肪の値が上がり，HDLコレステロールの値が下がる．いいかえれば，心血管疾患や糖尿病が増えるということだろう．2007年国際糖尿病連盟の食後高血糖マネジメントガイドラインより，低グリセミック負荷食は食後高血糖コントロールに有用である（図7）とされており，2008年米国糖尿病学会のガイドラインでは，炭水化物の総量に加えさらにグリセミック指数（GI）およびグリセミック負荷（GL）を使用することは糖尿病患者において軽度の血糖改善を期待しうるとある．簡単にいえば，精製されたものより未精製穀物を摂取すれば食物繊維やビタミン，ミネラルをより多く摂取することができ，かつ血糖値を上げにくいというメリットがある．未精製穀物の繊維は糖の吸収を遅らせるだけでなく，血中のコレステロールの値を低くするのに役立つ．また抗凝固因子を増加させ，心筋梗塞を起こすきっかけとなる小さな凝血塊の形成を防ぐ働きもする．ビタミンEなどの抗酸化物質はコレステロールを含むLDLの酸化を防ぎ，コレステロールが血管に蓄積する初期の段階で重要な予防の役割を果たす．

● グリセミック指数（GI），グリセミック負荷（GL）
GIは炭水化物の吸収速度の指数である．50gのブドウ糖か50gの炭水化物を含む白パンを100として，同量の炭水化物を含む食物では，グリセミック指数値が高いほど，より迅速かつ強力に血糖値やインスリン値に影響する．さらに，血糖値およびインスリン値に及ぼす食事の効果はGIのみならず，炭水化物の量とGIの両方に依存するため，GL（食物中の炭水化物量にその炭水化物のGIを乗じたもの）という概念がつくられた．

図7 炭水化物に対する反応(グリセミック指数)

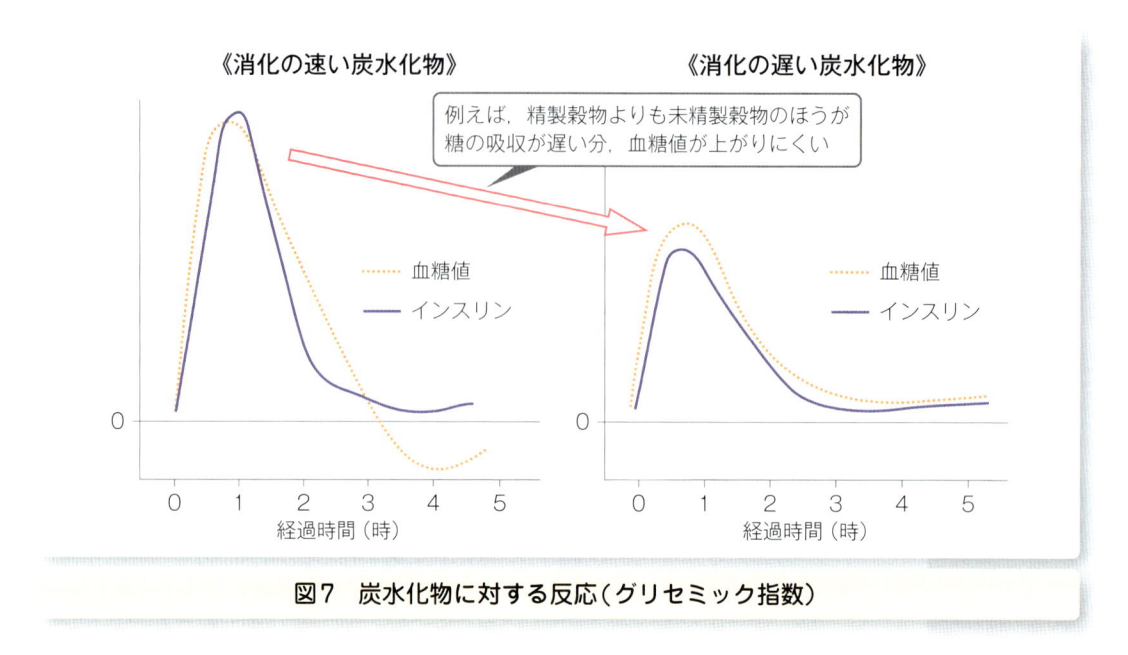

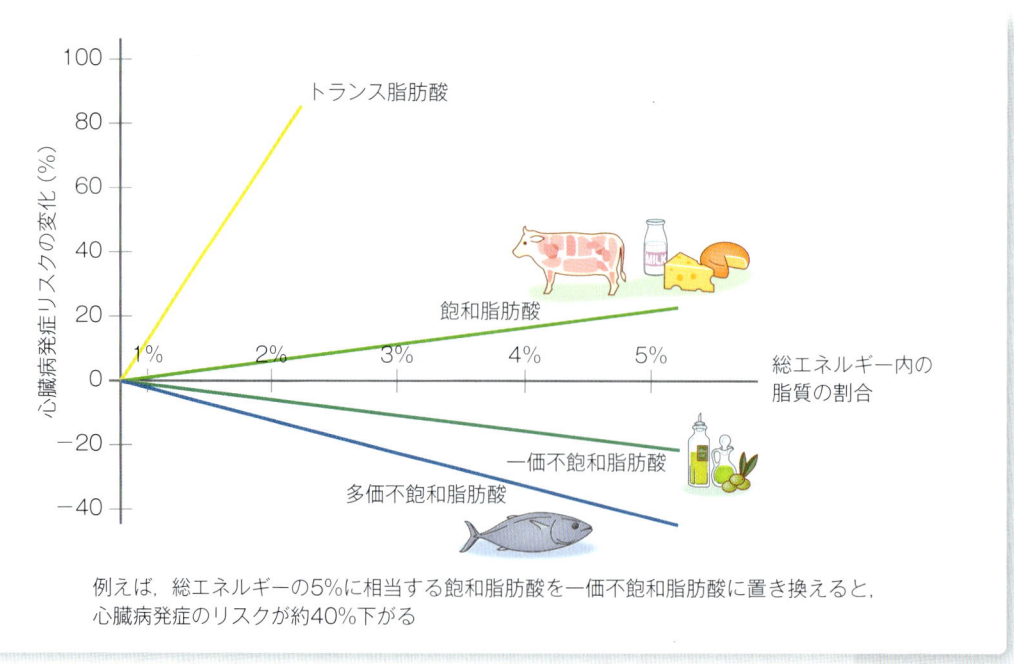

図8 食べてはいけない脂肪ととるべき脂肪

(Hu et al : N Engl J Med **337** : 1491-1499, 1997)

例えば，総エネルギーの5％に相当する飽和脂肪酸を一価不飽和脂肪酸に置き換えると，心臓病発症のリスクが約40％下がる

b 脂質に注目した考え方

　飽和脂肪酸，コレステロールに加えてトランス脂肪酸の摂取には注意する必要がある（図8）．飽和脂肪酸や炭水化物の代わりに，不飽和脂肪酸を摂取することで，LDLコレステロール量の減少や，不整脈の出現，血栓の生成を抑えることが報告されている．もっとも健康的な一価不飽和脂肪酸と多価不飽和脂肪酸の混合率はさ

まざまな報告があり明確ではないが，いまのところ，それらを組み合わせるのがよい方法で，飽和脂肪酸を不飽和脂肪酸に置き換えて食事をすることが推奨される．

◉ その他の栄養療法

食物繊維は 20 〜 25 g/ 日を目標摂取量とする．アルコールは原則禁酒とし，摂取する場合は，アルコール量に換算し，20 g/ 日とする．食塩は，制限の必要がある高血圧症や腎疾患がある場合は，それぞれの治療ガイドラインに準じる．

なお，運動療法実施時の脱水予防のため，十分な水分摂取を忘れてはならない．

参考文献

1) Maeda K et al：cDNA cloning and expression of a novel adipose specific collagen-like factor, apM1 (AdiPose Most abundant Gene transcript 1). Biochem Biophys Res Commun **221**：286-289, 1996
2) Danaei G et al：Global and regional mortality from ischaemic heart disease and stroke attributable to higher-than-optimum blood glucose concentration：comparative risk assessment. Lancet **368**：1651-1659, 2006
3) Mosca L et al：Evidence-based guidelines for cardiovascular disease prevention in women：2007 update. Circulation **115**：1481-1501, 2007
4) Wallett WC：Eat, Drink, and Be Healthy：The Harvard Medical School Guide to Healthy Eating, Simon & Schuster, New York, 2001
5) 前田和久：特定保健指導の決め手：メタボリックシンドロームを防ぐ「グッド・ダイエット：エビデンスに基づく栄養と食事，医歯薬出版，東京，2008

B 代謝疾患

2 糖尿病

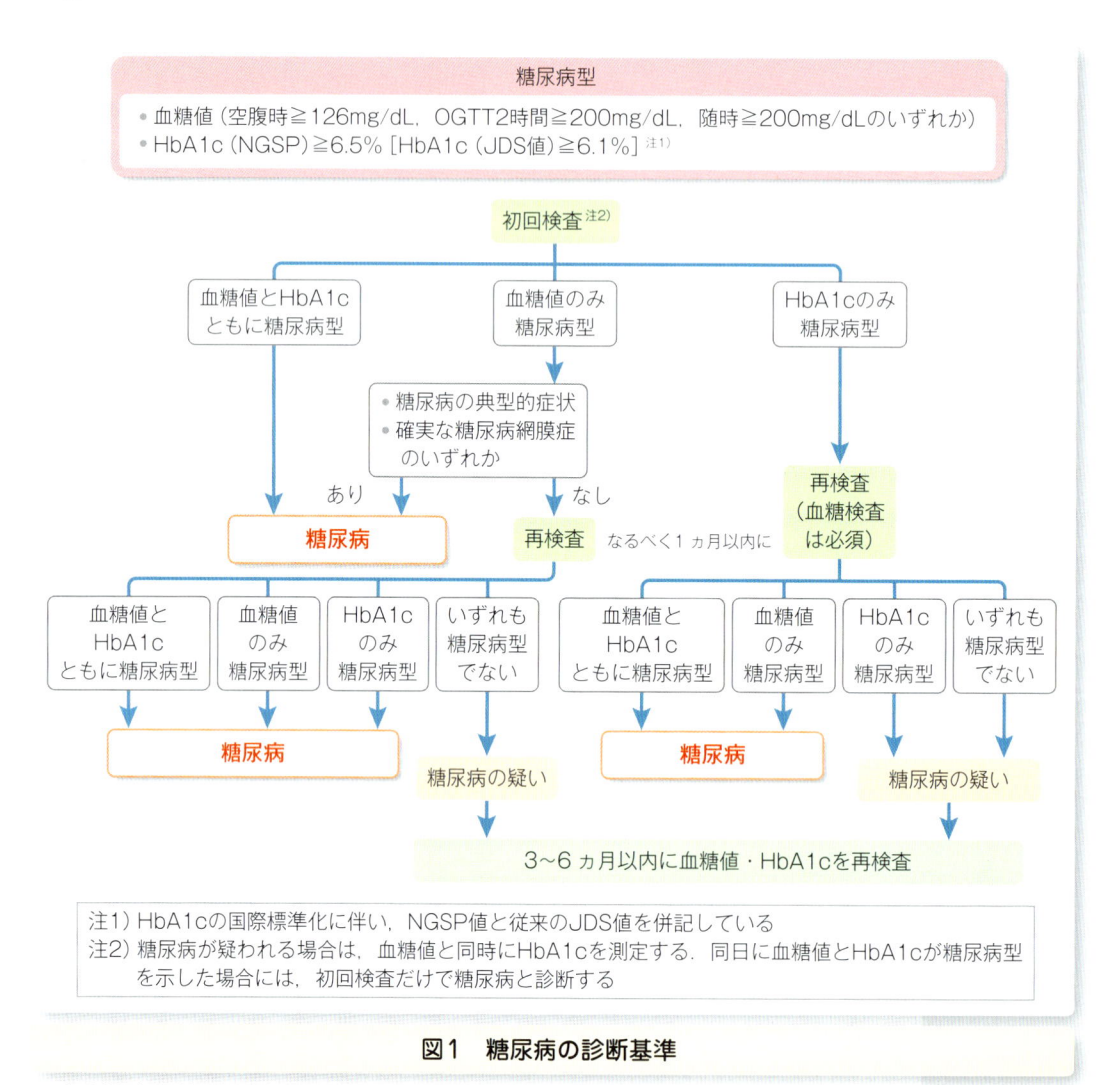

```
┌─────────────────────────────────────────┐
│ 糖尿病型                                  │
│ ・血糖値（空腹時≧126mg/dL，OGTT2時間≧200mg/dL，随時≧200mg/dLのいずれか） │
│ ・HbA1c（NGSP）≧6.5%［HbA1c（JDS値）≧6.1%］注1） │
└─────────────────────────────────────────┘
```

初回検査注2）

- 血糖値とHbA1cともに糖尿病型 → あり → **糖尿病**
- 血糖値のみ糖尿病型 → 糖尿病の典型的症状・確実な糖尿病網膜症のいずれか
  - あり → **糖尿病**
  - なし → 再検査（なるべき1ヵ月以内に）
- HbA1cのみ糖尿病型 → 再検査（血糖検査は必須）

再検査後：
- 血糖値とHbA1cともに糖尿病型 → **糖尿病**
- 血糖値のみ糖尿病型 → **糖尿病**
- HbA1cのみ糖尿病型 → 糖尿病の疑い
- いずれも糖尿病型でない → 糖尿病の疑い

→ 3〜6ヵ月以内に血糖値・HbA1cを再検査

注1）HbA1cの国際標準化に伴い，NGSP値と従来のJDS値を併記している
注2）糖尿病が疑われる場合は，血糖値と同時にHbA1cを測定する．同日に血糖値とHbA1cが糖尿病型を示した場合には，初回検査だけで糖尿病と診断する

図1 糖尿病の診断基準

（日本糖尿病学会糖尿病診断基準に関する調査検討委員会：糖尿病の分類と診断基準に関する委員会報告．糖尿病 53：458，2010より改変）

体のどこに異常が起こっているのか

　糖尿病は，インスリン作用不足による**慢性高血糖**を主徴とし，種々の代謝異常を伴う症候群である．診断基準としては①空腹時血糖値≧126 mg/dL，②随時血糖値≧200 mg/dL，③75 g 経口ブドウ糖負荷試験（75 gOGTT）2時間値200 mg/dL以上，④HbA1c（NGSP値）≧6.5 %［HbA1c（JDS値）≧6.1 %］，の4項目があり，これらを繰り返して認めることで糖尿病と診断される（図1，表1）．
　糖尿病は成因により，①1型，②2型，③その他の特定の機序，④妊娠糖尿病に分類される（表2）．1型糖尿病は膵β細胞の破壊により**インスリン欠乏**が生じて起

表1 糖尿病の診断基準と血糖コントロール指標

指 標	診断基準[*1]	血糖コントロール				
		優	良	不十分	不良	不可
空腹時血糖値(mg/dL)	126以上	80以上110未満	110以上130未満	130以上160未満		160以上
食後2時間血糖値(mg/dL)	200以上[*2]	80以上140未満	140以上180未満	180以上220未満		220以上
75g OGTT2時間値(mg/dL)	200以上	—	—			
HbA1c（NGSP値）(%)	6.5以上[*3]	6.2未満	6.2以上6.9未満	6.9以上7.4未満	7.4以上8.4未満	8.4以上
HbA1c（JDS値）(%)	6.1以上[*3]	5.8未満	5.8以上6.5未満	6.5以上7.0未満	7.0以上8.0未満	8.0以上

[*1] 診断基準を1回満たす場合を糖尿病型とよび，繰り返して糖尿病型であることが認められることで糖尿病と診断する
[*2] 正確には食後2時間に限らず，随時血糖200 mg/dL以上が診断基準である
[*3] HbA1cのみによる糖尿病型の判断を2回繰り返しただけでは糖尿病と診断できない

（日本糖尿病学会（編）：科学的根拠に基づく糖尿病診療ガイドライン2010，南江堂，東京，p7, p23, 2010より作成）

表2 糖尿病の分類

分 類	原 因
1型糖尿病	・β細胞の破壊によるもので，通常は絶対的インスリン欠乏となる ・自己免疫性のものと特発性のものがある
2型糖尿病	・インスリン分泌低下を主体とするものと，インスリン感受性低下が主体で，それにインスリンの相対的不足を伴うものなどがある
その他の特定の機序，疾患によるもの	①遺伝因子として遺伝子異常が同定されたもの：膵β細胞機能にかかわる遺伝子異常と，インスリン作用の伝達機構にかかわる遺伝子異常などがある ②他の疾患，条件に伴うもの：膵外分泌疾患，内分泌疾患，肝疾患，薬剤や化学物質によるもの，感染症，免疫機序によるまれな病態，その他の遺伝的症候群で糖尿病を伴うことが多いもの，などがある
妊娠糖尿病	・妊娠中にはじめて発見または発症した糖尿病に至っていない糖代謝異常のことで，明らかな糖尿病は含まない

（日本糖尿病学会糖尿病診断基準に関する調査検討委員会：糖尿病の分類と診断基準に関する委員会報告．糖尿病 53：455, 461, 2010より作成））

こる．多くの症例では膵島抗原に対する自己抗体（膵島関連抗体）が証明でき，自己免疫機序が関与していると考えられる．2型糖尿病は全身の<u>インスリン感受性低下</u>とそれを代償できない程度のインスリン分泌不全の両者により生じる（図2）．特定の機序による糖尿病には，遺伝子異常によるものや他の疾患に伴うものがある．妊娠糖尿病は妊娠中に発症した，もしくははじめて発見された耐糖能異常であり，明らかな糖尿病は含まれない．妊娠糖尿病は他の糖尿病と共通の発症機序が基底にあると考えられているが，独立した一項目として扱われる．その理由は2つあり，1つは妊娠自体が糖代謝悪化の契機になるためである．もう1つは，妊娠中は母体ばかりでなく児の健康に留意しなくてはならないという点で，臨床上特別な配慮が必要なためである．実際，後者の理由により定義としても明らかな糖尿病を糖尿病合併妊娠と呼んで区別しており，診断基準も通常の糖尿病と異なっている．

　日本人の糖尿病でもっとも多いのが2型糖尿病（80〜90％）であり，2型糖尿病において異常を認める臓器としては，インスリン分泌臓器である膵臓，インスリン感受性臓器である肝臓，筋肉，脂肪組織が挙げられる（図3）．

インスリン感受性低下
十分なインスリン分泌量があっても，インスリン受容体の機能低下などによりグルコース吸収が行われず，血糖値が低下しない状態．

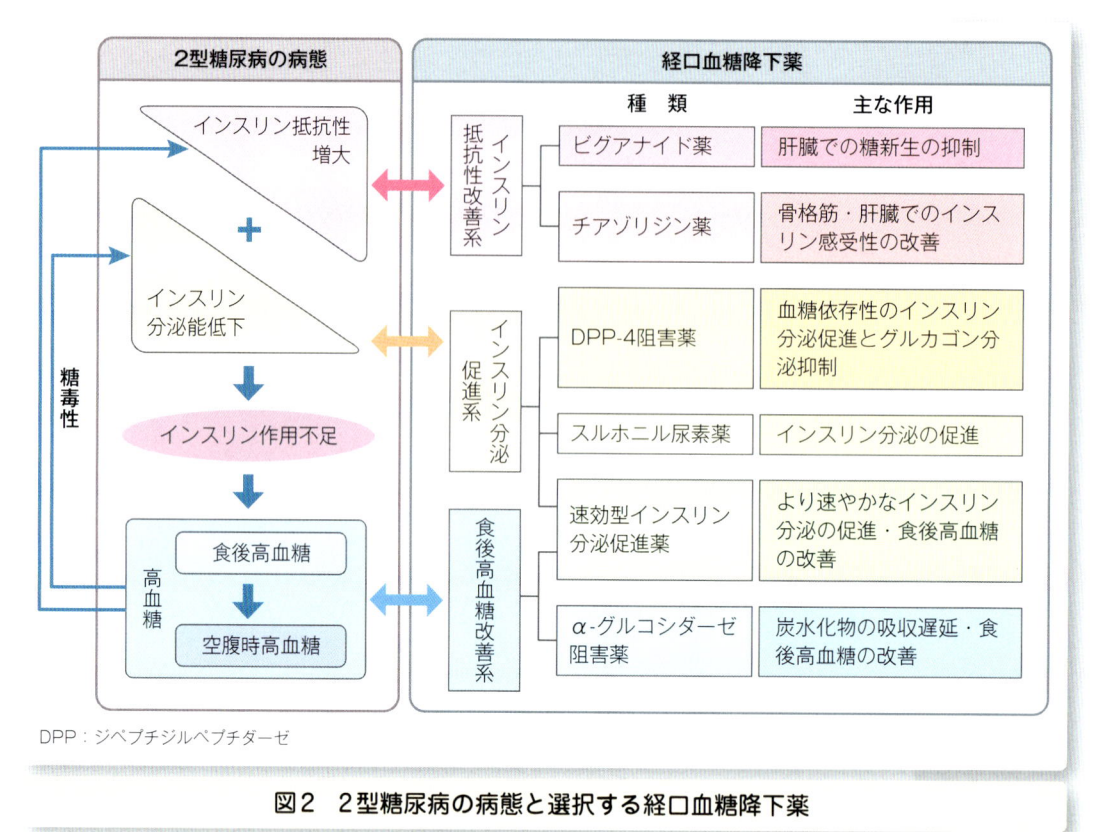

図2 2型糖尿病の病態と選択する経口血糖降下薬

2型糖尿病の病態	経口血糖降下薬		
		種類	主な作用
インスリン抵抗性増大	インスリン抵抗性改善系	ビグアナイド薬	肝臓での糖新生の抑制
		チアゾリジン薬	骨格筋・肝臓でのインスリン感受性の改善
インスリン分泌能低下 → インスリン作用不足	インスリン分泌促進系	DPP-4阻害薬	血糖依存性のインスリン分泌促進とグルカゴン分泌抑制
		スルホニル尿素薬	インスリン分泌の促進
		速効型インスリン分泌促進薬	より速やかなインスリン分泌の促進・食後高血糖の改善
高血糖（食後高血糖→空腹時高血糖）／糖毒性	食後高血糖改善系	α-グルコシダーゼ阻害薬	炭水化物の吸収遅延・食後高血糖の改善

DPP：ジペプチジルペプチダーゼ

（日本糖尿病学会（編）：糖尿病治療ガイド2010，文光堂，東京，p29，2010より改変）

また，糖尿病状態では慢性高血糖にさらされるために全身にさまざまな異常が生じる（糖尿病合併症）．合併症を生じる部位として，細小血管障害による眼底，腎臓，神経系，また，大血管障害による脳（脳血管障害），心臓（冠動脈疾患），下肢（閉塞性動脈硬化症，足壊疽）が挙げられる（図4）．細小血管障害は糖尿病三大合併症とも呼ばれ，網膜症，腎症，神経障害を指す．これらは糖尿病に特異的な合併症である．大血管障害は動脈硬化症とも呼ばれ，高血糖の他，高血圧，脂質異常症，肥満，喫煙がリスク因子となる．

異常はどのように現れるのか

糖尿病（慢性高血糖）のみで自覚症状が出現することは極めてまれである．しかし，著しい高血糖状態では，口渇，多飲，多尿といった自覚症状が出現する．これは，血糖値が尿糖排泄閾値（160〜180 mg/dL程度）を超えるために著明な尿糖が生じ，浸透圧利尿から多尿となり，そのため脱水となって口渇，多飲を呈すると考えられている．著明な脱水から意識障害に至ることもあり，その病態としては1型糖尿病に多い糖尿病ケトアシドーシス（diabetic ketoacidosis：DKA）と2型糖尿病に多い高血糖高浸透圧症候群（hyperosmolar hyperglycemic state：HHS）とがある（図5）．

一方，合併症が生じれば，その障害臓器とその重症度に応じた自覚症状が出現す

● 糖尿病ケトアシドーシス（DKA）
インスリン不足のためグルコース欠乏となると，エネルギー補充のために脂肪酸代謝が亢進し，その副産物として生じたケトンによるアシドーシス（ケトアシドーシス）を引き起こした状態．

● 高血糖高浸透圧症候群（HHS）
インスリン欠乏とインスリン拮抗ホルモンの増加により，著明な高血糖をきたし高度の脱水を起こした状態．

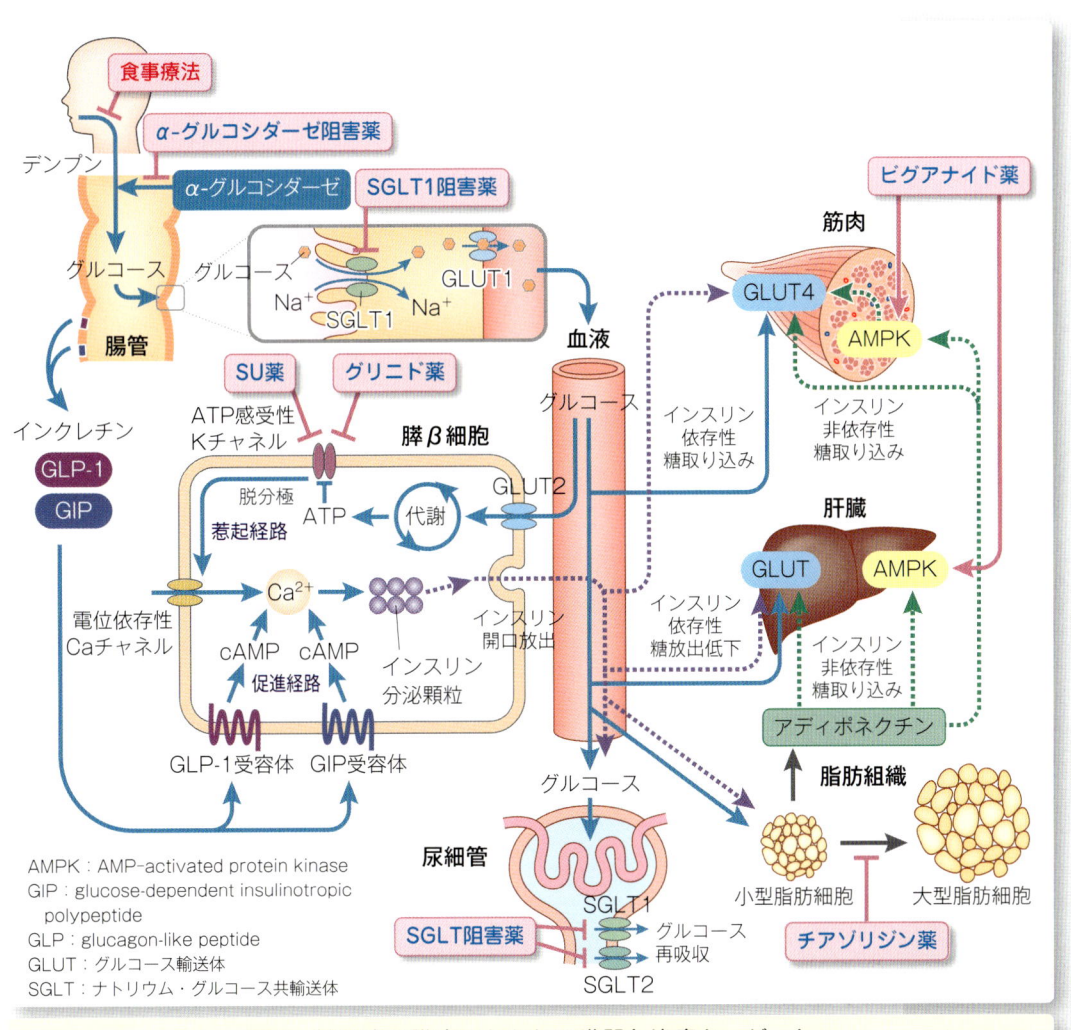

図3 糖尿病の発症にかかわる臓器と治療ターゲット

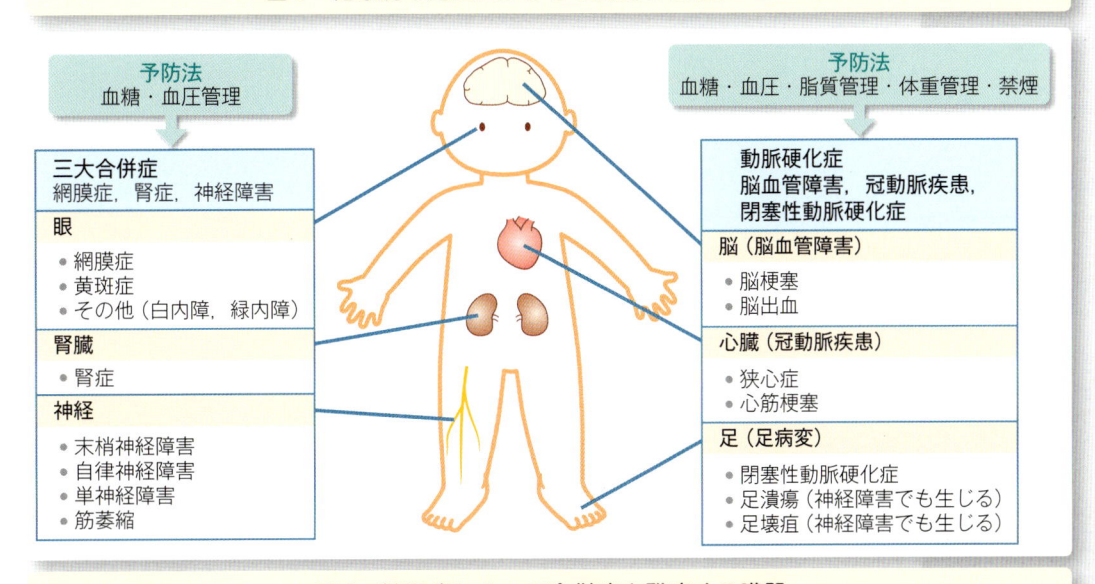

図4 糖尿病によって合併症を発症する臓器

図5 高血糖に伴う病態や症状

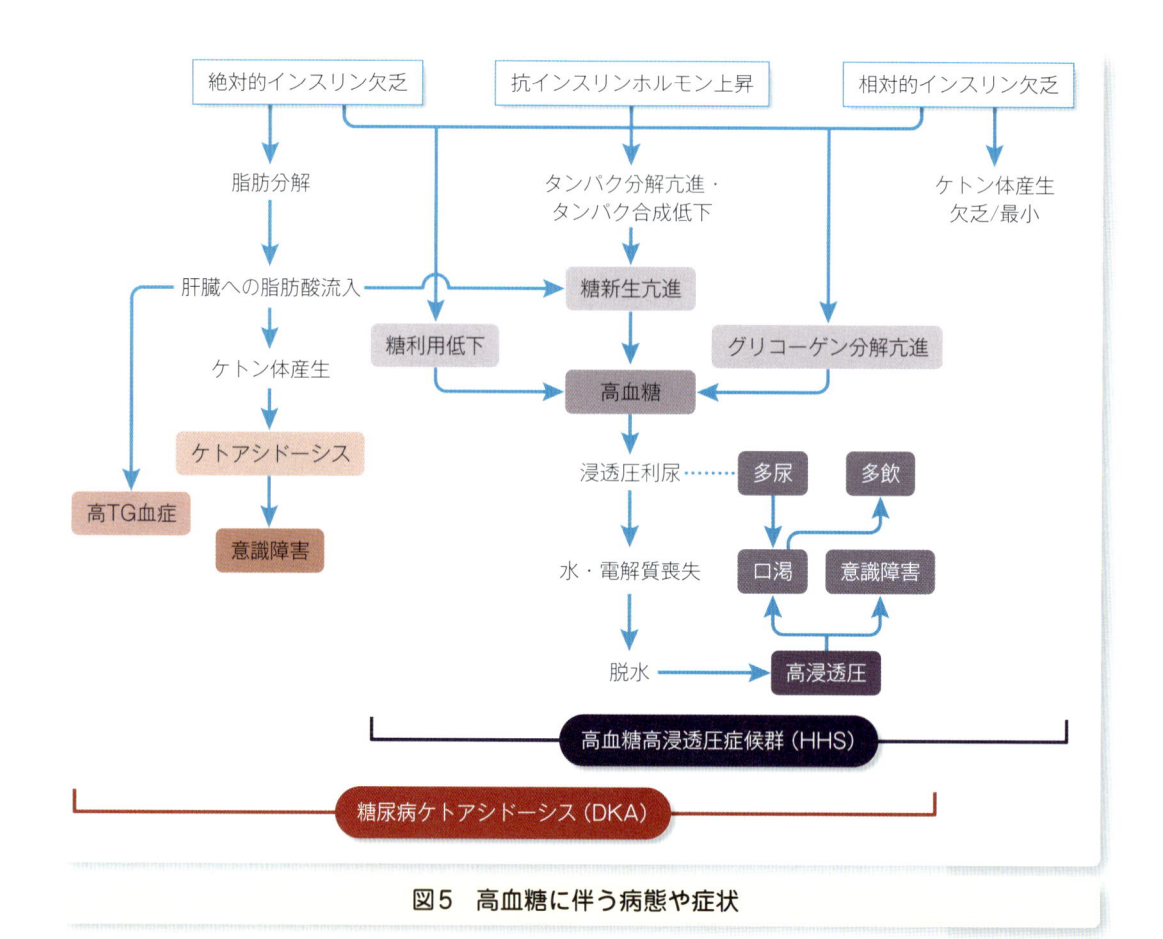

表3 糖尿病腎症生活指導基準

病期	検査値 GFR	検査値 尿タンパク	生活一般	食事 総エネルギー (kcal/kg[標準体重]/日)	食事 タンパク質 (g/kg[標準体重]/日)	食事 食塩 (g/日)*	食事 カリウム (g/日)
第1期 (腎症前期)	正常〜高値	陰性	普通生活	25〜30		制限せず	制限せず
第2期 (早期腎症期)	正常〜高値	微量アルブミン尿	普通生活	25〜30	1.0〜1.2	制限せず	制限せず
第3期A (顕性腎症前期)	60 mL/分以上	タンパク尿1g/日未満	普通生活	25〜30	0.8〜1.0	7〜8	制限せず
第3期B (顕性腎症後期)	60 mL/分未満	タンパク尿1g/日以上	軽度制限 (疲れの残らない生活)	30〜35	0.8〜1.0	7〜8	制限せず
第4期 (腎不全期)	高窒素血症	タンパク尿	制限	30〜35	0.6〜0.8	5〜7	<1.5
第5期 (透析療法期)	徐々に無尿となる		軽度制限 (疲労の残らない生活)	血液透析35〜40 腹膜透析30〜35	1.0〜1.2 1.1〜1.3	7〜8 8〜10	<1.5 軽度制限

*高血圧合併例では6g以下が推奨される

(厚生省糖尿病調査研究班報告，1992，1993および日本糖尿病学会・日本腎臓学会糖尿病性腎症合同委員会報告，1999より引用改変)

図6　合併症の発症機序

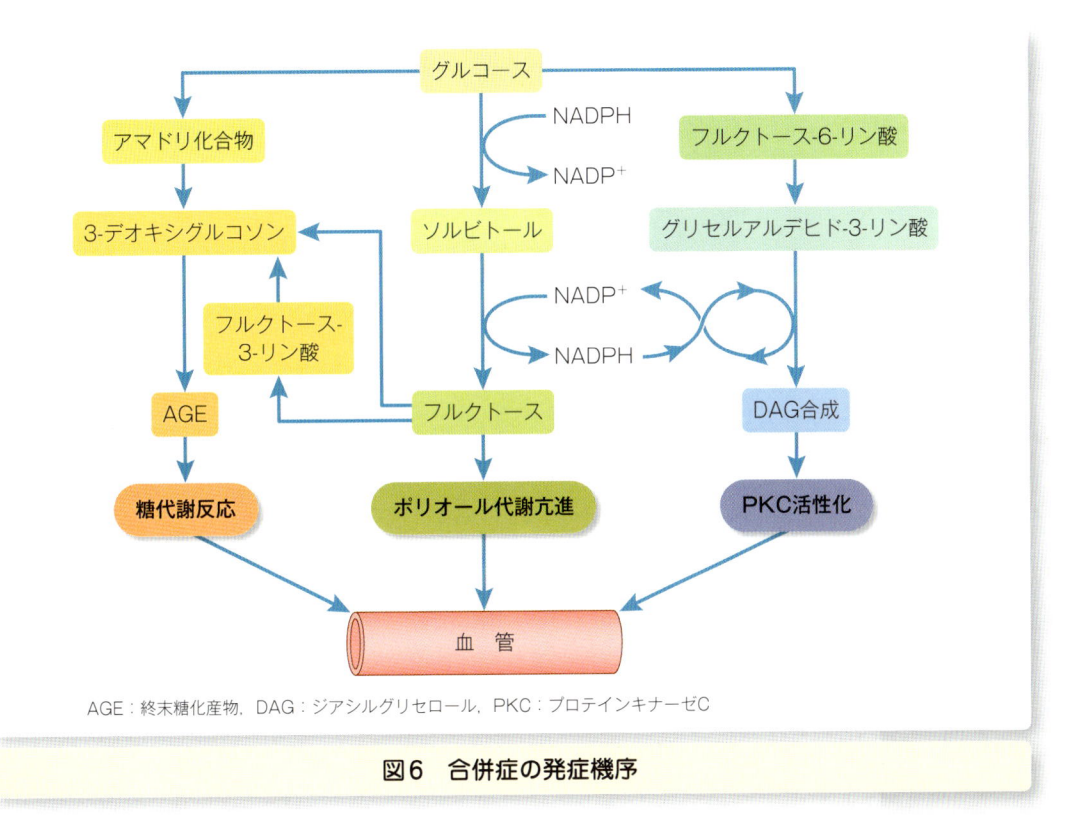

AGE：終末糖化産物，DAG：ジアシルグリセロール，PKC：プロテインキナーゼC

る．網膜症では，初期の点状出血（単純網膜症）や軟性白斑（増殖前網膜症）の時点では通常は自覚症状がないが，新生血管の破綻や増殖膜による牽引性網膜剝離（増殖網膜症）が生じれば失明のリスクが出てくる．糖尿病腎症でも，過剰濾過（1期），微量アルブミン尿（2期）やタンパク尿（3期）の段階までは多くの場合，無症状である．しかし，多量のタンパク尿でネフローゼ症候群をきたせば3期でも浮腫が生じるであろうし，腎不全（4期）や透析（5期）では浮腫以外にも，貧血，カルシウム代謝異常などさまざまな問題が顕在化してくる（表3）．神経障害では，代謝障害に伴い下肢のしびれや感覚低下といった末梢神経障害や，自律神経障害により起立性低血圧，勃起障害（ED），射精障害，神経因性膀胱（尿閉・尿失禁）といった問題が生じる．

　合併症が出てくる背景としての細小血管の変化としては，①血管周皮細胞の脱落（周皮細胞が脱落すると，血管内皮細胞機能の調節が困難になるとされる），②基底膜の肥厚，構成成分の変化（基底膜の異常により血管内外の物質の移動に異常が生じやすくなる），③血管内皮由来の凝固系調節因子の異常分泌（von Willebrand因子の上昇など凝固異常も生じる），④血管透過性亢進（網膜の黄斑浮腫は視力低下につながる），⑤血管伸展性異常（組織の血流異常や高血圧につながる），⑥異常な細胞再生（新生血管は網膜症の重要な徴候である）などが知られる．

　こうした糖尿病に伴う血管障害の明確な機序は不明であるが，三大成因として，①終末糖化産物（advanced glycation end products：AGE）形成，②ポリオール代謝亢進，③プロテインキナーゼC（PKC）活性化，が考えられている（図6）．

　三大合併症の生じる臓器ではグルコース取り込みはインスリン非依存的であり，

高血糖があると細胞内も高血糖となり，さまざまな物質が非酵素的に糖化♦される．物質の糖化反応には可逆的な前期反応と不可逆的な後期反応があり，AGEはタンパク糖化後期反応の終末産物である．

♦非酵素的糖化反応
身近な例としては醤油やキャラメルの褐色化があり，メイラード反応ともよばれる．

また細胞内高血糖があると，通常の解糖系以外の糖代謝経路が利用されるようになる．その1つがポリオール代謝経路であり，グルコースからソルビトール，さらにソルビトールからフルクトースへという2つの段階から構成されている（図6）．ソルビトールは細胞膜透過性が低いため細胞内浸透圧が増加し，浸透圧調節物質である細胞内ミオイノシトール含量の低下を介して細胞機能異常をきたすことが知られている．また，この系で生成されるフルクトースはグルコースよりもAGEの生成を促すことが知られている．

また，高血糖では解糖系の亢進からグリセルアルデヒド-3-リン酸が増加し，それが生化学的に相互変換されてジヒドロキシアセトンリン酸が増加し，さらにはグリセロール-3-リン酸を介してジアシルグリセロール（DAG）が合成される．DAGはPKCを活性化させるためタンパク質リン酸化が異常に亢進することになる．

治療のターゲットは何か

高血糖の治療薬は経口薬と注射薬に大別できる（表4，図3，7）．1型糖尿病ではインスリン注射薬が不可欠であるが，2型糖尿病ではいずれの治療法も適応となる．

▶薬物療法のターゲット（表4）

①不足したインスリンを補充する ➡ インスリン製剤，SU薬，DPP-4阻害薬
②遅延したインスリン分泌を速める ➡ グリニド薬
③インスリン抵抗性を改善する ➡ ビグアナイド薬，チアゾリジン薬，DPP-4阻害薬
④遅延したインスリン分泌に対して糖の吸収を合わせる ➡ α-グルコシダーゼ阻害薬
⑤尿糖を増加させて血糖値を低下させる ➡ SGLT阻害薬

❶経口薬

スルホニル尿素（SU）薬とグリニド薬は，いずれも膵β細胞上のATP感受性Kチャネルに働いてインスリン惹起経路を作動させ，インスリン分泌を高める作用を持っている．血糖降下作用としては作用時間の長いSU薬のほうが大きいが，作用時間の短いグリニド薬は低血糖をきたしにくく，肥満を助長しにくい．

DPP-4阻害薬は，腸管由来のインクレチン（p6♦参照）の分解を阻害する．インクレチンであるGLP-1，GIPは，膵β細胞の増幅経路を刺激して高血糖時のみインスリン分泌を促す．また，GLP-1は生体内では膵α細胞からのグルカゴン分泌を抑制して肝臓からの糖産生を抑制するので，食後血糖値ばかりでなく空腹時血糖値も改善させる．

インスリン感受性改善薬には，肝臓のインスリン感受性を高めて空腹時血糖の改善に有効なビグアナイド薬と，筋肉などのインスリン感受性を高めて食後高血糖の改善に有効なチアゾリジン薬がある．ビグアナイド薬には肥満をきたしにくいというメリットがあり，チアゾリジン薬には直接的にアディ

表4 糖尿病の治療薬

作用形式	薬剤クラス	薬剤	作用機序	HbA1c低下期待値	利点	欠点
\multicolumn{7}{c}{1. 血糖改善薬（経口薬）}
インスリン抵抗性改善	ビグアナイド薬	メトホルミン, ブホルミン	AMPキナーゼ活性化	1.0〜2.0	体重増加なし, 廉価	消化管副作用, 乳酸アシドーシス
	チアゾリジン薬	ピオグリタゾン	PPAR-γ活性化	0.5〜1.4	脂質改善	体重増加, 浮腫
インスリン分泌促進（惹起経路）	スルホニル尿素薬	グリメピリド, グリクラジド, 他	K_ATPチャネル閉鎖	1.0〜2.0	迅速な効果発現	体重増加, 低血糖
インスリン分泌促進（増幅経路）	DPP-4阻害薬	シタグリプチン, ビルダグリプチン, アログリプチン, リナグリプチン	インクレチン作用維持	0.5〜1.0	体重増加なし	長期安全性未評価
インスリン分泌遅延改善	グリニド薬	ナテグリニド, ミチグリニド	K_ATPチャネル閉鎖	0.5〜1.5	迅速な効果発現	1日3回内服
糖吸収遅延	α-グルコシダーゼ阻害薬	ボグリボース, アカルボース, ミグリトール	炭水化物消化遅延	0.5〜0.8	体重増加なし	1日3回内服
尿糖排泄促進	SGLT阻害薬	未発売	尿糖排泄増加	未発売	体重増加なし	安全性未評価
\multicolumn{7}{c}{2. 血糖改善薬（注射薬）}
インスリン補充	インスリン	レギュラーインスリン, 他	インスリン作用	1.5〜3.5	使用量の制限なし, 迅速な効果発現	体重増加, 低血糖, 高価
GLP-1作用改善	GLP-1アナログ	リラグルチド, エキセナチド	インクレチン作用増加	0.5〜1.0	体重増加なし	嘔気・嘔吐, 長期安全性未評価
\multicolumn{7}{c}{合併症治療薬}
ポリオール代謝阻害	アルドース還元酵素阻害薬	エパルレスタット	ソルビトール生成減少	—	しびれなどの悪化予防にエビデンスあり	尿色変化, 1日3回内服
下行性疼痛抑制系賦活	GABA誘導体	プレガバリン	Caチャネルの一部（Caα2δ）に対するリガンド作用	—	疼痛緩和にエビデンスあり	めまい, ふらつき, 眠気
抗うつ薬	セロトニン・ノルアドレナリン再取り込み阻害薬	デュロキセチン	セロトニン・ノルアドレナリンのシナプスにおける再取り込み阻害	—	疼痛緩和にエビデンスあり	胃腸症状, 頻脈, 血圧上昇, 尿閉
	三環系抗うつ薬	アミトリプチリン	セロトニン・ノルアドレナリンのシナプスにおける再取り込み阻害	—	疼痛緩和に有用	抗コリン作用, 抗α1作用（口渇, 便秘, 尿閉, 起立性低血圧）
抗不整脈薬	クラスⅠb抗不整脈薬	メキシレチン	Naチャネルを遮断	—	疼痛緩和に有用	消化器症状, 幻覚, 紅皮症

K_ATPチャネル：ATP依存性Kチャネル, PPAR：peroxisome proliferators-activated receptor

図7 食事療法の意義

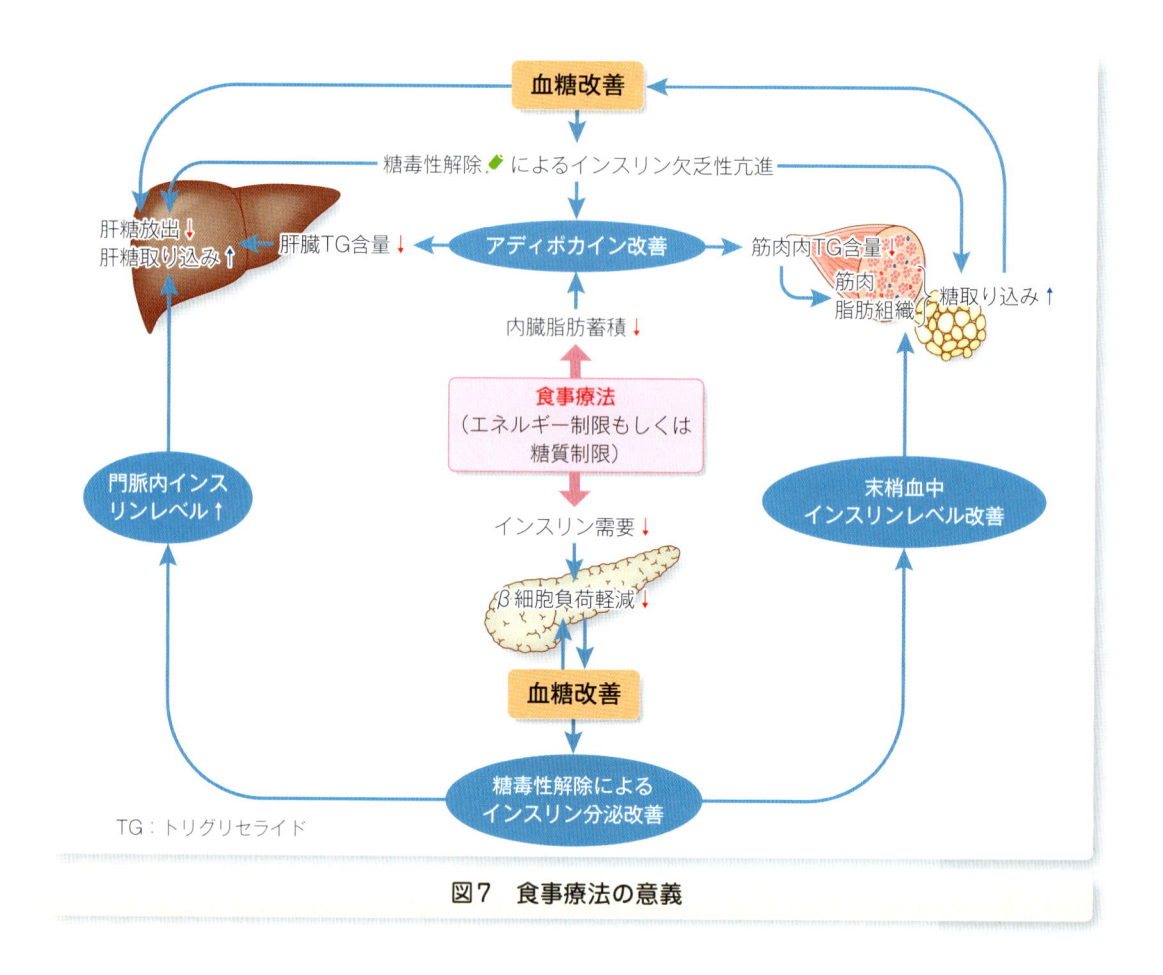

ポカインを改善するというメリットがある．

グルコース吸収遅延薬としてはα-グルコシダーゼ阻害薬が挙げられる．この薬剤は腸管内でのデンプンからグルコースへの消化を遅延させることにより食後の血糖上昇を緩和させる作用がある．

SGLT (sodium glucose cotransporter) 2 阻害薬は，近位尿細管に発現する糖輸送担体であるSGLT2を阻害し，尿糖の再吸収を抑制することで食後の高血糖を改善させる．血糖のみならず，肥満・脂質異常症・血圧改善作用の報告もある．利尿作用も伴うことから脱水予防のための飲水励行を指導する．

❷ 注射薬

注射薬にはインスリンとGLP-1 アナログがある．インスリンはインスリン感受性臓器である肝臓，筋肉，脂肪組織での糖放出抑制や糖とり込み亢進を介して血糖低下作用を生じる．皮下注射後の作用時間のパターンにより①超速効型，②速効型，③中間型，④持効型，⑤混合型に分けられる（表5）．

GLP-1 の血中濃度が薬理濃度にまで高まると，血糖依存性のインスリン分泌促進やグルカゴン分泌抑制といった作用に加え，胃排泄遅延，食欲抑制などの作用も出現する．このため，副作用として嘔気・嘔吐という問題がある反面，欧米の試験では体重減少効果も示されている．また，実験的には，心

> **糖毒性解除**
> 糖毒性は高血糖によりさらにインスリン分泌の低下やインスリン抵抗性が増強される状態で，血糖値を正常に維持することで糖毒性を解除することができる．

> **GLP-1 アナログ**
> GLP-1 受容体に結合してGLP-1 作用を発揮しながらもDPP-4 による分解を逃れる薬剤．

表5 インスリンの分類

分類	薬品名	主な商品	作用発現時間	最大作用時間	作用持続時間
超速効型	インスリンアスパルト	ノボラピッド®注フレックスペン, 他	10～20分	1～3時間	3～5時間
	インスリンリスプロ	ヒューマログ®注ミリオペン, 他	15分未満	0.5～1.5時間	3～5時間
	インスリングルリジン	アピドラ®注ソロスター	15分未満	0.5～1.5時間	4～5時間
速効型	レギュラーインスリン	ノボリン®R注フレックスペン, ヒューマリン®R注ミリオペン, 他	0.5～1時間	1～3時間	約8時間
混合型	混合ヒトインスリン	ノボリン®30～50R注フレックスペン, ヒューマリン®3/7注キット, 他	0.5～1時間	2～8時間	18～24時間
	混合インスリンアスパルト	ノボラピッド®30・50・70ミックス注フレックスペン, 他	10～20分	1～4時間	18～24時間
	混合インスリンリスプロ	ヒューマログ®ミックス50注ミリオペン, 他	15分未満	0.5～4時間	18～24時間
中間型	NPHインスリン	ヒューマリン®N注カート, ノボリン®N注フレックスペン, 他	1～1.5時間	4～12時間	18～24時間
持効型溶解	インスリングラルギン	ランタス®注ソロスター, 他	1～2時間	明らかなピークなし	約24時間
	インスリンデテミル	レベミル®注フレックスペン	約1時間	3～14時間	約24時間

NPH : neutral protein Hagedorn

臓保護作用，血管内皮保護作用，β細胞増加作用なども報告されている．

❸ その他の薬剤

合併症治療薬としてはアルドース還元酵素阻害薬が存在する．これはグルコースをソルビトールに変換する酵素を阻害することでポリオール代謝経路を抑制しようとするものである．その次に用いられているのは，降圧薬であるレニン・アンジオテンシン系阻害薬（アンジオテンシン転換酵素［ACE］阻害薬やアンジオテンシンⅡ受容体拮抗薬［ARB］）であり，これらによる糖尿病腎症の発症・進展予防効果が報告されている．AGEやPKCに関与する合併症治療薬はいまのところ一般臨床で使用することはできない．

栄養療法のターゲット

①インスリン需要を下げる ➡ 減量
- 適正なエネルギー摂取
- 栄養素バランスの適正化

②食後高血糖の予防 ➡ 1回の食事の質の適正化
- 糖質摂取の適正化
- グリセミック指数（GI）を考慮した食品選択

③インスリン過剰 ➡ 低血糖の予防
- 補食

2型糖尿病の食事療法は，インスリン抵抗性や膵β細胞のインスリン分泌能に応じて，エネルギーと各栄養素バランスを適正に摂取することで血糖コントロールを良好に保つことを目指す．1型糖尿病では，健康を維持するのに必要なバランスのとれた栄養摂取と，インスリン注射による薬物療法を適合できるように食事を工夫して高血糖や低血糖を防ぎ，健常な状態に近づけることを目指す．

栄養療法はこうする（図8）

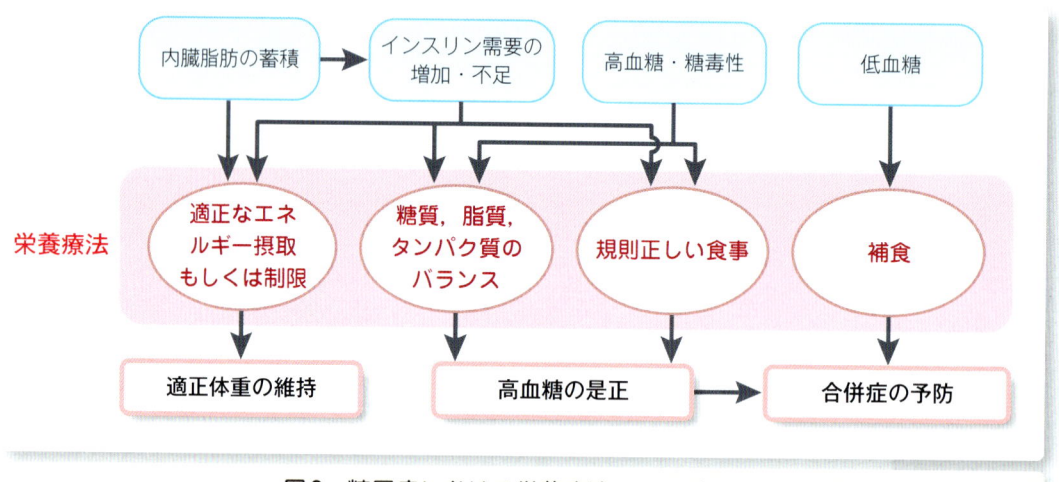

図8 糖尿病における栄養療法のターゲット

ⓐ 適正なエネルギー摂取

標準体重（身長［m］×身長［m］×22）を求め，身体活動度に応じて1日の摂取エネルギー量を設定する．減量が必要な患者では，現状と比べて200〜300 kcal/日程度の減量から始めて，月に1〜2 kgの減量が達成できるようにする（表6）．

ⓑ 適切な栄養素バランス

一般に，炭水化物は総エネルギー量の50〜60％，タンパク質は総エネルギー量の20％以下で1.0〜1.2 g/kg（標準体重）/日，残りを脂質で摂取することが勧められており，タンパク質：脂質：炭水化物（PFCバランス）で10〜20：20〜25：55〜60程度とする．ただし，腎症が進行している場合にはタンパク制限の必要があり，0.6〜0.8 g/kg（標準体重）/日程度に制限する．

ⓒ 食後高血糖の是正

2型糖尿病では1回の食事中の糖質量が多いと食後高血糖を招くため，1日の食事をなるべく均等に3食に分けて食べるようにする．

特にインスリン注射が必須治療となる1型糖尿病患者では，エネルギーそのものよりも糖質の量とインスリン量とのバランスが食後血糖のコントロールに重要であることから，1回の食事ごとに摂取する糖質量に見合った超速効型インスリン量を注射する．これにより食後の高血糖や低血糖を予防しやすい．

表6 糖尿病食事療法における1日エネルギー摂取量の設定

1日エネルギー摂取量(kcal) ＝ 標準体重(kg) × 身体活動量(kcal/kg[標準体重])
①標準体重＝身長(m)×身長(m)×22
②身体活動度の目安
軽労作時(デスクワークが主，主婦など)　　　　25～30 kcal/kg(標準体重)
普通の労作(立ち仕事が多い)　　　　　　　　　30～35 kcal/kg(標準体重)
重い労作(力仕事が多い)　　　　　　　　　　　35～ kcal/kg(標準体重)

　具体的には炭水化物・タンパク質・脂質の3大栄養素のうち，食後血糖の上昇に大きな影響を与えるのは炭水化物，特に糖質であるため，食事中の糖質(カーボ)を計算(カウント)し，1日のインスリン投与量(TDD)をもとにグラム・インスリン比でインスリン1単位あたりで代謝できる糖質(g)を求め，さらにインスリン効果値でインスリン1単位あたりの血糖低下量の目安を求める．それらを基準にこれから食べる食事内の糖質と食事前の血糖値を勘案して，食後5時間の目標血糖値となるような超速効型インスリン量を注射する．この方法だと食事を制限(調節)するのではなく，自分が食べる食事に合わせてインスリン量を調節するため，思春期など食事制限が心身に大きな負担になりうる患者にはQOLを維持しやすい．ただし，グラム・インスリン比やインスリン効果値が常に一定というわけではないことに注意する必要がある．

ⓓ グリセミック・インデックスを考慮した食品選択

　食後の血糖上昇をきたしにくい食品すなわちグリセミック指数(GI)の低い食品を選択することで，食後血糖上昇の抑制を期待する．低GI食品は，デンプンやグルコース含有量が少ない，食物繊維含有量が多い，脂質含有量が多い，インクレチン分泌を刺激する成分を含有する食品などである．これらを摂取エネルギーと各栄養素バランスの適正な範囲の中で利用する．

ⓔ 低血糖への対応

　インスリン注射量の不適合や生活活動量の増加により低血糖が起こるのを防ぐために，血糖低下が予測される場合は糖質を含む食品をあらかじめ食べておく(補食)．低血糖症状が出た場合には，速やかに吸収されるグルコースか，グルコースを含む小糖類を補充する．

グラム・インスリン比
インスリン1単位を糖質量(g)で表したもの．カーボカウンティング導入時は500ルール(500÷TDD)で開始するのが一般的だが，食事ごとに食後5時間の血糖値の変動が±50 mg/dL以内であるか自己血糖測定で確認し，正しいグラム・インスリン比を求める必要がある(血糖値が大幅に上昇【大幅に低下】→インスリン量が少ない【多い】→グラム・インスリン比を減らす【増やす】)．

インスリン効果値
インスリン1単位で低下する血糖値(mg/dL)．カーボカウンティング導入時は1,800ルール(1,800÷TDD)で開始するのが一般的だが，計算通りにならない場合もあるので，実際に注射して血糖値がどの程度変動するのかを確認する必要がある(予想より血糖値低下が大きい【小さい】→インスリン効果値を増やす【減らす】)．

グリセミック指数(GI)
血糖上昇係数(glycemic index : GI)．50 gのブドウ糖もしくは白パン摂取後2時間までの血糖上昇面積(正確には血糖曲線下面積の増加分)を100として，同量の炭水化物を含む食品を摂取した後2時間までの血糖上昇面積を%で表したもの．

B 代謝疾患

3 脂質異常症

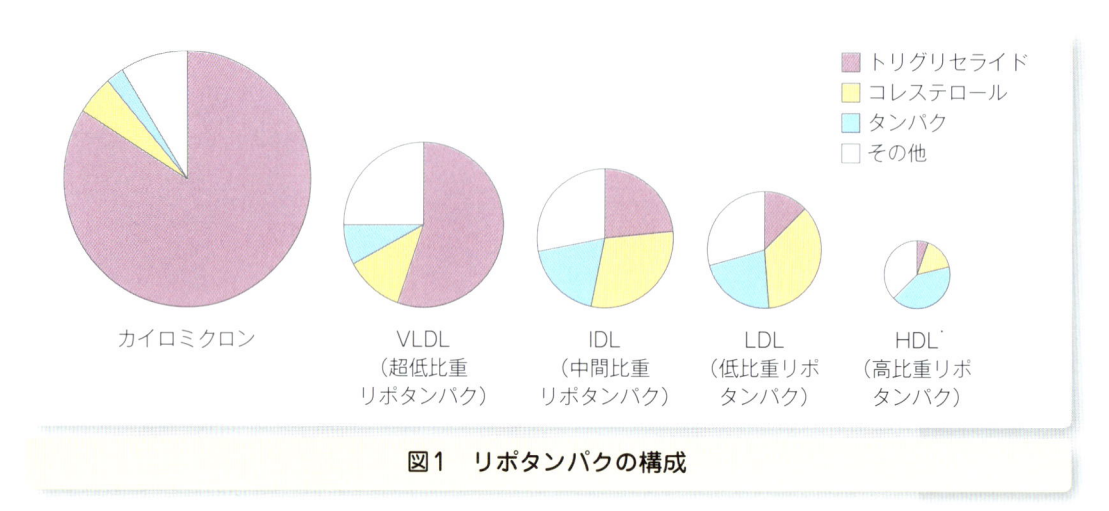

図1 リポタンパクの構成

凡例：トリグリセライド／コレステロール／タンパク／その他

カイロミクロン　VLDL（超低比重リポタンパク）　IDL（中間比重リポタンパク）　LDL（低比重リポタンパク）　HDL（高比重リポタンパク）

体のどこに異常が起こっているのか

血清脂質にはコレステロール，中性脂肪であるトリグリセライド（TG），リン脂質，遊離脂肪酸がある．脂質の多くはアポタンパクというタンパク質と結合してリポタンパクとして存在している．リポタンパクは比重により分類され，比重はトリグリセライドの含有量により決まる（図1）．トリグリセライドの含有量が多いカイロミクロン（CM）や超低比重リポタンパク（VLDL）はその粒子サイズが大きく軽いため，比重は小さい．トリグリセライドが分解され減少した中間比重リポタンパク（IDL），低比重リポタンパク（LDL）では粒子サイズが小さくなり比重は大きくなる．トリグリセライドをほとんど含まずコレステロールが主な成分である高比重リポタンパク（HDL）の粒子サイズは小さく比重は大きい．脂質異常症はこれらのリポタンパクの合成増加あるいは異化低下により発症する．

脂質異常症の診断基準を表1に示す．高LDLコレステロール（LDL-C）血症，低HDLコレステロール（HDL-C）血症，高トリグリセライド血症は，冠動脈疾患などの動脈硬化性疾患発症との因果関係や，それらを治療することの有効性が明らかにされている．

脂質異常症は，さまざまな疾患により引き起こされる．これを続発性高脂血症とよぶ．高コレステロール血症を引き起こす疾患としては，甲状腺機能低下症，ネフローゼ症候群，閉塞性黄疸などがある．甲状腺機能低下症は，脂質異常症としてはLDL-Cの増加を示すが，その機序としては，LDL受容体の減少，コレステロールから胆汁酸を合成する際の律速酵素7α-ヒドロキシラーゼの活性低下が考えられている．ネフローゼ症候群では尿にタンパク質が漏出するため，低タンパク血症による血漿膠質浸透圧低下が生じる．そのため，肝臓でのタンパク合成亢進が生じ，その際リポタンパク合成も同時に亢進することにより血清コレステロールが増加すると考えられている．閉塞性黄疸では，胆汁うっ滞により胆汁の主成分であるリン脂質が増加し，コレステロール，ホスファチジルコリン，アポタンパクからなる異常リ

◆ **トリグリセライド（TG）**
グリセロールに，3つの遊離脂肪酸がエステル結合した物質．

◆ **リポタンパク**
脂質とアポタンパクの複合体．トリグリセライドやコレステロール・エステルが内部にあり，それをタンパク質，リン脂質，遊離コレステロールなどが覆った構造．

表1 脂質異常症の診断基準（空腹時採血）

高LDLコレステロール血症	LDLコレステロール ≧140 mg/dL
低HDLコレステロール血症	HDLコレステロール ＜ 40 mg/dL
高トリグリセライド血症	トリグリセライド ≧150 mg/dL

（日本動脈硬化学会（編）：動脈硬化性疾患予防ガイドライン2007年版．日本動脈硬化学会，東京，2007）

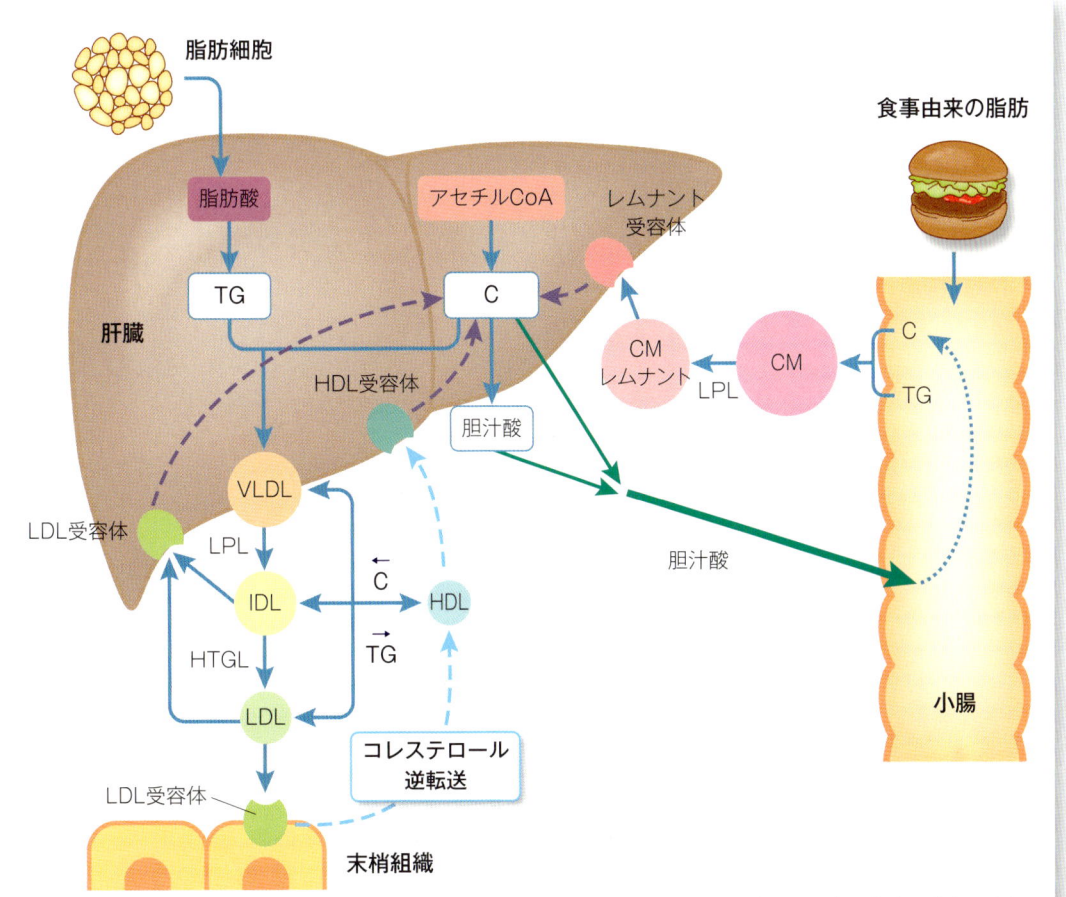

C：コレステロール，CM：カイロミクロン，HTGL：肝性トリグリセライドリパーゼ，IDL：中間比重リポタンパク，LDL：低比重リポタンパク，LPL：リポタンパクリパーゼ，TG：トリグリセライド，VLDL：超低比重リポタンパク

図2　リポタンパク代謝および代表的異常

ポタンパクであるリポタンパクXが出現し，血清コレステロールが増加する．また，利尿薬やステロイドなどの薬剤も高コレステロール血症の原因となる．サイアザイド系利尿薬は，インスリン感受性低下やLDL受容体活性低下をもたらし，血清トリグリセライドおよびLDL-Cの増加，HDL-Cの減少を引き起こすことが知られている．ステロイドは肝臓におけるVLDLの合成を増加させ，血清コレステロールおよびトリグリセライドを上昇させる．また，飲酒，肥満，糖尿病は高トリグリセライド血症を引き起こす．

図2にリポタンパク代謝を示す．食事由来の脂肪が小腸で吸収されカイロミクロ

ンが産生される．カイロミクロンは血液中でリポタンパクリパーゼ（LPL）により分解されカイロミクロンレムナントとなる．カイロミクロンレムナントは，その受容体を介して肝臓にとり込まれる．また，脂肪細胞からの遊離脂肪酸が肝臓にとり込まれる．そして，脂肪酸よりトリグリセライドが合成される．肝臓はコレステロールを合成すると同時に，受容体を介してリポタンパクをとり込み，多くのコレステロールをプールする．また，肝臓はコレステロールの異化も行っており，コレステロールを胆汁酸として腸管に分泌する．

肝臓において合成・分泌されたVLDLはLPLの作用を受けIDLとなる．そしてIDLは肝性トリグリセリドリパーゼ（HTGL）により分解されLDLになる．VLDL，IDLはHDLにトリグリセライドを渡すのと交換にコレステロールを受け取り，最終的にコレステロールのより多いLDLとなる．LDLはLDL受容体を介して肝臓にとり込まれる．また，LDLは末梢組織にもコレステロール供給源としてとり込まれ，ホルモンや細胞膜の材料となる．

HDLは肝臓から新生HDLとして分泌され，血液中で形成され代謝されながら，末梢組織，血管壁から肝臓へのコレステロール逆転送に関与し，抗動脈硬化的に働いている．

図2に示したリポタンパクの代謝経路のどこかで障害が生じることにより脂質異常症が引き起こされる．

> 🌱 **コレステロール逆転送**
> HDLがコレステロールを末梢組織や血管壁の泡沫細胞から除去して肝臓に転送する．肝臓でコレステロールは異化され胆汁中へ排出される．

異常はどのように現れるのか

脂質異常症の早期診断・治療の目的は動脈硬化の予防である．しかし，狭心症や心筋梗塞などの冠動脈疾患や脳梗塞などの動脈硬化性疾患を発症するまで，脂質異常症は自覚症状がほとんどないため，健康診断ではじめて指摘されることが多い．ただ，LDL受容体が欠損している家族性高コレステロール血症患者では，アキレス腱肥厚，眼瞼黄色腫などにより早期に診断されることがある（図3）．また，著明な高トリグリセライド血症では急性膵炎を発症することがあり，その場合は腹痛を主訴に受診して重症高トリグリセライド血症と診断されることがある．高トリグリセライド血症が急性膵炎を惹起する機序としては，多量のトリグリセライドが膵臓の毛細血管内に存在する高濃度のリパーゼにより水解され，生じた多量の遊離脂肪酸が膵臓の毛細血管に脂肪塞栓や血管内膜障害を発生させ，その結果として急性膵炎を発症すると考えられているが，膵炎発症原因の詳細は不明である．

脂質異常症の動脈硬化形成への関与を図4に示す．血液中の過剰のLDLは，酸化などの修飾を受け血管壁でマクロファージという貪食細胞にとり込まれる．このマクロファージは，たくさんの脂肪滴を含んだ泡沫細胞となり集積し動脈硬化初期病変を形成する．一方HDLは，これらの末梢で蓄積されたコレステロールを肝臓へ逆転送する働きがあり抗動脈硬化的に働く（コレステロール逆転送）．

コレステロールに富む動脈硬化病変は，破裂しやすく，破裂すると血栓を生じて血管を閉塞し，心筋梗塞，脳梗塞などを発症させる．LDLの低下およびHDLの増加はこのような不安定な動脈硬化病変の退縮および安定化をもたらし，動脈硬化性疾患の発症を抑制する．

B. 代謝疾患　3. 脂質異常症　75

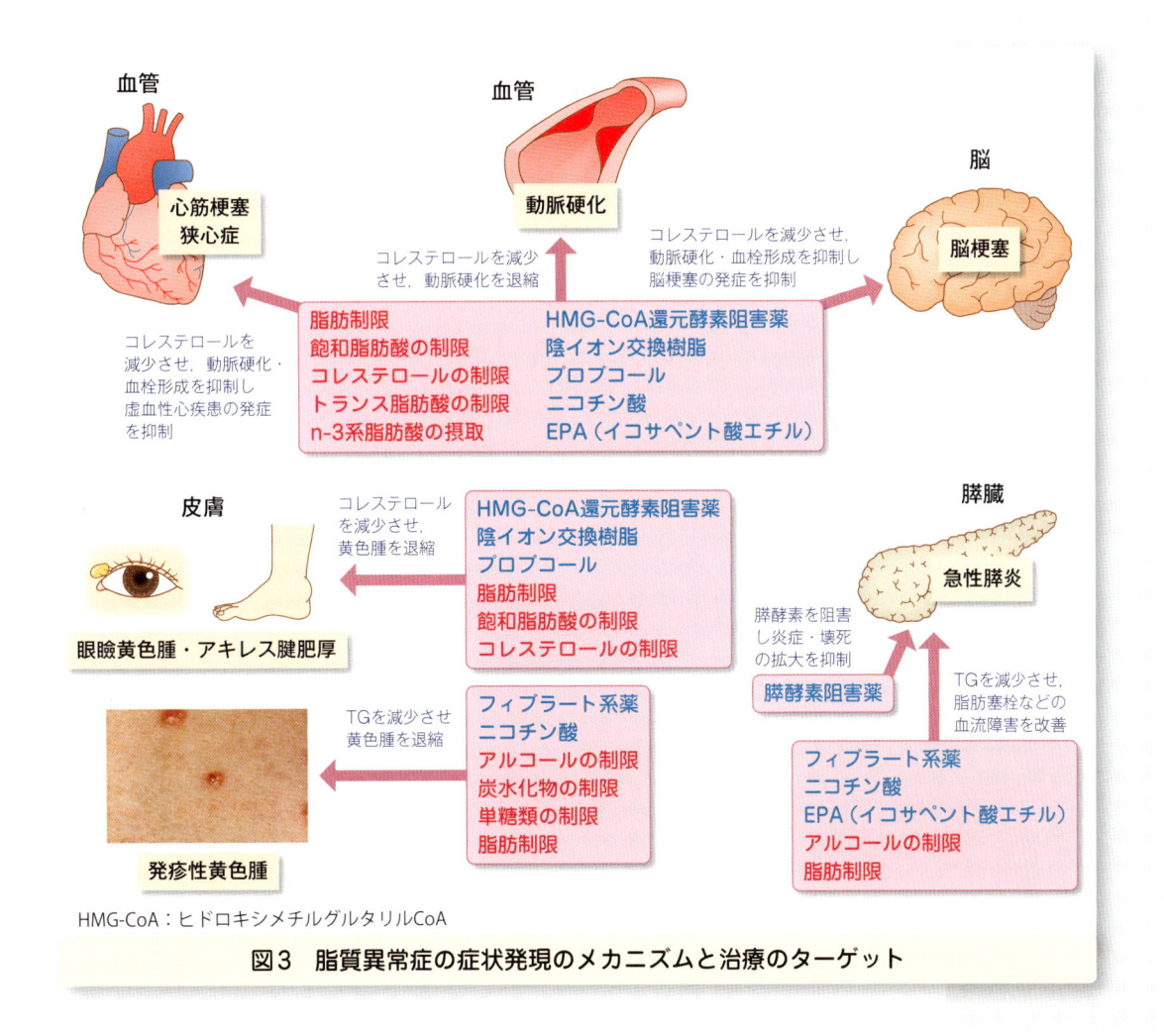

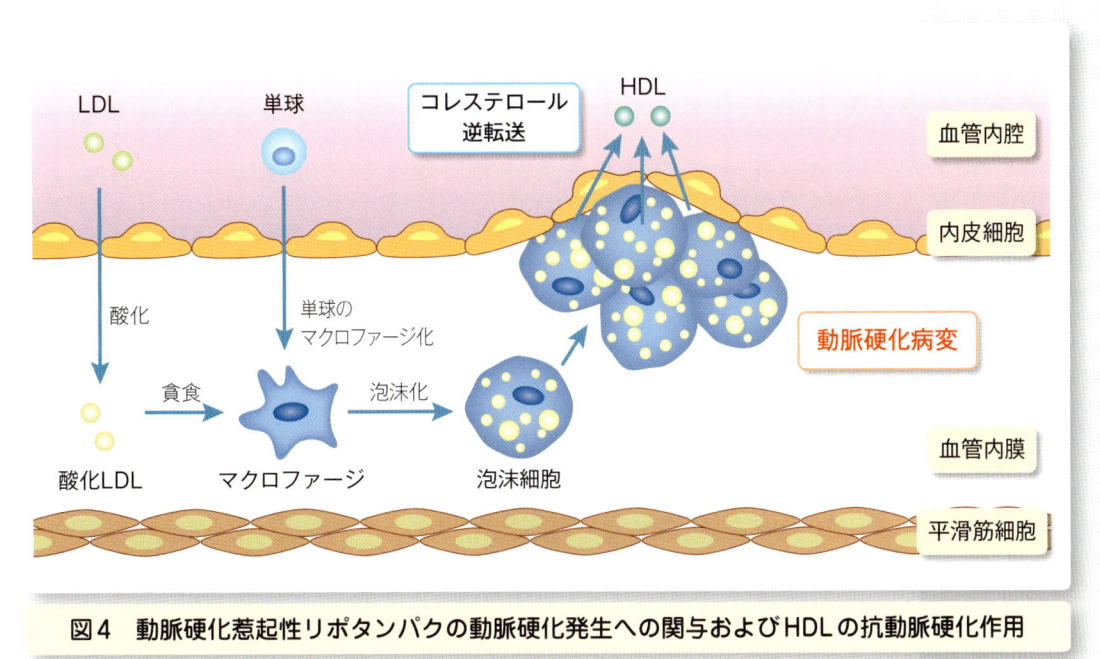

図3　脂質異常症の症状発現のメカニズムと治療のターゲット

HMG-CoA：ヒドロキシメチルグルタリルCoA

図4　動脈硬化惹起性リポタンパクの動脈硬化発生への関与およびHDLの抗動脈硬化作用

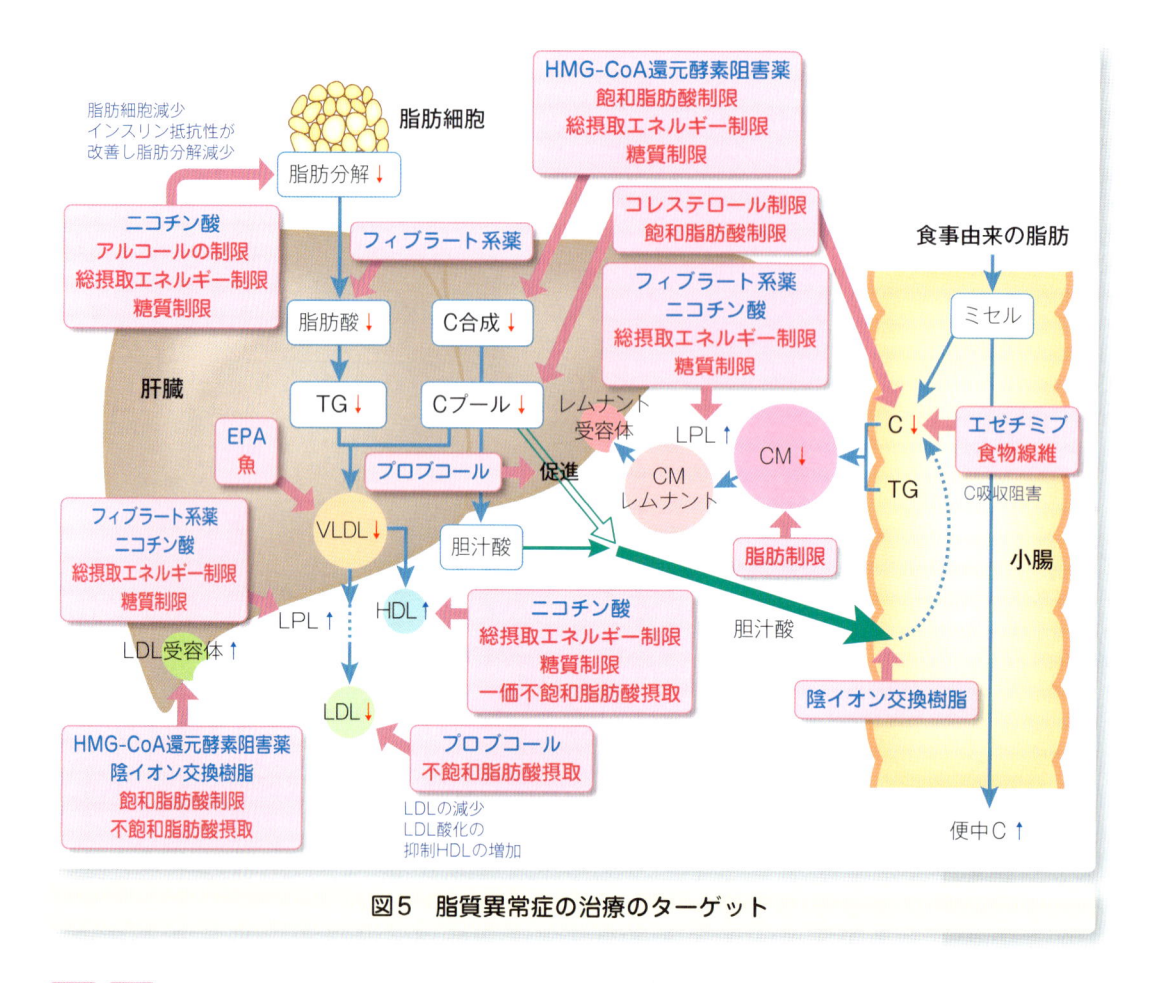

図5 脂質異常症の治療のターゲット

治療のターゲットは何か

　脂質異常症の治療は，LDL-Cおよびトリグリセライドを低下させ，HDL-Cを増加させ，動脈硬化性疾患の発症を抑えることである（図5）．

　脂質異常症の管理基準として動脈硬化性疾患のリスクに従ったカテゴリー別管理目標が設定されている（表2）．まず，脂質異常症患者を冠動脈疾患の既往の有無で分別し，すでに冠動脈疾患を発症した患者ではLDL-Cの目標値が低く設定され，生活習慣の改善と同時に早期からの薬物療法が必要とされる．一方，いまだ冠動脈疾患を発症していない患者は，LDL-C値以外の冠動脈リスク因子をいくつ有するかにより低，中，高リスクに分類される．

> ▶**薬物療法のターゲット**
> ①コレステロール合成を抑制する ➡ HMG-CoA還元酵素阻害薬
> ②VLDL合成を抑制する ➡ フィブラート系薬，ニコチン酸，EPA
> ③コレステロールの吸収を抑制する ➡ 陰イオン交換樹脂，プロブコール，エゼチミブ
> ④LDLの異化を促進する ➡ プロブコール
> ⑤VLDLの異化を促進する ➡ フィブラート系薬，ニコチン酸
> ⑥HDLの合成を増加させる ➡ HMG-CoA還元酵素阻害薬，フィブラート系薬，ニコチン酸

表2 リスク別脂質管理目標値：動脈硬化性疾患予防ガイドライン（2007年版）

治療方針の原則	カテゴリー	LDL-C以外の主要冠危険因子*	脂質管理目標値（mg/dL） LDL-C	HDL-C	TG
一次予防 まず生活習慣の改善を行った後，薬物療法の適応を考慮する	Ⅰ（低リスク群）	0	<160	≥40	<150
	Ⅱ（中リスク群）	1〜2	<140		
	Ⅲ（高リスク群）	3以上	<120		
二次予防 生活習慣の改善とともに薬物療法を考慮する	冠動脈疾患の既往		<100		

*LDL-C以外の主要冠危険因子：加齢（男性45歳以上，女性55歳以上），高血圧，糖尿病（耐糖能異常を含む），喫煙，冠動脈疾患の家族歴，低HDL-C血症（<40 mg/dL）
糖尿病，脳梗塞，閉塞性動脈硬化症の合併はカテゴリーⅢ扱いとする

❶ HMG-CoA還元酵素阻害薬
　肝臓におけるコレステロール合成の律速酵素であるHMG-CoA還元酵素を阻害する．その結果，肝細胞内のコレステロールプールが減少するため，肝細胞膜上のLDL受容体が増加し，さらに血中からのLDLのとり込みが促進され，血清LDL-C値が低下する．

❷ 陰イオン交換樹脂
　腸管内で胆汁酸と結合しコレステロールの再吸収を抑制し便中へのコレステロールの排泄を促進する．

❸ プロブコール
　LDL受容体を介さない系で，LDLの異化を促進する．また，コレステロールの胆汁への排泄を亢進させる．LDLの抗酸化作用を有する．

❹ フィブラート系薬
　LPLの活性を高めカイロミクロン，VLDLの異化を促進する．また，肝臓において脂肪酸の合成を抑制し，脂肪酸の燃焼を亢進することによりトリグリセライドの合成を抑制する．また，HDL-Cを増加させる．

❺ ニコチン酸
　脂肪組織での脂肪分解を抑制し，遊離脂肪酸の肝臓への流入を減少させる結果，肝臓でのVLDL合成を抑制する．また，LPLの活性を高めてVLDLの分解を促進しトリグリセライドを低下させる．HDL増加作用も有する．

❻ EPA（イコサペント酸エチル）
　肝臓でのVLDL合成を抑制しトリグリセライドを低下させる．

❼ エゼチミブ
　小腸粘膜においてコレステロールの転送を担っているタンパクである小腸コレステロールトランスポーターを阻害し，小腸における食事および胆汁由来のコレステロールの吸収を阻害し血清コレステロールを低下させる．

表3　脂質異常症における食事療法の基本

第1段階（総摂取エネルギー，栄養素配分およびコレステロール摂取量の適正化）
1）総摂取エネルギーの適正化 　適正エネルギー摂取量＝標準体重*×25〜30（kcal）
2）栄養素配分の適正化 　炭水化物：60％ 　タンパク：15〜20％（獣鳥肉より魚肉，大豆タンパクを多くする） 　脂肪：20〜25％（獣鳥性脂肪を少なくし，植物性・魚肉性脂肪を多くする） 　コレステロール：1日300 mg以下 　食物繊維：25 g以上 　アルコール：25 g以下（他の合併症を考慮して指導する） 　その他：ビタミン（C, E, B$_6$, B$_{12}$, 葉酸など）やポリフェノールの含量が多い野菜，果物などの食品を多くとる（ただし，果物は単糖類の含量も多いので摂取量は1日80〜100 kcal以内が望ましい） 　　　　　第1段階で血清脂質が目標値とならない場合は第2段階へ進む
第2段階（病型別食事療法と適正な脂肪酸摂取）
1）高LDL-C血症（高コレステロール血症）が持続する場合 　脂肪制限の強化：脂肪由来エネルギーを総摂取エネルギーの20％以下 　コレステロール摂取量の制限：1日200 mg以下 　飽和脂肪酸／一価不飽和脂肪酸／多価不飽和脂肪酸の摂取比率：3/4/3程度
2）高トリグリセライド血症が持続する場合 　アルコール：禁酒 　炭水化物の制限：炭水化物由来エネルギーを総摂取エネルギーの50％以下 　単糖類：可能な限り制限，できれば1日80〜100 kcal以内の果物を除き調味料のみでの使用とする
3）高コレステロール血症と高トリグリセライド血症がともに持続する場合 　1）と2）で示した食事療法を併用する
4）高カイロミクロン血症の場合 　脂肪の制限：15％以下

*標準体重＝［身長（m）］^{2}×22　　　　　　　　　　　　　　（日本動脈硬化学会（編）：動脈硬化性疾患予防ガイドライン2007年版）

▶栄養療法のターゲット

①体重を減らす　➡総摂取エネルギー量，栄養素配分の適正化，不適切な食習慣や食行動の是正
②血清コレステロールを低下させる　➡コレステロールや脂肪摂取の制限，食物繊維の摂取，飽和脂肪酸摂取の制限，一価不飽和脂肪酸や多価不飽和脂肪酸の摂取
③血清トリグリセライドを低下させる　➡アルコール摂取の制限，炭水化物の制限，単糖類の摂取制限

　「動脈硬化性疾患予防ガイドライン2007年版」では，最初から複雑な食事療法を課すより段階的に指導を進めるほうが実際的であるため，2段階で構成されている（表3）．第1段階は，総摂取エネルギー，栄養素配分，コレステロール摂取量の適正化である．第1段階の食事療法を3ヵ月行っても血清脂質値が目標に達しない場合，第2段階の食事療法を考慮する．この段階では病型に応じて，よりきめ細かい食事指導を行う．

栄養療法はこうする（図6）

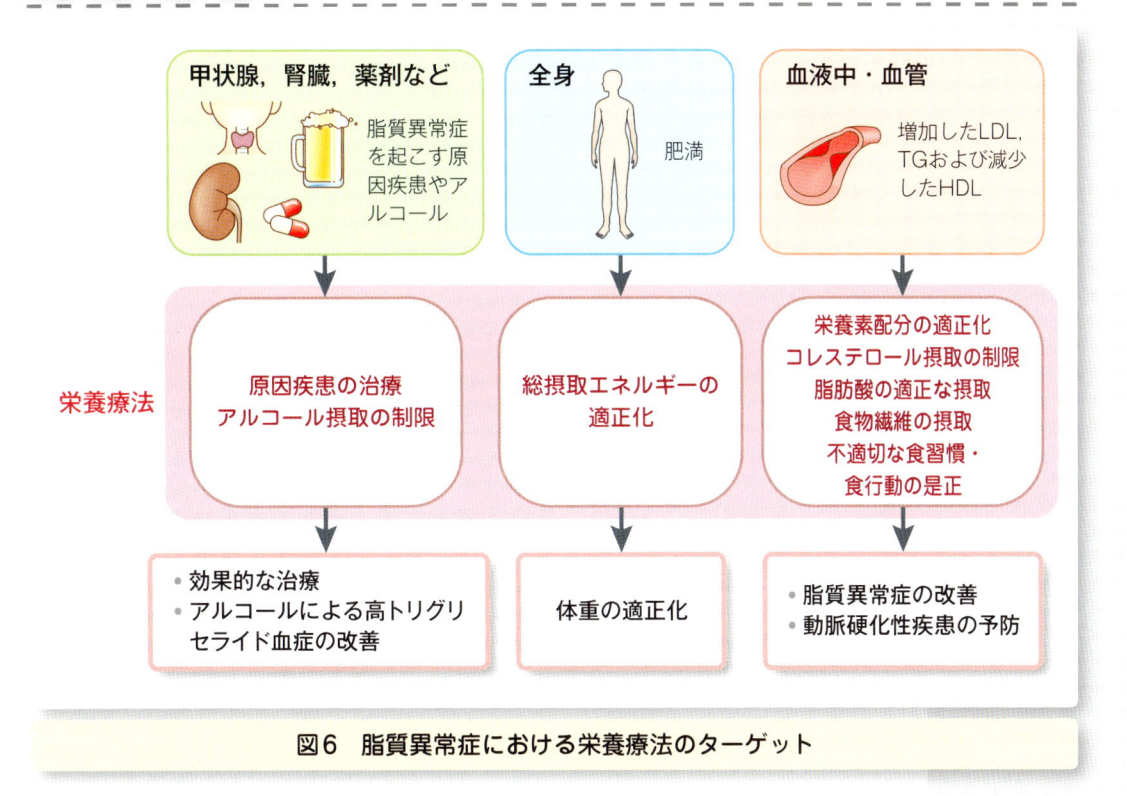

図6 脂質異常症における栄養療法のターゲット

ⓐ 摂取エネルギー量の適正化

　食べ過ぎや運動不足などにより，摂取エネルギーが消費エネルギーを上回ると，内臓脂肪の蓄積が発生する．この内臓脂肪の蓄積により，糖・脂質代謝異常，高血圧が一個人に集積した病態がメタボリックシンドロームである．メタボリックシンドロームの病態形成には，インスリン抵抗性が深く関与している．インスリン抵抗性のために脂肪細胞での脂肪分解が亢進するため，大量の脂肪酸が肝臓に流入しVLDLの合成が増加する．また，インスリン抵抗性のために，LPLがうまく働かずVLDLの分解が障害され，結果的にHDLが低下する．総摂取エネルギーの適正化は，インスリン抵抗性の改善，血清トリグリセライド低下，HDL-C増加をもたらす．患者の日常生活活動度，現在の体重，標準体重などを把握し，総摂取エネルギーを算出する．

ⓑ 栄養素配分の適正化

　ガイドラインに示された栄養素配分は，米国の心臓協会（AHA），癌学会（ACS），小児科学会（AAP），国立衛生研究所（NIH）が推奨する炭水化物55％，タンパク質15％，脂肪30％のユニファイドダイエットの栄養素配分（PFCバランス）に近く，現時点では妥当な配分であると考えられる．

　しかし，メタボリックシンドロームや高トリグリセライド血症に対しては，第2段階食事療法で示した50％前後の炭水化物摂取が妥当である．このことは，炭水化物の配分の異なる4つのダイエットプログラムを比較検討した研究で，低炭水化

物食がもっとも体重を減少させ，HDL-C を増加させ，トリグリセライドを減少させたことからも支持される．

c コレステロールの摂取制限

コレステロール摂取は 300 mg/日以下にすべきである．過剰な摂取は血液中のコレステロールを上昇させる．また，食事中のコレステロールは飽和脂肪酸摂取によるコレステロール上昇作用を助長する．

d 脂肪および脂肪酸の摂取

飽和脂肪酸（SFA），一価不飽和脂肪酸（MUFA），多価不飽和脂肪酸（PUFA）の摂取割合である S/M/P 比を 3/4/3 とするのが望ましい．

e 食物繊維の摂取

食物繊維は LDL-C 低下作用，血圧低下作用，糖代謝改善作用などがあり冠動脈疾患リスクを減少させる．食物繊維は腸管内で胆汁酸と結合し便への排出を促進することにより LDL-C を低下させる．

f アルコールの摂取制限

高トリグリセライド血症が持続する場合，アルコールの制限が必要である．

アルコールによる影響
アルコールの過剰摂取により，脂肪組織から遊離脂肪酸の放出を促進，またアルコール代謝により脂肪酸分解が抑制され，肝細胞内で脂肪酸からトリグリセライドの合成が誘導される．

B 代謝疾患

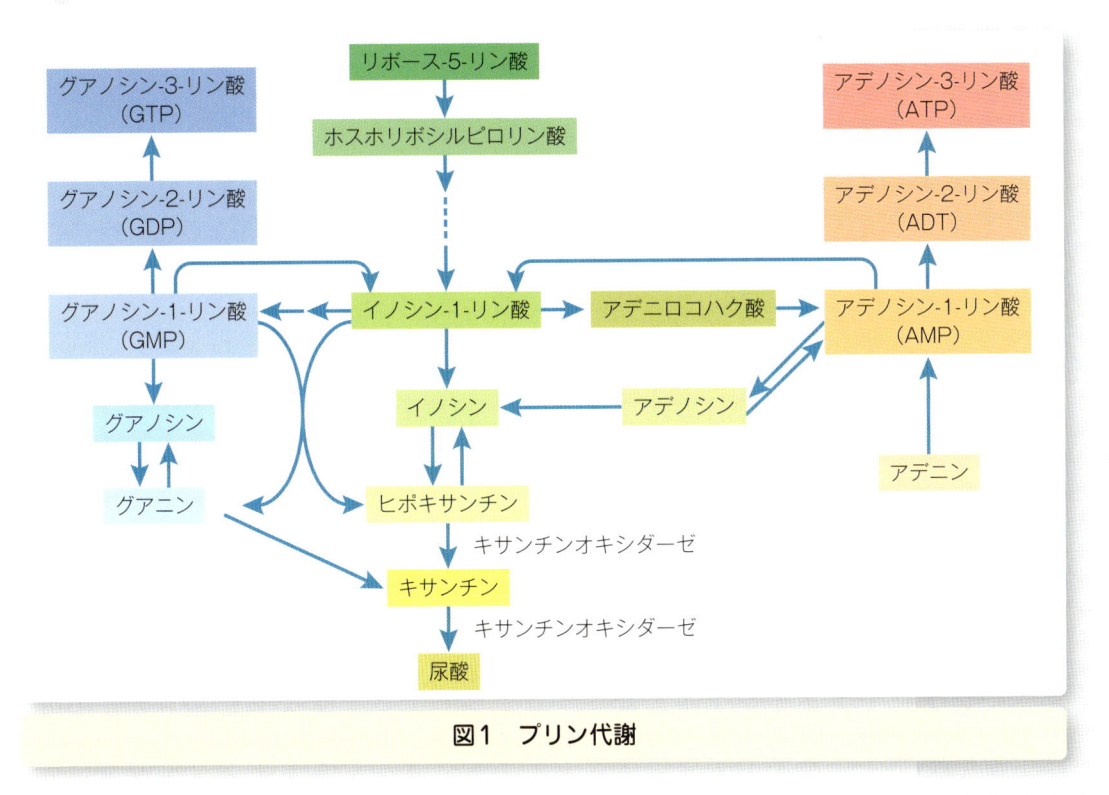

4 高尿酸血症・痛風

図1 プリン代謝

体のどこに異常が起こっているのか

尿酸はプリン代謝の最終産物である（図1）．尿酸のもとになるプリン体は，核酸の構成成分である．核酸は糖，リン酸，プリンまたはピリミジン塩基により構成されたヌクレオチドが連結したものであり，そのプリン塩基にはアデニンとグアニンがある．アデノシン-3-リン酸（ATP）はアデニンに糖とリン酸3分子が結合したものであり，生体内でエネルギーを要する反応に用いられる．すなわち，プリン体は核酸合成の原料でもあり，また，ATPとしてエネルギー源にもなるなど，生命活動に極めて重要な物質である．

プリン体の生成はリボース-5-リン酸から開始される．イノシン-1-リン酸からアデノシン-1-リン酸（AMP）あるいはグアノシン-1-リン酸（GMP）が生成され，さらに分解されて最終的にはキサンチンオキシダーゼにより尿酸になる．

尿酸は体内に成人男性で1,200 mg存在する．1日700 mgが産生され，同量が排泄されている．このうち2/3が尿から，残りが消化管から排泄される．臨床的に重要なのは前者である．尿酸は糸球体で100%濾過された後，近位尿細管で再吸収あるいは分泌され，最終的に糸球体で濾過された量の10%が尿中に排泄される．そのため，近位尿細管の細胞膜には尿酸を再吸収あるいは分泌するトランスポーターが存在する（図2）．中でもURAT1は尿酸再吸収の主要なトランスポーターである．

尿酸

霊長類を除く多くの哺乳類は尿酸分解酵素であるウレートオキシダーゼを持つため，尿酸は体内でさらに分解される．尿酸は強い抗酸化能力を持ち，酸化ストレスへの防御に働くといわれているが，最近は否定的な研究結果も報告されている．

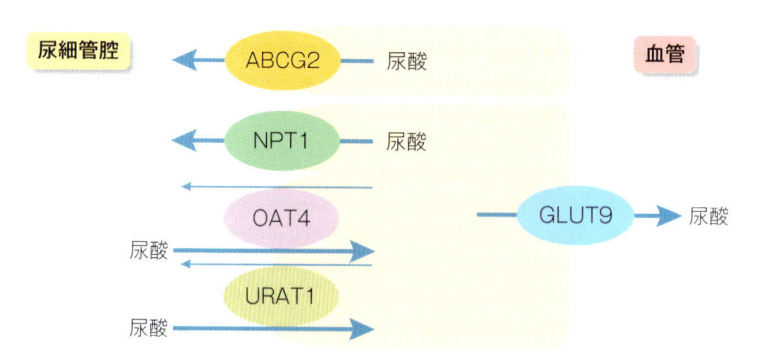

図2 近位尿細管における尿酸の輸送体

近位尿細管細胞には種々のトランスポーターが存在し、尿酸の排泄や分泌を行う。特に重要であるのはURAT1である

ABCG2：ATP-binding cassette sub-family G member 2
GLUT9：glucose transporter type 9（グルコース輸送体タイプ9）
NPT1：sodium/phosphate cotransporter 1（ナトリウム・リン酸共輸送体1）
OAT4：organic anion transporter 4（有機アニオン輸送体4）
URAT1：urate transporter 1（尿酸輸送体1）

　尿酸の産生から排泄に至る過程に種々の要因が作用して尿酸の産生が過剰になったり排泄が低下すると血液中の尿酸値が高値になる。高尿酸血症には肝臓で尿酸の産生が亢進している場合（尿酸産生過剰型）と腎尿細管において尿酸の排泄が低下している場合（尿酸排泄低下型）がある。高尿酸血症を引き起こす要因としては肥満、アルコール、果糖やプリン体過剰摂取、無酸素運動などがある（図3）。この中で、果糖やプリン体過剰摂取は尿酸産生を増加させる。肥満、アルコール、無酸素運動は尿酸産生過剰とともに排泄低下も起こす。他の高尿酸血症をきたす原因とし、薬剤やストレスなどがある。

異常はどのように現れるのか

　尿酸は生理的pHの範囲では尿酸ナトリウム塩として存在する。高尿酸血症が長期持続すると関節滑膜に尿酸塩結晶が析出して、微小な沈着巣が生じる。この結晶が剥脱し、白血球に貪食されると急性関節炎が生じる。これが痛風発作（急性痛風関節炎）である（図4）。痛風発作は母趾MTP関節（足の親指の付け根の関節）に多い。疼痛が強いが、14日以内に軽快する。しかし、高尿酸血症を長期放置すると痛風発作も頻発し、さらに皮下に尿酸塩の結晶が析出し、痛風結節が生じてくる（図5）。痛風結節により骨破壊が起こることがある。尿酸塩は腎実質にも沈着し、尿細管や間質の障害を起こす。痛風に合併する高血圧、糖・脂質代謝異常などによる腎障害も含めて広義に痛風腎と称している。また、痛風の約20％に尿路結石が認められる。尿酸結石だけでなく、シュウ酸カルシウム結石も多い。

　このように、痛風は尿酸塩結晶の沈着に基づく疾患である。血漿中での尿酸塩の溶解度は7.0 mg/dLである。したがって、高尿酸血症は血清尿酸値が7.0 mg/dLを超える場合と定義される。なお、高尿酸血症はあるが痛風発作を起こしたことが

◆ 高尿酸血症の病型
単位時間当たりの尿中尿酸排泄量から求められる尿酸産生量（EUA）と、尿酸クリアランス（CUA）から算出。EUAが0.51 mg/kg/時より高い場合は尿酸産生過剰型、CUAが6.2 mL/分より低ければ尿酸排泄低下型と診断する。

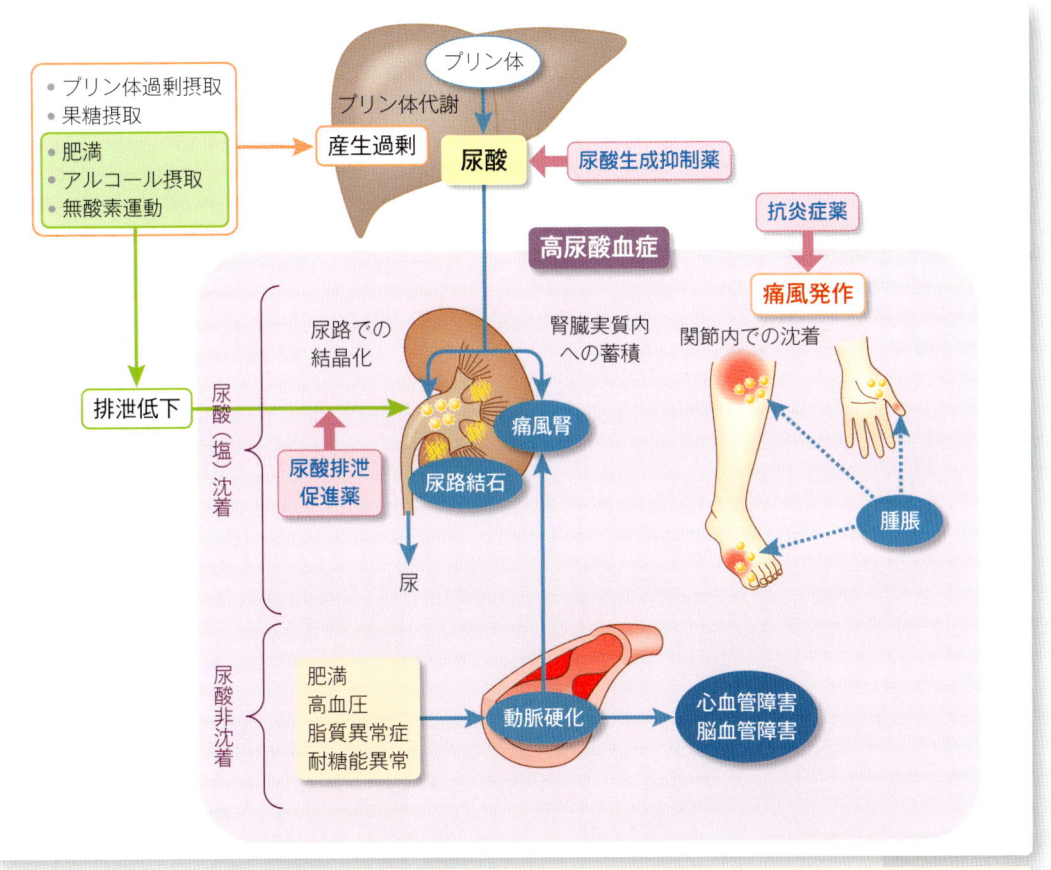

図3 痛風の症状発現のメカニズムと治療のターゲット

ない場合を無症候性高尿酸血症という．

　痛風では肥満，脂質異常症，高血圧，耐糖能異常などの生活習慣病の合併が多い．メタボリックシンドロームも 50～60％以上に合併するといわれている．したがって，痛風患者では動脈硬化性疾患の合併に注意すべきである．一方，高尿酸血症自体も単独で存在することは少なく，多くの場合何らかの生活習慣病を伴っている．血清尿酸値が心血管疾患の予測因子あるいはリスク因子であるとの報告がある．

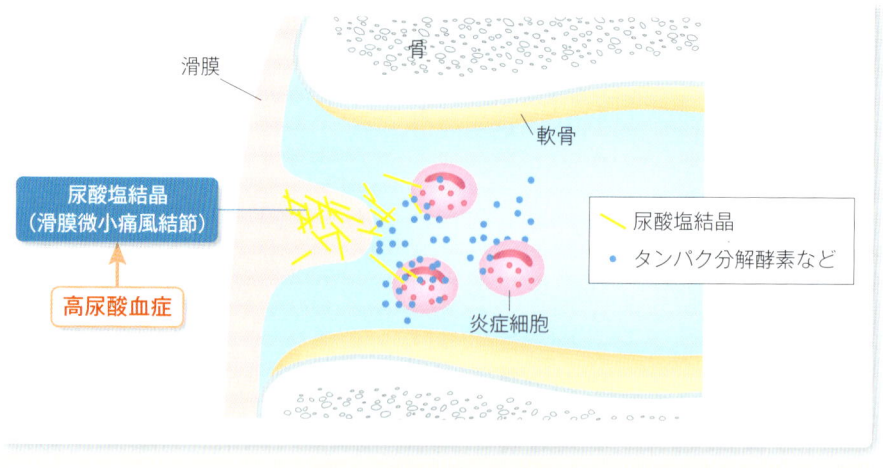

図4 痛風発作の病態

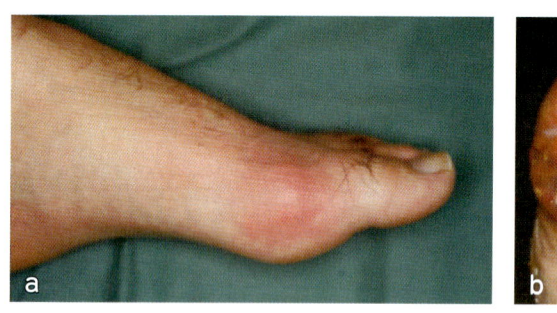

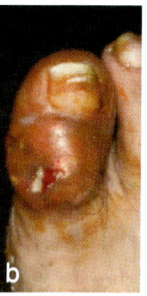

母趾MTP関節（足の親指の付け根の関節）に生じた痛風発作（a），痛風結節（b）

図5 痛風発作と痛風結節

治療 のターゲットは何か

痛風の治療は，痛風発作の治療と基盤にある高尿酸血症の治療に分けられる．

▶▶薬物療法のターゲット

①痛風発作の治療のポイント
- 急性炎症の治療 ➡ 非ステロイド抗炎症薬，グルココルチコイド
- 予兆期での頓挫 ➡ コルヒチン

②高尿酸血症の治療のポイント
- 腎臓での尿酸排泄増加 ➡ 尿酸排泄促進薬
- 肝臓での尿酸の生成抑制 ➡ 尿酸生成抑制薬

❶非ステロイド抗炎症薬

痛風発作の炎症を抑えるために用いられる．半減期が短く，吸収と体内分布の速いものが望ましい．実際に非ステロイド抗炎症薬を用いる場合には常用量を漫然と投与するよりも発作の極期に比較的大量を投与する方法が用い

られる．

❷ グルココルチコイド
痛風発作の炎症を抑えるために用いられる．非ステロイド抗炎症薬が禁忌あるいは用いにくい場合（活動性の消化性潰瘍，腎・肝・心不全合併例，ワルファリン投与中など）に投与する．

❸ コルヒチン
高用量では痛風発作に対する効果もあるが，脱毛，下痢，血球減少などの副作用が多い．したがって，痛風発作の予兆期に1錠（0.5 mg）のみ用い，もっぱら発作を頓挫させるために用いる．

❹ 尿酸排泄促進薬
尿酸の再吸収にかかわるトランスポーター URAT1 の機能を抑制する．尿酸排泄低下型高尿酸血症には尿酸排泄促進薬を用いるのが合理的である．尿酸排泄促進薬服用中は尿中への尿酸排泄量が増加するので，尿路結石の防止のために十分な水分の摂取を勧めるとともに，酸性尿改善薬を併用する．尿をアルカリ化するとされている食品の摂取も勧めてよい．

❺ 尿酸生成抑制薬
プリン代謝における尿酸生成の最終ステップに作用するキサンチンオキシダーゼを阻害する．尿酸産生過剰型高尿酸血症には尿酸生成抑制薬を投与する．尿路結石合併例（既往も含む）や腎障害時には尿酸生成抑制薬が第一選択である．

> 🍀 **コルヒチン**
> ユリ科の植物に存在するアルカロイド．好中球の遊走を阻害し抗炎症作用を持つとされる．

▶▶ 栄養療法のターゲット

①肥満の改善 ➡ 摂取エネルギーの適正化
- 摂取エネルギーを労作量に応じて制限する（25～30 kcal/kg（標準体重）/日）．

②アルコール過剰摂取 ➡ アルコール制限
- 1日ビール500 mL，日本酒1合，ワイン200 mL，ウイスキーダブル1杯のいずれかとし，週に2日禁酒する．

③果糖（フルクトース）摂取過剰摂取 ➡ 果糖制限
- 果物，フルーツジュース，砂糖入りソフトドリンクの摂取を制限する．

④プリン体過剰摂取 ➡ プリン体制限
- プリン体を特に多く含む内臓類は摂取を制限する．プリン体は多くの食品に含まれているので，厳格には制限しない．

⑤尿酸排泄量の確保 ➡ 水分摂取
- 一日尿量が2 L以上になるように，水分摂取を勧める．

⑥尿路結石の予防 ➡ 酸性尿の改善

栄養療法はこうする（図6）

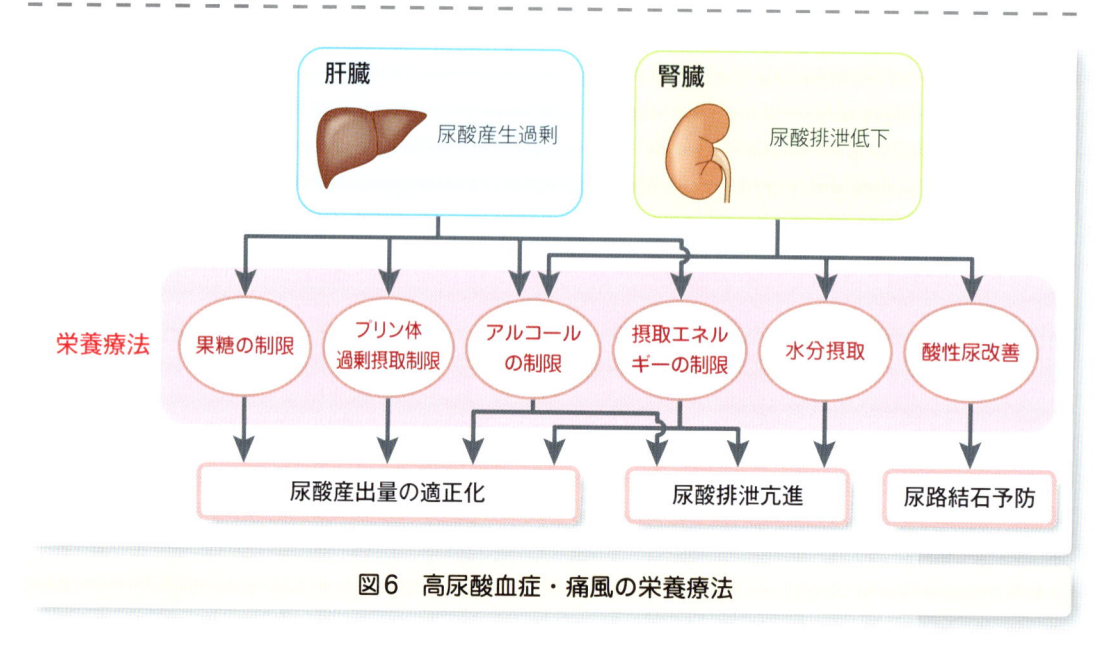

図6 高尿酸血症・痛風の栄養療法

ⓐ 肥満の改善

　肥満は高尿酸血症と密接な関連がある．疫学研究でBMIが増加するほど痛風の発症リスクが増加することが示されている．血清尿酸値にも同様の傾向がある．高尿酸血症・痛風では，まず摂取エネルギーを適正化して肥満の改善・防止に努める必要がある．日常の労作量より摂取エネルギーを25～30 kcal/kg（標準体重）/日にするように指導する．

ⓑ 摂取を制限すべき食品

　ビールや蒸留酒は血清尿酸値を上昇させ，痛風リスクを高める．アルコールについては，1日量としてビール500 mL，日本酒1合，ウイスキーダブル1杯のいずれかとし，週2日の禁酒を勧める．ビールはアルコール飲料の中でプリン体含有量がもっとも多く，痛風発症との関連がもっとも明確である．しかし，アルコールそのものが尿酸の産生・排泄に影響するので，プリン体をほとんど含有しない蒸留酒でも制限が必要である．200 mL程度のワインは差し支えない．

　最近，果糖摂取と痛風発症との関連が注目されている．特に，フルーツジュースや果汁を含む野菜ジュースに注意が必要である．また，砂糖（ショ糖）は果糖とブドウ糖からできているので，砂糖入りソフトドリンク摂取でも痛風発症リスクが高くなる．ダイエットドリンクはさしつかえない．

　肉類，魚介類の過剰摂取も血清尿酸値を上昇させ，痛風リスクを高める．これらの食品に多くのプリン体が含まれているためと考えられる．1日のプリン体摂取量は400 mg以下がよいとされる．しかし，厳格なプリン体制限は摂取食品のバランスを損ねかねない．実際には，プリン体を特に多く含む内臓類を禁止とし，他の食品については摂取エネルギーと摂取食品のバラエティーを考慮して適量を摂取すればよい．なお，干し椎茸やかつおぶしなどの食品はプリン体含有量が多い．プリン

♦ **果糖摂取と痛風発作**
果糖（フルクトース）が肝臓で代謝される際，ATPと無機リンが消費され不足すると，AMPの分解が亢進し最終産物の尿酸が増加する．

体含有量は単位重量あたりで示されているが，これらの食品を大量に使用することはないので用いてよい．

c 摂取が勧められる食品

乳製品は痛風の発症リスクを低下させる．カゼインに尿酸排泄促進作用があるのが原因の1つである．コーヒーやビタミンCも血清尿酸値を下げ，痛風の発症リスクを低下させる．ただし，コーヒーはシュウ酸を多く含むので，尿酸結石を合併している場合は控えるべきである．

高プリン体含有野菜（ブロッコリー，キノコ類など）は痛風発症に影響しない．食物繊維が多く含まれていること，キノコ類にインスリン抵抗性改善作用があることなどが影響していると考えられる．高タンパク食も痛風発症リスクには影響しない．

酸性尿では尿酸の結晶化が促進される．したがって，尿アルカリ化に役立つとされる食品（海藻類，キノコ類など）の摂取が勧められる．

d 水分摂取

濃縮尿は酸性のことが多い．水分を十分に摂取することで，尿の濃縮を避けることができ，酸性尿を避けるとともに尿路結石の予防にも役立つ．一日尿量が2L程度になるように水分を摂取し，尿量を維持する．心・腎機能に異常がある場合には摂取可能な水分量について医師の指示が必要である．

e 栄養指導のポイント

前述は高尿酸血症・痛風に焦点をあてた場合の栄養指導である．しかし，高尿酸血症・痛風には生活習慣病の合併が多い．高尿酸血症・痛風の症例の栄養指導においては生活習慣病を中心とする合併症病態を検索したうえで，全身的な栄養療法が望まれる．

参考文献

1) 橘正道：プリンおよびピリミジンヌクレオチドの代謝．ハーパー・生化学，原書25版，上代淑人（監訳），丸善，東京，p417-432，2000
2) Enomoto A et al：Molecular identification of a renal urate anion exchanger that regulates blood urate levels. Nature **417**：447-452, 2002
3) Kolz M et al：Meta-analysis of 28,141 individuals identifies common variants within five new loci that influence uric acid concentrations. PLoS Genet **5**：e1000504, 2009
4) 日本痛風・核酸代謝学会：高尿酸血症・痛風の治療ガイドライン，第2版，メディカルレビュー社，東京，2010
5) Choi HK et al：Purine-rich foods, dairy and protein intake, and the risk of gout in men. N Engl J Med **350**：1093-1103, 2004

B 代謝疾患
5 骨粗鬆症

《正常》
正常では，骨形成＝骨吸収

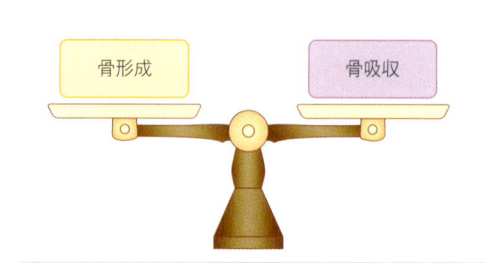

《骨粗鬆症》
骨形成＜骨吸収となると，骨粗鬆症が起こる．閉経後は，骨吸収が非常に亢進し，代償的に骨形成が亢進するが，追いつかない

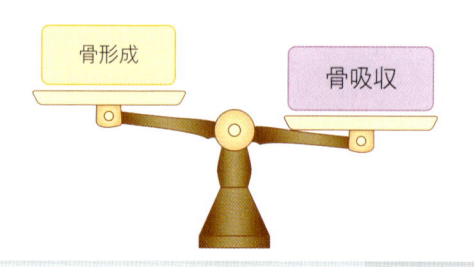

図1　骨粗鬆症とは

体のどこに異常が起こっているのか

　骨は硬いがけっして石ではなく，活発な代謝を営み，古くなった部分を壊し（骨吸収）新しい骨を作っており（骨形成），これを骨のリモデリングという．リモデリングには2つの意味があり，1つは常に更新することによる強度の維持であり，もう1つは血清カルシウム濃度維持のための"カルシウム銀行"としての役割である．海水はカルシウムを豊富に含むので，海に住む生物にはカルシウム欠乏の心配はないが，陸上に住む生物はカルシウム不足のリスクが高い．このため骨に多量のカルシウムが蓄えられており，血清カルシウム濃度が下がりそうになると，骨吸収が亢進して血清カルシウム濃度を維持する．

　通常は「骨吸収＝骨形成」すなわち，壊したのと同じだけ新しい骨が作られ，骨量は増減しないが，「骨吸収＞骨形成」となると骨粗鬆症になる（図1）．したがって骨粗鬆症の原因としては，①骨吸収亢進，②骨形成低下，の2つが考えられる．骨粗鬆症の原因としてもっとも重要なのは閉経である．女性ホルモンは過剰な骨吸収を抑制しており，閉経により女性ホルモンが減少すると骨吸収が異常亢進する．二次的に骨形成も亢進するが，全体としては骨吸収亢進が勝り骨粗鬆症となる（図2）．閉経期骨粗鬆症においては骨形成・骨吸収とも亢進しており，高回転型とよばれる．これに対し糖尿病性など低回転型は骨形成・骨吸収とも低下している．

　骨粗鬆症は"骨量の低下と骨の微細構造の劣化を特徴とし，そのために骨折のリスクが増した状態"であり，"骨折したもの"ではなく，未然に防ぐよう治療する．慢性合併症を防ぐため糖尿病を治療したり，冠動脈疾患や脳血管障害予防のため高血圧・脂質異常症を治療するのと同様に，生活習慣病としてまた予防医学的疾患として理解すべきである．骨折が起こらない限り，骨粗鬆症に特徴的な症状はない．したがって，以下に述べるような検査によって早期に診断することが重要で，この点も他の生活習慣病と同じである．

◆ **女性ホルモンと骨吸収**
骨を構成する細胞のうち，骨芽細胞は骨形成にかかわるとともに，骨代謝全体を調整する．女性ホルモンの1つであるエストロゲンは骨芽細胞内の受容体を介して，破骨細胞形成を抑制する．

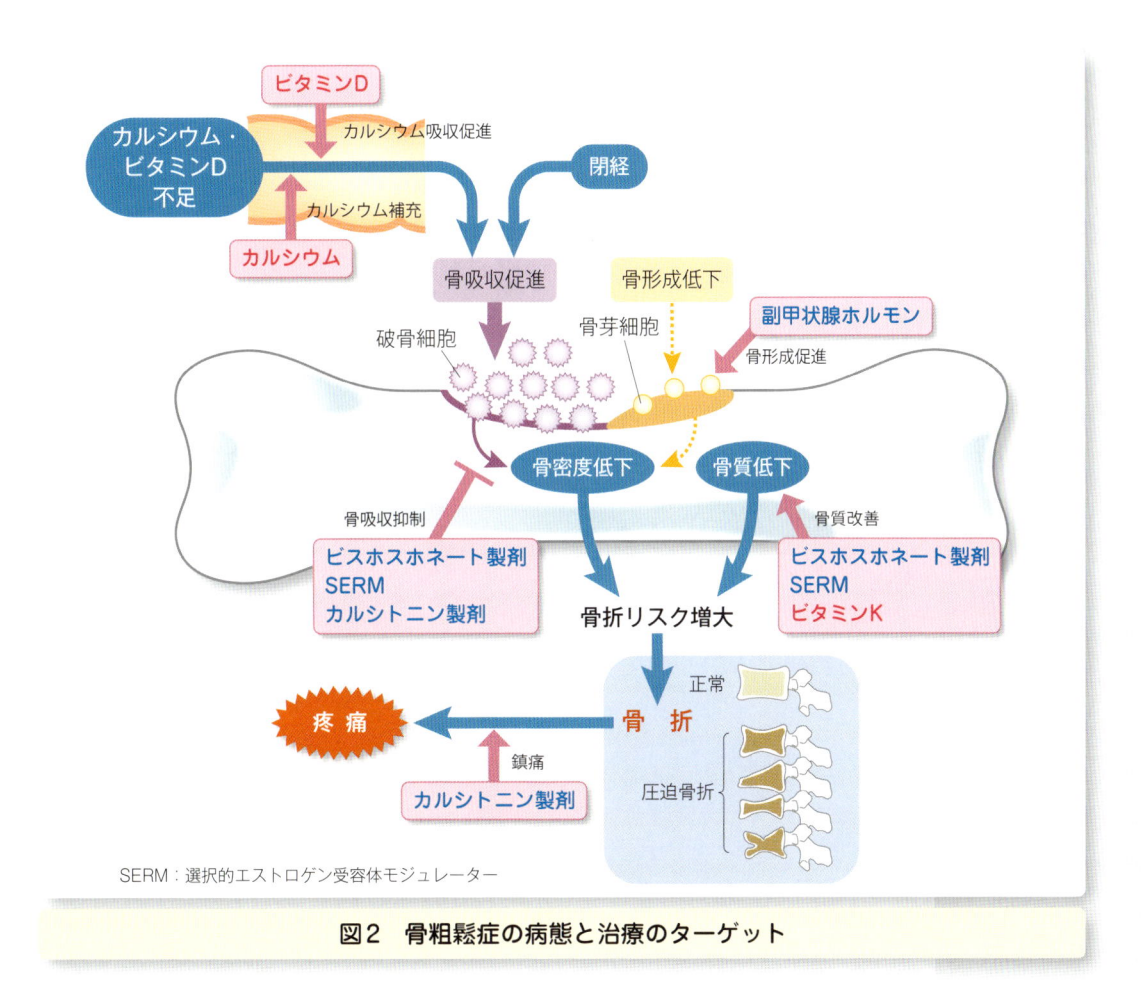

図2　骨粗鬆症の病態と治療のターゲット

異常はどのように現れるのか

　骨粗鬆症では，特に椎体圧迫骨折（背骨の骨折）・大腿骨近位部骨折（足の付け根の骨折）・橈骨遠位端骨折（手首の骨折）が起こりやすい．このうち，大きな問題となりやすいのは大腿骨近位部骨折で，受傷後1年以内の死亡率が非常に高いうえに，骨折以前の生活レベルに戻れないことが多い．「背中が曲がってきた」「若い頃より背が低くなった」という訴えが高齢女性に多いが，これは椎体圧迫骨折によるものであり，とかく軽視されやすいが内臓諸機能低下やQOLの低下をきたす．

　骨粗鬆症患者のうち，適切に診断・治療を受けているのは，ごく一部に過ぎないといわれている．生活習慣病的理解が普及していないことに加え，他の疾患と異なり，血液・尿検査では診断できないことも影響していると思われる．「骨強度＝骨密度＋骨質」すなわち，骨密度低下は，骨折の重要なリスクとなるが，それ以外の要素として，骨質も重要な因子である．図3に日本骨代謝学会による「原発性骨粗鬆症の診断基準」を示すが，脆弱性骨折があれば確実に骨強度が低下しているわけで，それだけで骨粗鬆症と診断される．脆弱性骨折のない場合，骨密度測定装置により診断される．現在標準法とされているのはDXA（Dual Energy X-ray

🖊 骨粗鬆症で骨折しやすい部位

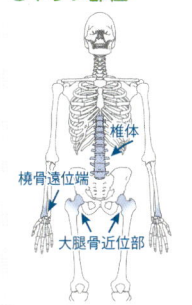

🖊 骨質
骨の形態，微細構造，石灰化状態などのことを指す．いまのところ臨床的に簡単に評価できる指標はない．

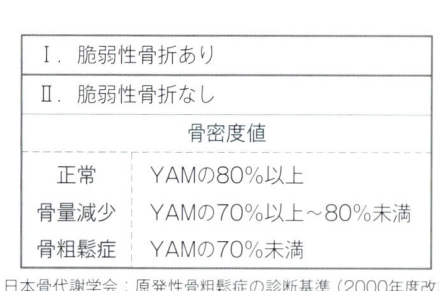

Ⅰ. 脆弱性骨折あり	
Ⅱ. 脆弱性骨折なし	
骨密度値	
正常	YAMの80%以上
骨量減少	YAMの70%以上〜80%未満
骨粗鬆症	YAMの70%未満

日本骨代謝学会：原発性骨粗鬆症の診断基準（2000年度改訂版）より改変〈http://jsbmr.umin.jp/pdf/genpatsu2000.pdf〉

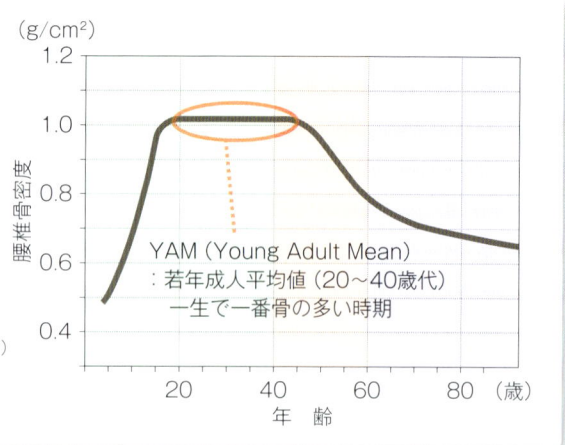

図3　骨粗鬆症の診断基準

Absorptiometry）法であり，測定結果は2つの指標で表される．1つはZ値と呼ばれ，同年齢の平均値を100％と表示した値で，もう1つはT値とよばれ，一生でもっとも骨量の多い時期，すなわち20〜40歳代の平均（若年成人平均値，young adult mean：YAM）を100％と表示した値である．骨粗鬆症の診断はT値によってなされ，T＜70％が骨粗鬆症，70〜80％が骨量減少である．

ここで注意しておきたいことは，診断は若い頃からどれだけ減っているかであり，年齢相応であるか否かではないことである．骨粗鬆症は退行性疾患（加齢により臓器の働きが低下することによる疾患）の要素もあるので，高齢者で非常に有病率が高いのは当然である．

（前頁より）
● **原発性骨粗鬆症**
ここで説明しているのは，特別な基礎疾患によるのではない骨粗鬆症で，原発性骨粗鬆症という．他の疾患に伴うものを続発性骨粗鬆症といい，慢性腎不全に伴うものと，ステロイド骨粗鬆症が特に重要である．

治療のターゲットは何か

骨粗鬆症治療のターゲットは，骨折予防である．表1に『骨粗鬆症の予防と治療ガイドライン2011年版』の薬剤の評価と推奨のまとめを，図2にそれらの作用機構を示す．

薬物療法の目標は骨折予防である．治療薬は，骨形成促進薬と骨吸収抑制薬に分類され，現在わが国で用いられている薬剤のほとんどは骨吸収抑制薬だが，骨形成促進薬である副甲状腺ホルモン（PTH）が，最近臨床的に用いられている．

▶ **薬物療法のターゲット**
① 骨代謝マーカー（尿中NTxなど）を用いて病態を把握する
② 骨吸収亢進型であれば，骨吸収抑制を抑える ➡ ビスホスホネート製剤，SERM
③ 骨形成促進をめざす場合 ➡ 副甲状腺ホルモン（PTH）

● **副甲状腺ホルモン（PTH）**
PTHは持続的に過剰分泌されると骨吸収を促進するが（例：原発性副甲状腺機能亢進症），間欠的に投与すると強力な骨形成作用を示す．

↳ ❶ ビスホスホネート製剤

最近世界的に広く用いられており，アレンドロネート，リセドロネートなどがある（図4）．強力な骨吸収抑制薬であり，椎体圧迫骨折・非椎体骨折と

表1　薬剤の評価と推奨のまとめ

分類	薬物名	骨密度	椎体骨折	非椎体骨折	大腿骨近位部骨折
カルシウム薬	L-アスパラギン酸カルシウム	C	C	C	C
	リン酸水素カルシウム	C	C	C	C
女性ホルモン薬	エストリオール	C	C	C	C
	結合型エストロゲン[*1]	A	A	A	A
	エストラジオール	A	C	C	C
活性化ビタミンD₃薬	アルファカルシドール	B	B	B	C
	カルシトリオール	B	B	B	C
	エルデカルシトール	A	A	B	C
ビタミンK₂薬	メナテトレノン	B	B	B	C
ビスホスホネート薬	エチドロン酸	A	B	C	C
	アレンドロン酸	A	A	A	A
	リセドロン酸	A	A	A	A
	ミノドロン酸	A	A	C	C
SERM	ラロキシフェン	A	A	B	C
	バゼドキシフェン	A	A	B	C
カルシトニン薬[*2]	エルカトニン	B	B	C	C
	サケカルシトニン	B	B	C	C
副甲状腺ホルモン薬	テリパラチド(遺伝子組換え)	A	A	A	C
その他	イプリフラボン	C	C	C	C
	ナンドロロン	C	C	C	C

グレードA：行うよう強く勧められる，グレードB：行うよう勧められる，グレードC：行うよう勧められるだけの根拠が明確でない，グレードD：行わないよう勧められる
[*1]：骨粗鬆症は保険適用外
[*2]：疼痛に関して鎮痛作用を有し，疼痛を改善する(グレードA)
(骨粗鬆症の予防と治療ガイドライン作成委員会(編)：骨粗鬆症の予防と治療ガイドライン2011年版．ライフサイエン出版, 東京, p126, 2011)

も，著明に減少させることが証明されている．ビスホスホネート製剤は，リン酸カルシウムに非常に高い親和性を持つため骨に選択的に作用するが，食後や牛乳・ジュースなどとともに服用すると著しく吸収が低下するため，空腹時の服用が必須である．

❷ その他の薬剤

　女性ホルモン欠乏が骨粗鬆症の原因であれば，女性ホルモン補充療法(hormone replacement therapy：HRT)がよさそうだが，骨密度増加には有効なものの，子宮や乳腺などの副作用の懸念から処方頻度は低い．骨には女性ホルモンとして作用するが，子宮や乳腺に悪影響のないSERM(selective estrogen receptor modulator，選択的エストロゲン受容体モジュレーター)と呼ばれる女性ホルモン誘導体(ラロキシフェンなど)も，椎体圧迫骨折抑制効果があり，最近広く使用されている．

▶ HRTの副作用
WHI (Women's Health Initiative) 研究において，長期HRTは骨にはプラスだが，子宮癌，乳癌のリスク増大などが指摘された．

❸ 骨代謝マーカーによる骨吸収の評価

　血液・尿検査による骨代謝マーカー測定では骨粗鬆症の診断はできないが，病態把握には役立つ．骨は，タンパク質(主にⅠ型コラーゲン)でできた枠組

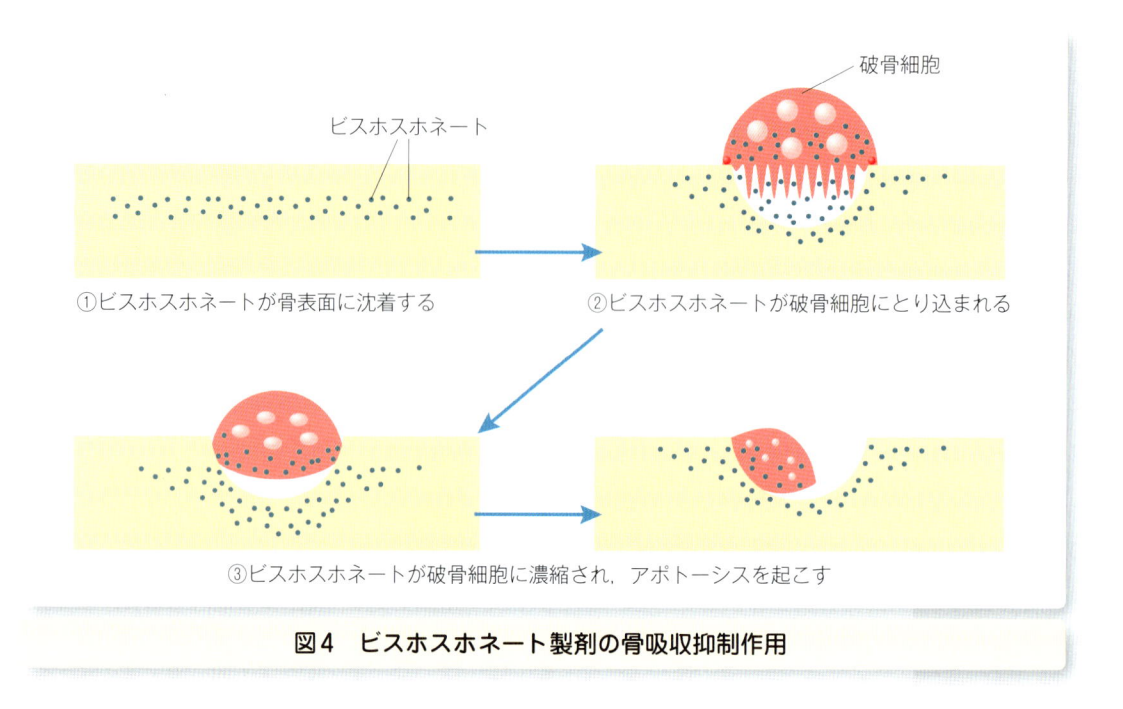

①ビスホスホネートが骨表面に沈着する　②ビスホスホネートが破骨細胞にとり込まれる

③ビスホスホネートが破骨細胞に濃縮され，アポトーシスを起こす

図4　ビスホスホネート製剤の骨吸収抑制作用

みのうえに，リン酸カルシウムが沈着する形でできている．したがって骨吸収によって，Ⅰ型コラーゲン分解産物が放出されるので，これらを測定すれば骨吸収の程度を評価できる（例えば尿中デオキシピリジノリン［DPD］，尿中Ⅰ型コラーゲン架橋テロペプチド［NTx］）．骨形成マーカーの代表は，骨型アルカリホスファターゼ（BAP）である．骨吸収亢進型では，これらが高値となる．また治療後骨吸収マーカーの低下は，骨吸収抑制薬の効果判定に使用できる．

尿中DPD，尿中NTx
NTxはコラーゲン線維の構成物である．また，コラーゲンは3重らせんに架橋が加わった構造であり，その架橋部分が壊れて尿に排泄されたのがDPDである．

▶▶栄養療法のターゲット
①カルシウム吸収による骨形成 ➡ 十分なカルシウム，ビタミンD摂取
②骨の強度維持 ➡ 十分のビタミンK摂取

❶カルシウムの摂取
血清カルシウム濃度が低下すると生命を維持できないため，骨吸収によってカルシウムが動員される．したがってカルシウム不足の食事をとっても低カルシウム血症にはならないが，骨吸収は亢進するため骨粗鬆症になる．

❷ビタミンDの摂取
ビタミンDのもっとも重要な作用は腸管からのカルシウム・リンの吸収促進である．そのためビタミンD欠乏によりカルシウム・リンの吸収障害が生じ，石灰化障害であるクル病・骨軟化症が起る．最近，クル病・骨軟化症を起こすほどの重症の欠乏（deficiency）よりは軽度の不足（insufficiency）であっても骨粗鬆症の原因となること，その頻度は高齢者や長期入院患者などでは非常に高いことが注目されている．

❸ ビタミンKの摂取

従来骨の栄養というと，カルシウム・ビタミンDのみが注目されてきたが，最近他の栄養素の関与を示す報告もなされている．ビタミンKはGla化を行う酵素であるγ-カルボキシラーゼの補酵素とのみ考えられてきたが，骨にもビタミンK依存性にGla化されるタンパク（例えば，オステオカルシン）が存在し，骨におけるビタミンK欠乏が骨折リスクの増加をきたすことが近年報告されている．

❹ 水溶性ビタミンの摂取

最近，骨のもっとも重要なタンパク質であるコラーゲンの強度維持に，ビタミンB_{12}や葉酸など水溶性ビタミン摂取の意義も注目されている．

Gla化
グルタミン酸残基（Glu）にもう1つ余分のカルボキシル基が導入されたものをGla残基という．この形はカルボキシル基（-COO⁻）が近接して2つ存在することになり，カルシウムイオン（Ca^{2+}）結合能を獲得し，活性型の血液凝固因子となる．

栄養療法はこうする（図5）

図5 骨粗鬆症における栄養療法のターゲット

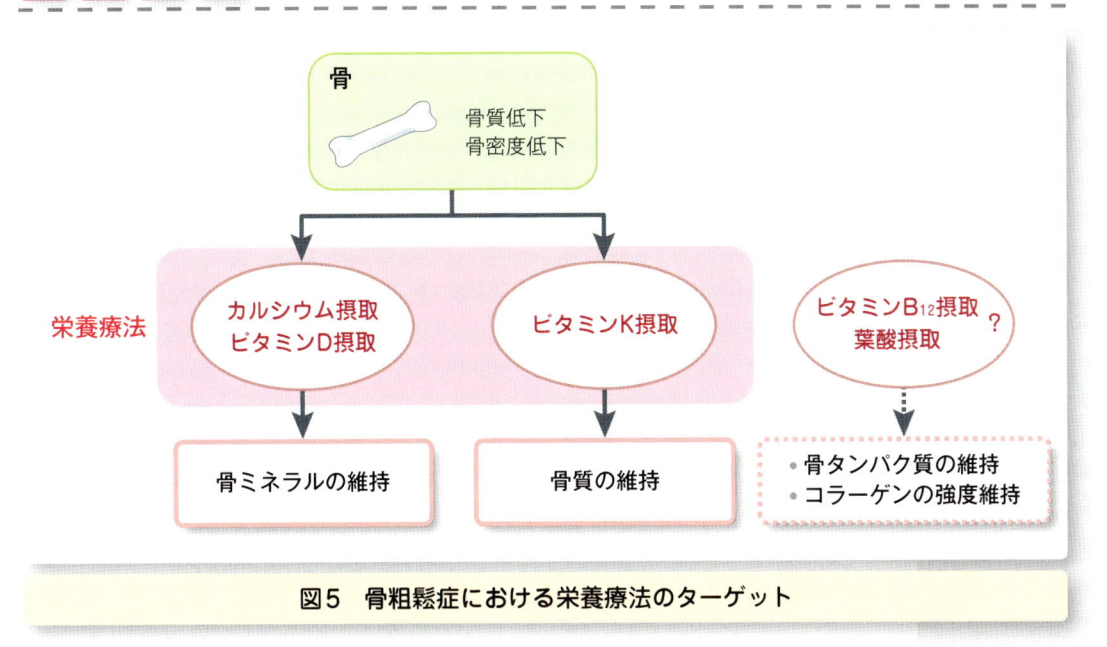

表2に，『骨粗鬆症の予防と治療ガイドライン2011年版』に記されているカルシウム，ビタミンD，ビタミンK摂取の「評価と推奨」を示すが，一見して日本人の食事摂取基準のものよりかなり高い値である．骨粗鬆症研究者の多くは，骨折予防には多量のビタミンDが必要と考えているが，それを摂取基準に取り入れるかどうかは現在まだ議論の対象であり，骨におけるビタミンKの意義は摂取基準には取り入れられていない．

ビタミンDが欠乏している状態ではカルシウムの腸管からの吸収は不十分である．乳製品・魚はカルシウムの豊富な食品として有名であるが，ビタミンDは魚には多く含まれるが，乳製品には少ない．

伝統的に日光浴は骨の健康に望ましいとされてきたが，いうまでもなく紫外線の作用によって皮膚でビタミンDが生成するためである．紫外線は波長によっていくつかに分類されるが，残念ながら皮膚に悪影響を及ぼすのも，皮膚でビタミンDを

表2 骨粗鬆症治療のためのカルシウム・ビタミンD・ビタミンK摂取の「評価と推奨」

カルシウム	食品から700〜800 mg (サプリメント,カルシウム薬を使用する場合には注意が必要である)(グレードB)
ビタミンD	400〜800 IU/日(10〜20 μg)(グレードB)
ビタミンK	250〜300 μg/日(グレードC)

(骨粗鬆症の予防と治療ガイドライン作成委員会(編):骨粗鬆症の予防と治療ガイドライン 2011年版,ライフサイエン出版,東京,p65, 2011)

生成するのもどちらも UVB であり,両者を分離することはできない.皮膚に対する紫外線の悪影響を考慮すると,むやみに紫外線にあたる必要はないが,長期入院の高齢者のようにまったく紫外線にあたらない例では,ビタミンDの欠乏・不足のリスクがより高いと考えられるので,魚の摂取を勧めたり,必要に応じてビタミンDのサプリメントを考えたりする必要がある.

UVB
紫外線は波長によってさらに分類され,280〜315 nm のものを UVB とよぶ.

参考文献

1) 骨粗鬆症の予防と治療ガイドライン作成委員会(編):骨粗鬆症の予防と治療ガイドライン 2011年版,ライフサイエンス出版,東京,2011

C 呼吸器疾患

・慢性閉塞性肺疾患（COPD）

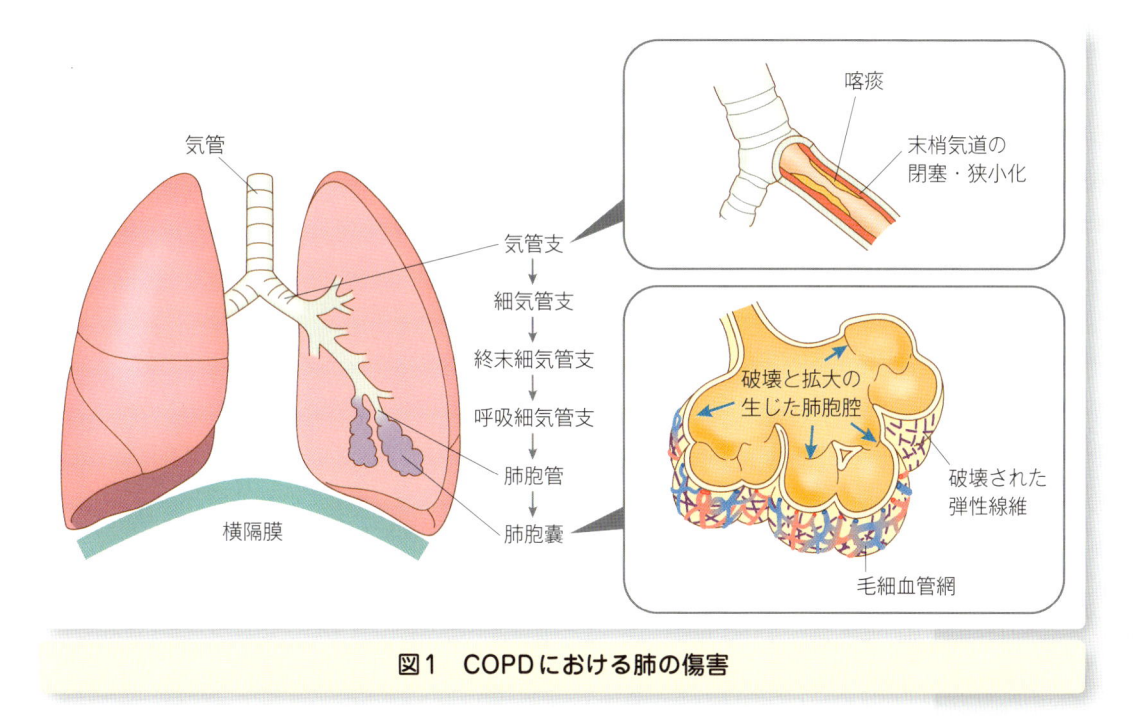

図1　COPDにおける肺の傷害

体のどこに異常が起こっているのか

　慢性閉塞性肺疾患（chronic obstructive pulmonary disease：COPD）は，タバコ煙を主とする有害物質を長期にわたり吸入曝露することで生じた肺の炎症性疾患である．特に末梢気道と呼ばれる径2 mm以下の細気管支領域では粘液分泌物の貯留，杯細胞の過形成，炎症性細胞の浸潤，気道壁の線維化，平滑筋の肥大などにより気道の閉塞をもたらす．また，肺胞壁の破壊が起こり，終末細気管支より末梢の気腔が非可逆的に拡大した気腫性病変が認められる．気腫性病変によって肺弾性収縮力は低下し，肺胞が破壊されるために末梢気道が虚脱しやすくなる．このような末梢気道病変と気腫性病変がさまざまな割合で複合的に作用することによって気流閉塞がもたらされる（図1）．また，中枢気道病変は気道過分泌による喀痰増加の原因となる．

　COPDと診断するには，呼吸機能検査で進行性の閉塞性障害がみられ，胸部X線写真などによって他の心肺疾患を除外できれば診断できる．なお，スパイロメトリーで評価した1秒率が70％未満の場合に閉塞性障害と判定する．

　COPDの外因としては喫煙が，発症リスクの90％程度を占める．まず，喫煙によって肺に好中球，マクロファージ，リンパ球などの炎症細胞が集積し，肺の炎症を生じる．このような肺の炎症がCOPDの病変を引き起こすプロセスとしては，肺傷害をもたらす攻撃因子（種々のプロテアーゼや酸化ストレス）が，防御因子（アンチプロテアーゼや抗酸化物質）の作用を上回る結果，気道炎症や肺胞壁の破壊が

・末梢気道
気管は2分岐を繰り返し23分岐目で肺胞嚢にいたる．末梢気道とは大体7～8分岐目からの気道内径が2 mm未満で軟骨を持たない細気管支を指す．細気管支は終末細気管支さらに呼吸細気管支から肺胞管へと分岐して最終的に肺胞嚢にいたる（図1）．

・肺胞壁
呼吸細気管支より末梢の気道から認められる．肺胞壁を介して空気と血液のガス交換が行われる．

・肺弾性収縮力
弾性線維の張力と肺胞内面の表面張力のために，肺自身には常に縮まる力が働いている．

・スパイロメトリー
スパイロメーターを用いて努力肺活量（FVC）や1秒量（FEV₁）を測定する検査法である．FEV₁/FVCが1秒率と呼ばれ閉塞性換気障害の指標となる．

図2　COPDの発症と病態

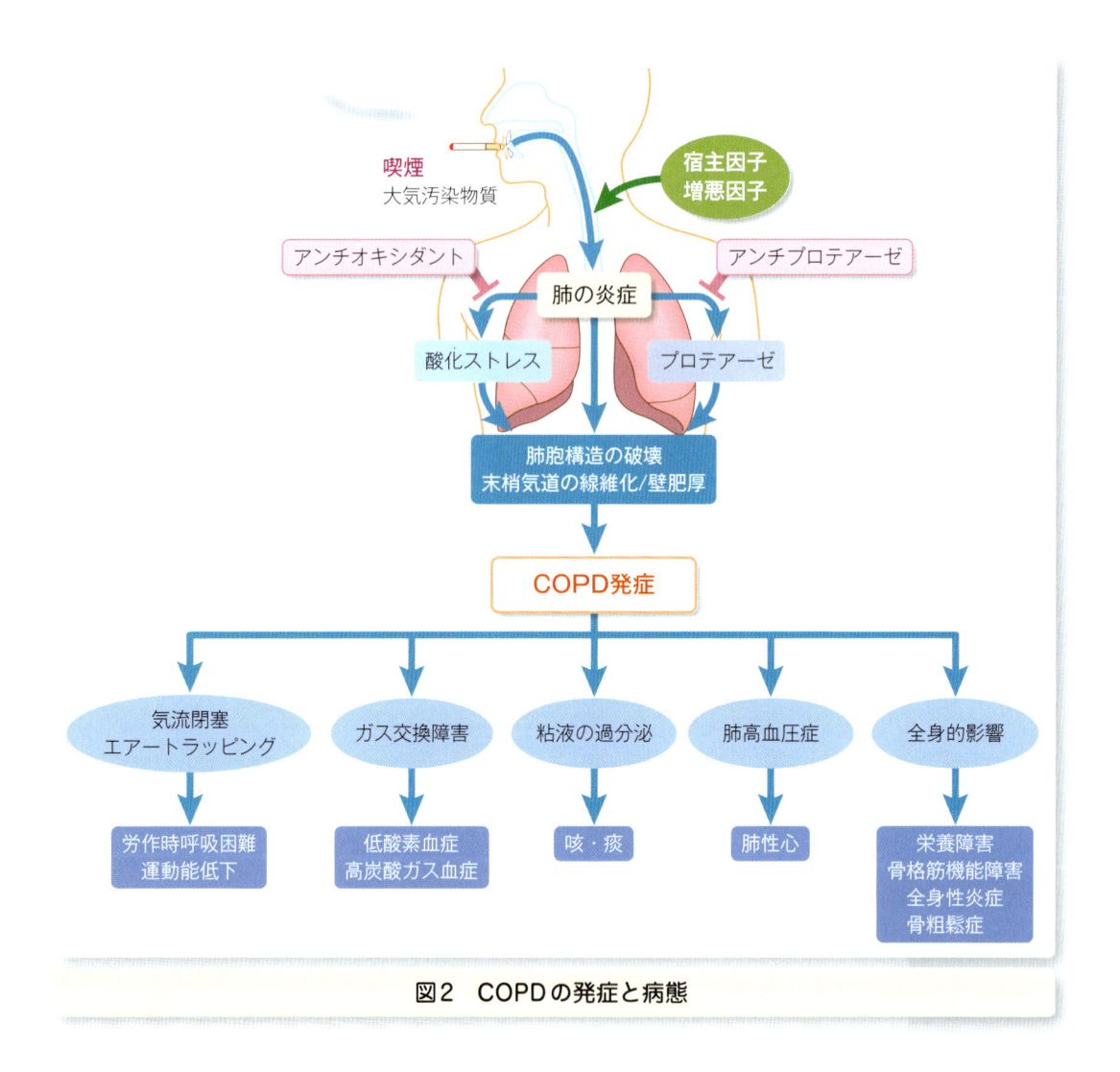

生じるという，プロテアーゼ・アンチプロテアーゼ不均衡とオキシダント・アンチオキシダント不均衡が中心的仮説となっている（図2）．また，肺の血管内皮細胞や上皮細胞のアポトーシスが肺気腫病変の形成に関与する可能性も指摘されている．一方，一部の喫煙者のみがCOPDを発症することから，患者側の内因性因子も関与すると考えられている．

● 内因性因子
$α_1$-アンチトリプシン欠損症はもっとも確かな内因性リスク因子であるが，日本では非常にまれな遺伝子異常である．炎症性物質の合成能や抗酸化酵素の発現性などにおいて，患者側の持つ遺伝子多型性と発症との関連性が想定されているが，これらの候補遺伝子がどの程度関与するかは明確ではない．

異常はどのように現れるのか

　COPDの主症状は労作時呼吸困難，喀痰，咳嗽であり，喘鳴を伴うこともある．呼吸困難はもっとも特徴的な症状であり，持続的かつ進行性である．特に，最初は階段や坂道で自覚する程度であるが，病状が進行すると軽い体動でも呼吸困難が出現するため生活の質（QOL）が低下する（図3）．COPD患者では呼気時の気道抵抗の増大や肺弾性収縮力の低下によってエアートラッピングと呼ばれる空気のとら

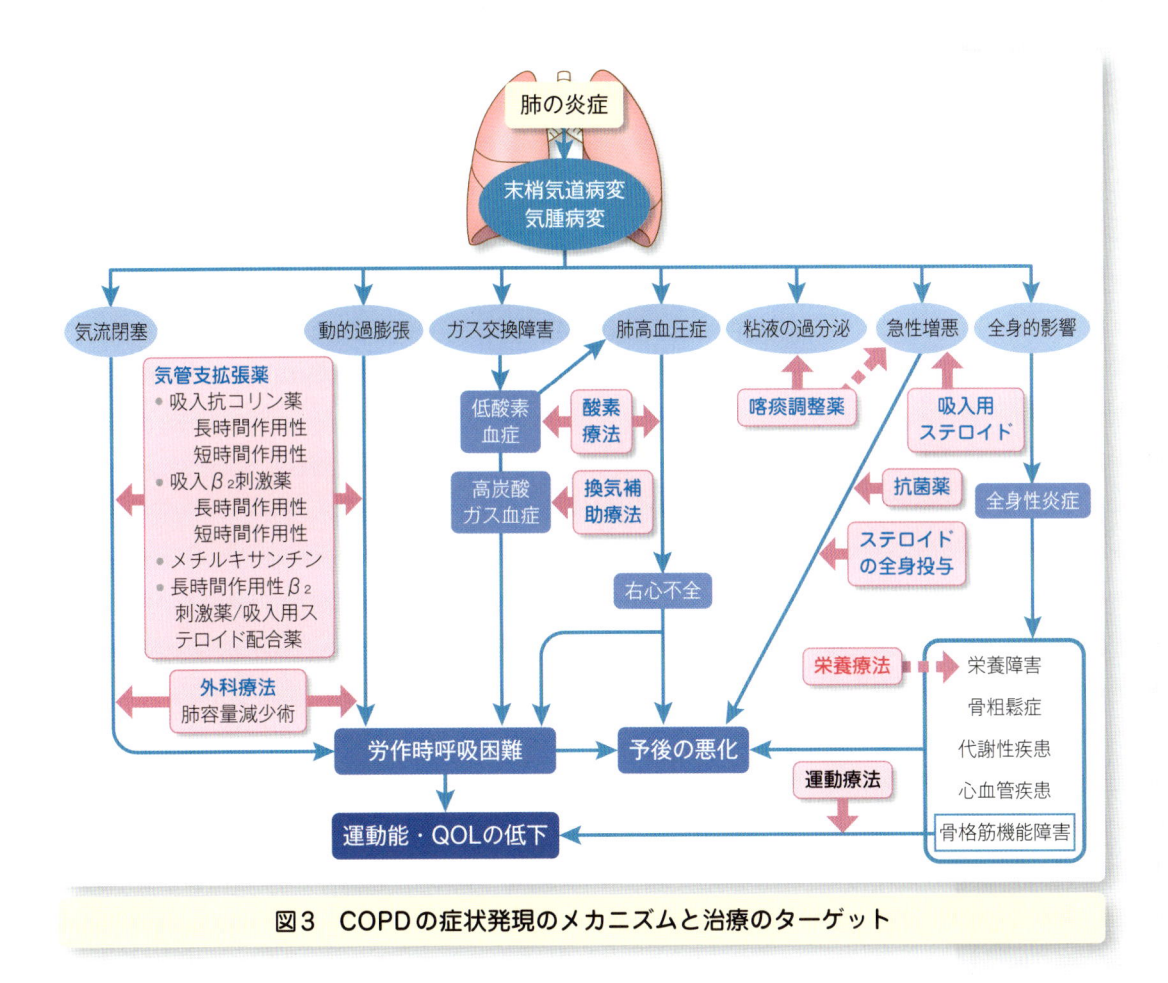

図3　COPDの症状発現のメカニズムと治療のターゲット

え込み現象がみられ，その結果，肺の過膨張が生じる．肺の過膨張は残気量を増加させて最大吸気量を減少させる．特に，運動時には動的過膨張とよばれるエアートラッピングの増悪がみられ，体動時の呼吸困難や運動能力の低下の原因になる．また，ガス交換障害によって低酸素血症が生じ，換気能力が低下すると高炭酸ガス血症を呈する．運動時の低酸素血症は，低酸素換気応答による換気刺激の増大や肺動脈圧の上昇を介して労作時呼吸困難の原因となる．気道での杯細胞の過形成と粘液の過分泌は，慢性の咳や痰の原因となり，気流閉塞にも一部関与している．重症のCOPD患者では軽度〜中等度の肺高血圧症がみられることがあり，肺高血圧症が進行すると右室の拡張や壁肥厚（肺性心）が生じ，最終的には右心不全を合併する．

発作性の呼吸困難や喘鳴，咳症状が特に夜間，早朝にみられる場合には，喘息の合併を疑う．COPDでは呼吸困難，咳，痰などの症状が日常の変動を超えて急激に悪化する場合がある．急性増悪は予後の悪化につながるため，速やかに対処する必要がある．増悪の原因として呼吸器感染症がもっとも多いが，原因が特定できないことも少なくない．

COPDは長期の喫煙歴がある中・高年者に発症するため，喫煙や加齢に伴う併存症が多くみられる．また，COPD自体が肺以外にも全身性の影響（systemic effect）

（前頁より）

◆ 呼吸障害（呼吸不全）
動脈血酸素分圧（PaO₂）が60 Torr以下となる呼吸障害を呼吸不全と呼び，さらに動脈血炭酸ガス分圧（PaCO₂）が45 Torr以下のⅠ型呼吸不全と45 Torrを超えるⅡ型呼吸不全に分類される．

◆ 残気量
最大呼気位において，肺内に残っている空気の量であり，気腫型COPDでは増加する．

◆ ガス交換障害
肺胞内の酸素は毛細血管内へ，毛細血管内の二酸化炭素は肺胞へ，それぞれガス分圧差に従って移動する．ガス交換能が低下すれば低酸素血症が生じる．

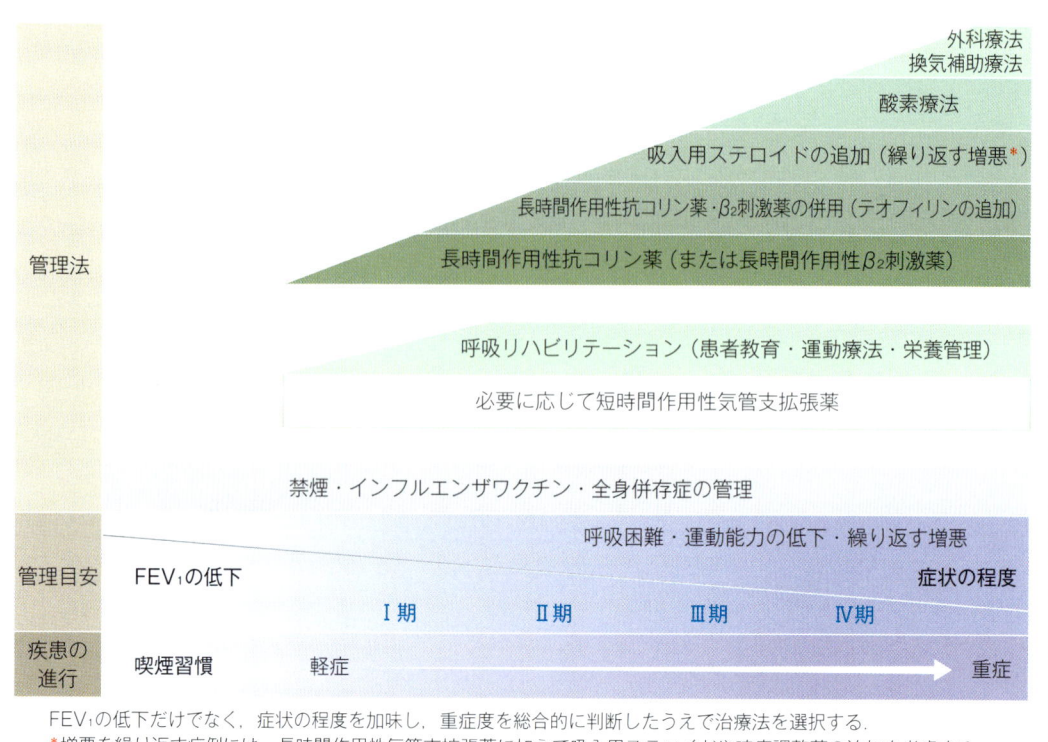

管理法	外科療法 換気補助療法 酸素療法 吸入用ステロイドの追加（繰り返す増悪*） 長時間作用性抗コリン薬・β₂刺激薬の併用（テオフィリンの追加） 長時間作用性抗コリン薬（または長時間作用性β₂刺激薬） 呼吸リハビリテーション（患者教育・運動療法・栄養管理） 必要に応じて短時間作用性気管支拡張薬 禁煙・インフルエンザワクチン・全身併存症の管理
管理目安	FEV₁の低下 呼吸困難・運動能力の低下・繰り返す増悪 症状の程度 Ⅰ期　Ⅱ期　Ⅲ期　Ⅳ期
疾患の進行	喫煙習慣　軽症 →　重症

FEV₁の低下だけでなく，症状の程度を加味し，重症度を総合的に判断したうえで治療法を選択する．
*増悪を繰り返す症例には，長時間作用性気管支拡張薬に加えて吸入用ステロイドや喀痰調整薬の追加を考慮する．

図4　安定期のCOPDの管理

(日本呼吸器学会COPDガイドライン第3版作成委員会（編）：COPD（慢性閉塞性肺疾患）診断と治療のためのガイドライン，第3版，メディカルレビュー社，東京，2009)

をもたらして併存症を誘発する（図2）．systemic effect としては全身性炎症，栄養障害，骨格筋機能障害，心・血管疾患（心筋梗塞，狭心症，脳血管障害），骨粗鬆症（脊椎圧迫骨折），抑うつ，糖尿病，睡眠障害，貧血などが知られている．特に，血中の炎症性サイトカインやC反応性タンパク（CRP）の増加などに反映される全身性炎症は，systemic effect の基盤病態として重視されている．

治療のターゲットは何か

COPDの治療目標は，①気流閉塞と肺過膨張を軽減し労作時呼吸困難を改善すること，②急性増悪を予防すること，③全身の併存症を管理することによって，QOLや予後を改善すること，である．吸入気管支拡張薬を主とした薬物治療と同様に，呼吸リハビリテーションや酸素療法などの非薬物療法も重要な治療法である（図4）．

◆ 呼吸リハビリテーション
呼吸訓練，運動療法，栄養療法などを包括的に行い，身体機能や日常生活動作の維持や改善をめざす治療法．

> ▶▶ **薬物療法のターゲット**
> ① 労作時呼吸困難を軽減する
>   ・気流閉塞を軽減する ➡ 気管支拡張薬（吸入抗コリン薬，β_2刺激薬，テオフィリン薬）
>   ・動的肺過膨張を軽減する ➡ 気管支拡張薬（吸入抗コリン薬，β_2刺激薬）
> ② 増悪を予防する
>   ・気道炎症を抑制する ➡ 吸入用ステロイド，吸入β_2刺激薬，テオフィリン薬，マクロライド系抗菌薬
>   ・去痰の促進 ➡ 喀痰調整薬

❶ 気管支拡張薬

COPD患者の薬物療法の中心であり，気管支平滑筋を弛緩させることで呼吸困難を軽減し，QOLを向上させる．また，閉塞性障害や肺過膨張を改善し，運動耐容能が向上する．副作用の点からは吸入薬による投与が望ましいが，吸入が困難な場合は経口，貼付剤も考慮する．気管支拡張薬には抗コリン薬，β_2刺激薬，テオフィリン薬の3系統があり，それぞれ作用機序が異なるため，効果と副作用の面から単剤で用量を増加するよりは多剤併用が推奨される（図4）．

a）**抗コリン薬**：COPD患者における気道収縮は，主として迷走神経由来のアセチルコリンに依存する．したがって，単剤としてはムスカリン受容体を阻害する抗コリン薬がもっとも優れた気管支拡張作用を示す．短時間作用性吸入抗コリン薬は投与後8時間程度まで作用が持続する．長時間作用性吸入抗コリン薬（チオトロピウム）は，ムスカリンのM_3受容体への親和性が高いため，1日1回の吸入で24時間以上効果が持続する（図5）．吸入抗コリン薬は体内への吸収率が低く，常用量では全身性の副作用はほとんど問題にならないが，緑内障患者への投与は禁忌である．前立腺肥大症の患者ではまれに排尿困難の悪化がみられるが，投与を中止すると通常速やかに改善する．

b）**β_2刺激薬**：気管支平滑筋のβ_2受容体を刺激し，細胞内のcAMPの増加に引き続くプロテインキナーゼA（PKA）の活性化作用を介して気管支平滑筋を弛緩させる（図6）．短時間作用性β_2刺激薬による気管支拡張効果の発現は抗コリン薬よりも速やかであるが，通常4〜6時間で消失する．長時間作用性吸入β_2刺激薬は12時間以上作用が持続し，連用しても効果は減弱しない．頻脈，低カリウム血症，手指振戦などの副作用がみられる場合もあるが，常用量であれば問題がない．経口β_2刺激薬は作用発現までの時間が長く，しかも吸入薬と比較して全身性副作用が大きい．

c）**テオフィリン薬**：徐放性経口薬として投与される．ホスホジエステラーゼ（PDE）阻害作用により気管支平滑筋のcAMPを上昇させて気管支拡張作用を示す．気道炎症に対して低用量で抗炎症作用を示すことが報告されている．副作用の出現には用量依存性があり，不整脈，痙攣などが問題となる．

❷ グルココルチコイド

a）**吸入用ステロイド**：吸入グルココルチコイド単剤の継続投与でCOPDの進行を抑制することはできない．しかし，重症患者で増悪を繰り返す場合は，高用量の吸入用ステロイドが急性増悪の頻度を減らしQOLを改善する．吸入

♦ **ムスカリン受容体**
代謝調節型のGタンパク共役受容体で，神経伝達物質であるアセチルコリンの受容体の1つ．

図5 吸入用抗コリン薬の作用機序

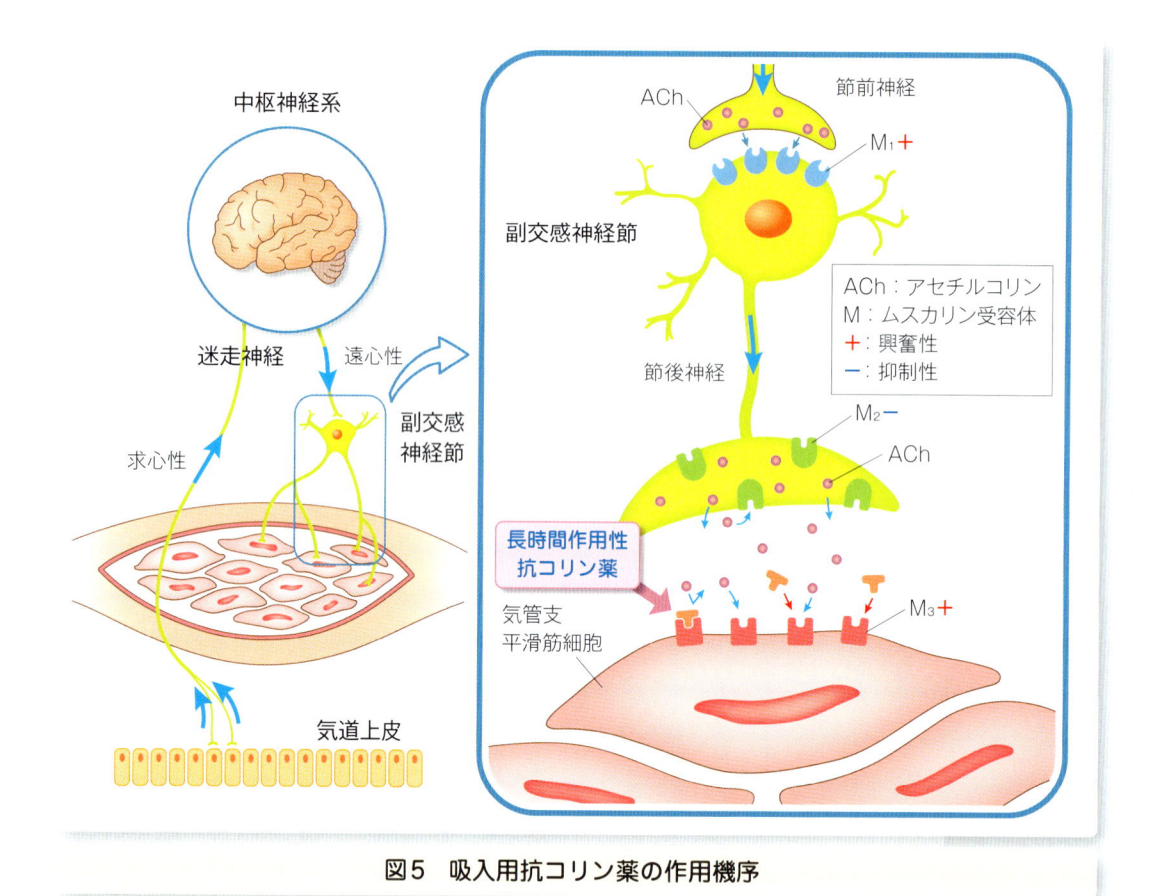

用ステロイドの長期安全性については十分には検討されていないが，皮膚症状が少数例で認められているものの，骨密度や骨折頻度への影響や白内障，緑内障の増加はみられない．気管支喘息を合併した患者では，重症度にかかわらず吸入用ステロイドの適応となる．

　b）長時間作用性β2刺激薬/吸入用ステロイド配合薬：長時間作用性β2刺激薬はステロイドの受容体への結合を促進し，ステロイドはβ2受容体やGタンパクの合成を増加させてβ2刺激薬の効果を高める．この結果，両者は相乗作用を示すことが知られている（図6）．さらに，長時間作用性β2刺激薬/吸入ステロイド配合薬は，それぞれを単剤で使用するよりも呼吸機能や運動耐容能，呼吸困難感を改善し，増悪頻度も減少させる．

　c）経口ステロイド：経口グルココルチコイドの長期投与はステロイドミオパチー（特に呼吸筋）をきたし，呼吸不全を悪化させるため推奨されない．

❸その他の薬剤

　喀痰調整薬には呼吸機能や呼吸困難に対する改善効果はないものの，増悪頻度と増悪の罹病期間を減少させることが示されている．マクロライド系抗菌薬の長期投与が増悪頻度を低下させることが報告されている．右心不全合併時には利尿薬の投与が必要となる．

Gタンパク
Gタンパク共役受容体は細胞膜上に存在し，細胞外の神経伝達物質やホルモンを受容すると，Gタンパクを活性化し，シグナルを細胞内に伝える．

ステロイドミオパチー
Cushing症候群やステロイド投与中にみられる筋力低下．

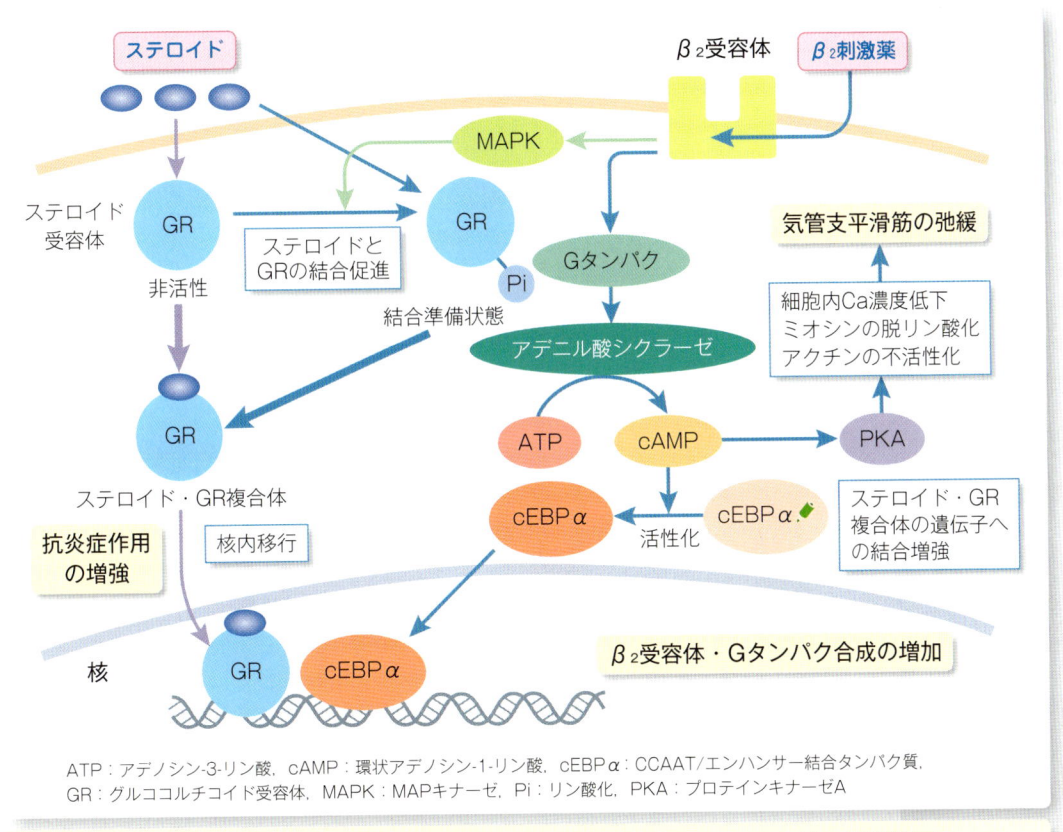

図6 長時間作用性吸入β₂刺激薬の作用機序と吸入用ステロイドの併用効果

ATP：アデノシン-3-リン酸，cAMP：環状アデノシン-1-リン酸，cEBPα：CCAAT/エンハンサー結合タンパク質，
GR：グルココルチコイド受容体，MAPK：MAPキナーゼ，Pi：リン酸化，PKA：プロテインキナーゼA

▶▶栄養療法のターゲット

① エネルギーインバランスの解消 ➡ 十分なエネルギー量の摂取
② 食後の腹部膨満感を軽減 ➡ 1日4〜6回の分食，消化管でガスを発生しやすい食物や炭酸系飲料水の制限
③ 筋タンパク量の保持 ➡ 十分なタンパク源の摂取，BCAAの含有率が高い食品の摂取
④ 呼吸筋・四肢運動筋の収縮力保持 ➡ カリウム，カルシウム，リン，マグネシウム，鉄などの電解質や微量元素の十分な摂取
⑤ 中等度以上の体重減少患者や運動療法中の患者の場合 ➡ 栄養補給療法を実施
　• 十分なエネルギー補給
　• 高炭酸ガス血症患者では脂質主体の栄養補給
　• BCAA，n-3系脂肪酸，コエンザイムQ₁₀を含む栄養剤を使用

🍀 **cEBPα**
転写因子の1つでα〜ζの6種類が同定されており，組織特異的な発現がみられる．主に細胞の増殖や分化に関する遺伝子の発現制御に重要な働きを持つ．

栄養療法はこうする（図7）

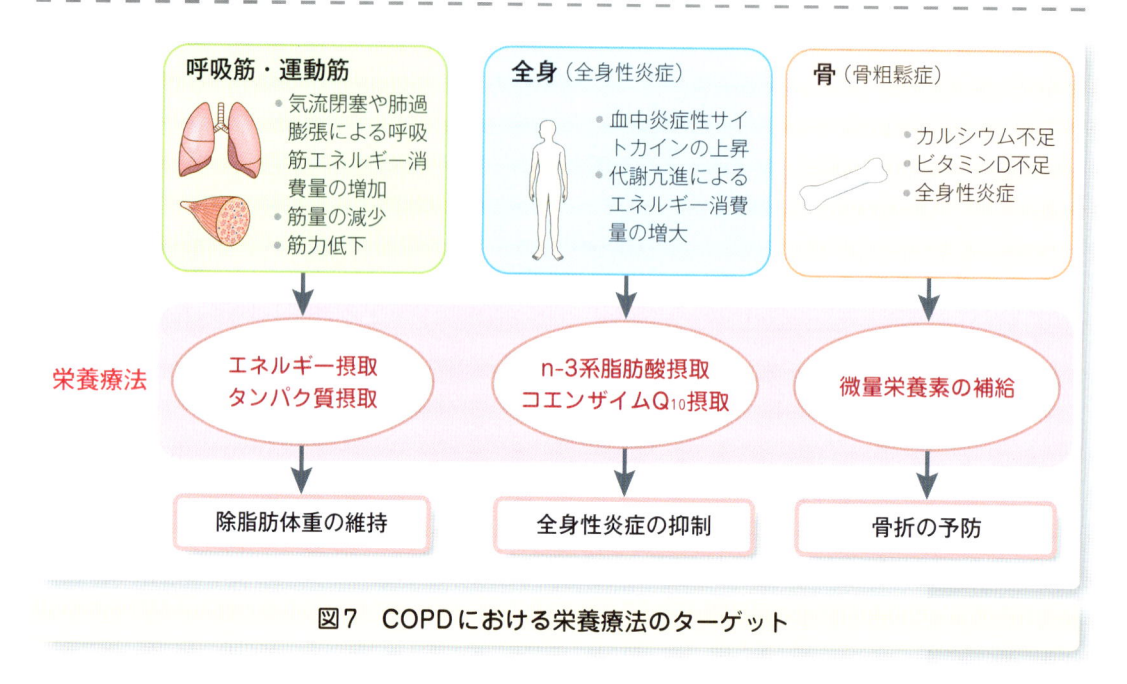

```
呼吸筋・運動筋                    全身（全身性炎症）              骨（骨粗鬆症）
・気流閉塞や肺過              ・血中炎症性サイ              ・カルシウム不足
 膨張による呼吸                トカインの上昇              ・ビタミンD不足
 筋エネルギー消               ・代謝亢進による              ・全身性炎症
 費量の増加                    エネルギー消費
・筋量の減少                   量の増大
・筋力低下
         ↓                              ↓                              ↓
栄養療法  エネルギー摂取          n-3系脂肪酸摂取              微量栄養素の補給
         タンパク質摂取          コエンザイムQ₁₀摂取
         ↓                              ↓                              ↓
         除脂肪体重の維持          全身性炎症の抑制              骨折の予防
```

図7　COPDにおける栄養療法のターゲット

ⓐ 食事方法の工夫

　COPDでは腹部膨満感を訴える患者が多い．食後では横隔膜が挙上してさらに呼吸困難が増悪するため，食事は4〜6回の分食として1回摂取量を少なくする．腹部膨満感に対しては消化管機能調整薬が有効なこともあるが，消化管でガスを発生しやすい食物や炭酸系飲料水の摂取を避ける．

　十分な水分摂取は，痰の喀出困難や便秘防止に有効である．ただし，肺性心による浮腫があれば，塩分は7〜8g/日に制限して水分摂取量も尿量をモニターしてコントロールする．

ⓑ 各栄養素の投与

　炭水化物，脂質にかかわらず十分なエネルギー量を摂取させる．筋タンパクの保持には，十分なタンパク源の摂取も必要であり，プロテインスコアが高い良質なタンパク質や，分岐鎖アミノ酸（BCAA）含有率が高い食品の摂取が勧められる．カリウム，カルシウム，リン，マグネシウム，鉄などの電解質や微量元素は呼吸筋や四肢運動筋の収縮力の保持に重要であるため，十分に摂取する．

　利尿薬内服中にはカリウムの補給に留意する．COPD患者では高率に骨粗鬆症の合併が認められるため，カルシウムやビタミンDの補給も積極的に行う（図7）．

ⓒ 栄養補給法の選択

　％標準体重（％IBW）が90％未満の体重減少患者で進行性の体重減少が認められれば，経腸栄養剤による経口栄養補給療法を導入する．特に，除脂肪体重（FFM）が減少している患者やFFMの減少が予測される中等度以上の体重減少患者（％IBW＜80％）では栄養補給療法の絶対的適応とする（図8）．運動療法を単独で実施した

BCAA
分岐鎖アミノ酸（branched chain amino acid）．必須アミノ酸であるバリン，ロイシン，イソロイシンの総称．筋タンパク中では必須アミノ酸の約35％を占める．タンパク合成促進作用と筋タンパク崩壊抑制効果がある．主に筋肉で代謝され，エネルギー源になる．

％IBW
％IBW＝実体重/理想体重（IBW：BMI22に相当する標準体重）×100

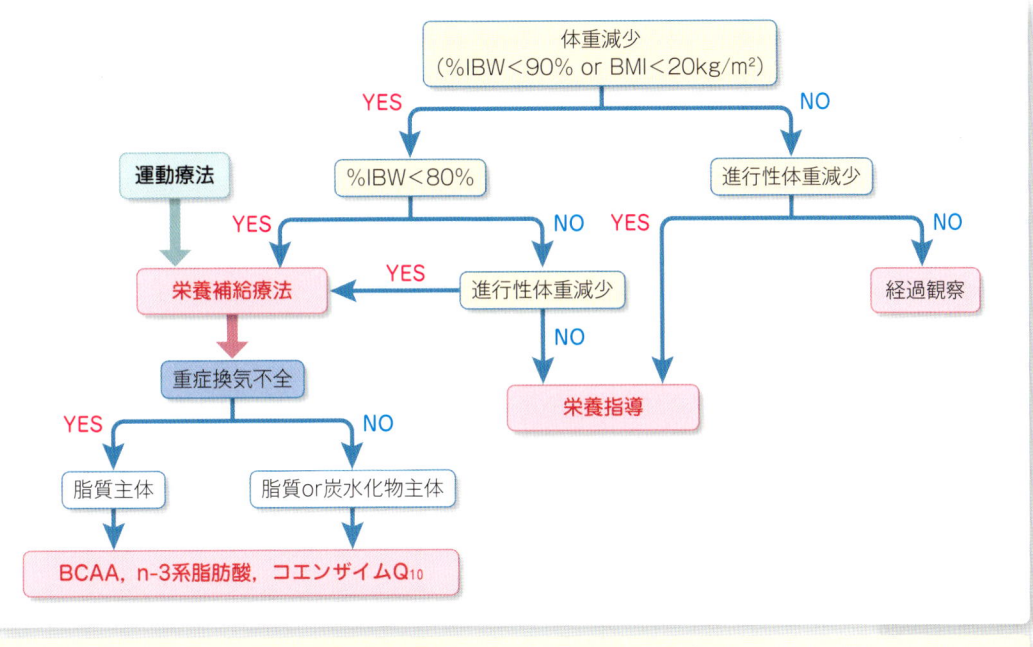

図8　栄養補給療法の適応に関するアルゴリズム

(日本呼吸器学会COPDガイドライン第3版作成委員会（編）：COPD（慢性閉塞性肺疾患）診断と治療のためのガイドライン，第3版，メディカルレビュー社，東京，2009)

場合には体重減少が進行し，また体重減少患者では<u>運動療法</u>の効果が抑制されることから，運動療法を行う際には栄養補給療法も同時に行う必要がある．

使用する経腸栄養剤は患者の病態を考慮して選択するが，総摂取エネルギー量に占める栄養剤の比率が高いほど，病態との関連が重要となる．エネルギー消費量の増大に見合う十分なエネルギー量の摂取を最優先し，実測<u>安静時エネルギー消費量（REE）</u>の1.5倍または予測REEの1.7倍を目標とする．少なくとも3ヵ月以上継続し，明らかな栄養状態の改善がない場合でも栄養障害の進行を抑制する目的で可能な限り継続する．

1) 経腸栄養剤の選択

ⅰ) 換気能からみた選択：換気不全による<u>高炭酸ガス血症</u>を伴う場合は，<u>呼吸商</u>の小さい脂質を主体とする栄養剤が有用である．高脂質含有栄養剤の骨格筋機能や運動能に対する有用性も示唆されているが，脂質は胃内での停留時間が長いため横隔膜運動を低下させる要因となり，労作時呼吸困難が悪化する可能性も指摘されている．通常の経口栄養補給の場合，著しい換気障害がなければ，炭水化物主体，脂質主体にかかわらず十分なエネルギー補給を最優先する．

ⅱ) 抗炎症作用からみた選択：<u>n-3系脂肪酸</u>は転写因子である nuclear factor-kappa B（NF-κB）を制御することで，炎症性サイトカインの産生を抑制する．プロスタグランジンE_2やトロンボキサンA_2などの炎症性エイコサノイドの産生抑制作用もある．コエンザイムQ_{10}は活性酸素種を消去する抗酸化物質として作用する．

運動療法
呼吸リハビリテーションの中核をなす．歩行や自転車エルゴメーターなどによる運動トレーニングを行う．運動療法は運動能を改善し，労作時呼吸困難を軽減する．

呼吸商
酸化反応によって生じるCO_2量（$\dot{V}_{CO_2}$）を消費されるO_2量（$\dot{V}_{O_2}$）で除した値．脂質は0.7と糖質よりも低値を示す．

ⅲ）アミノ酸組成からみた選択：BCAAには異化抑制やタンパク合成促進作用があり，侵襲下ではエネルギー源として横隔膜での利用が亢進している．BCAAを強化した栄養剤によって，栄養状態および呼吸筋力，骨格筋力が改善し，自覚症状も軽減する．運動能の改善や運動療法施行時の併用効果もみられる．

参考文献

1) 日本呼吸器学会COPDガイドライン第3版作成委員会（編）：COPD（慢性閉塞性肺疾患）診断と治療のためのガイドライン，第3版，メディカルレビュー社，東京，2009
2) 日本呼吸ケア・リハビリテーション学会呼吸リハビリテーション委員会 ほか：呼吸リハビリテーションマニュアル：患者教育の考え方と実践，照林社，東京，2007
3) 吉川雅則，木村 弘：呼吸器疾患における栄養管理の実際．呼吸と循環 **55**：997-1005，2007
4) 日本静脈経腸栄養学会（編）：静脈経腸栄養ガイドライン，第2版，南江堂，東京，2006

D 循環器疾患

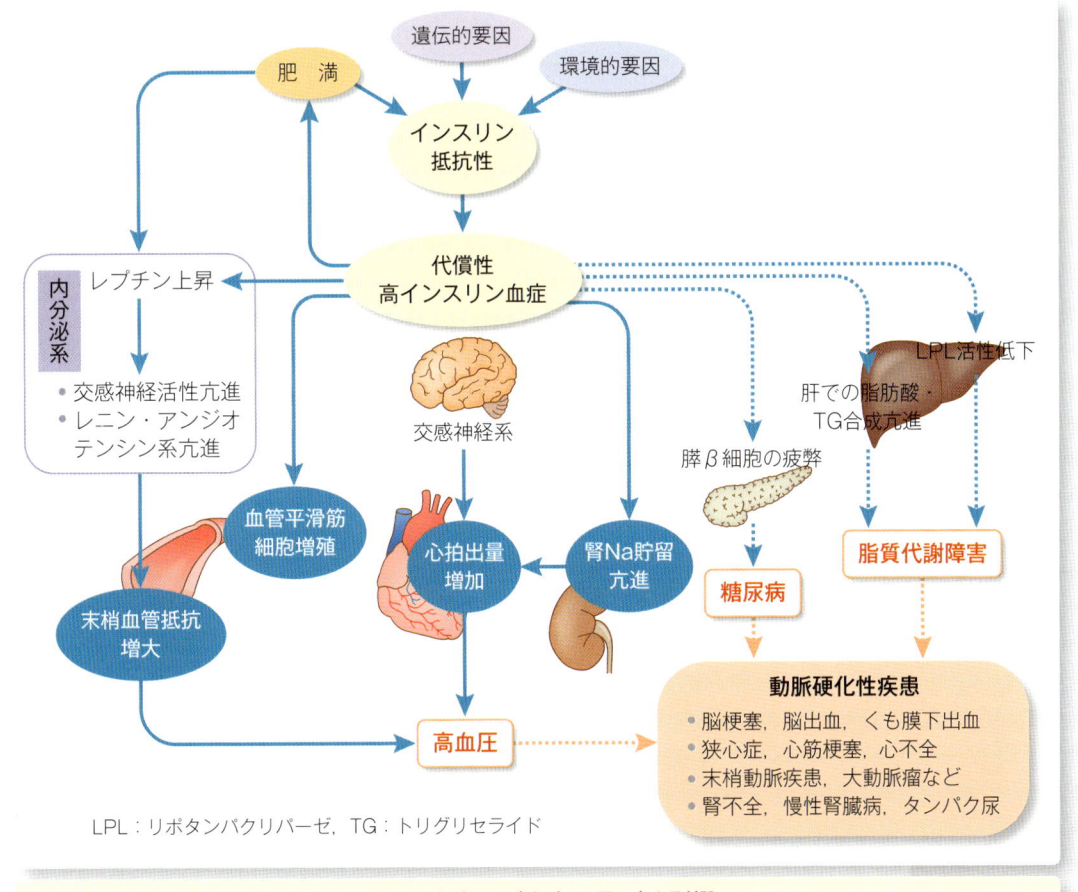

1 高血圧

図1 高血圧が全身に及ぼす影響

LPL：リポタンパクリパーゼ，TG：トリグリセライド

　血圧が持続的に高い状態を高血圧という．高血圧は生活習慣病の1つであり，わが国では4千万人存在すると推定され，もっとも多い疾患である．高血圧は遺伝的な背景要因に不適切な生活習慣の集積が加わって発症・進展し，高血圧自身は自覚症状はないが，脳・心・腎という主要臓器に致命的な合併症を発症させる（図1）．

　高血圧の診断基準は，放置すれば心血管系合併症発症のリスクが明らかに増加する血圧レベルと，降圧するとそのリスクが減少する血圧レベルの両者を考慮して決められる．『高血圧治療ガイドライン2009』（日本高血圧学会）では，成人の診察室血圧が収縮期血圧で140 mmHg以上，もしくは拡張期血圧で90 mmHg以上を高血圧と定義している．近年，家庭血圧測定も盛んに行われているが，家庭血圧が収縮期血圧で135 mmHg以上，もしくは拡張期血圧で85 mmHg以上を高血圧と定義している．

血圧はどのように調節されているのか

ⓐ 血圧調節機構

血圧調節は心臓，血管，腎臓を主な効果器として，神経性・内分泌性・局所性機構によって行われる．効果器の中で心臓と血管は血圧を直接調節するが，腎は主に体液調節系とレニン・アンジオテンシン（RA）系を介して血圧調節に関与する．これらの機構による血圧調節には，液性因子および物理的因子が関係する．

液性因子は大きく神経性調節と内分泌性調節の2つに分かれる．神経性調節では交感神経，副交感神経などから放出される神経伝達物質および神経調節物質として働く．内分泌性調節では局所的に傍分泌（paracrine）や自己分泌（autocrine）に関与するホルモンとして働く．血圧調節においては，液性因子が心筋や血管平滑筋に直接作用して収縮，弛緩を起こす場合と，血管内皮細胞に作用して内皮由来因子を分泌させ平滑筋細胞を収縮，弛緩させる場合がある．

物理的因子は，圧や血流が原因となって心筋や血管平滑筋に加わる伸展力やずり応力である．心筋が伸展されると，Starlingの法則に従って収縮力を増す．血管平滑筋が伸展されると，自発性収縮の頻度が増加し，血管緊張度を増す．

液性因子と物理的因子は，長期的には心筋や血管平滑筋の肥大，増殖に関与し，促進に作用する場合は心肥大，動脈硬化発症・進展に関連する．

ⓑ 血圧決定因子

血圧は全身の臓器や組織に血液を送り，酸素や栄養を供給するためのパワーである．血圧は心拍出量と総末梢血管抵抗の積として表される．生体は外部環境の変化や精神・身体活動の変化など，どのような事態にも対応して血流を維持できるよう，幾重にもその調節装置を作動させている．個体の内部では心血管系，腎臓，中枢神経系，内分泌系などが相互に関連しあって循環調節機構を形成し，循環血液量や心拍出量，各臓器の血管抵抗を調節している（図2）．今日理解されているモザイク学説の全体像は2つの要素群に分けられる．すなわち遺伝的要因と環境的要因であり，これらの因子が相互に関連しながら変動し，血圧を調節している．これらのうち単一の因子が昇圧を引き起こしていれば，二次性高血圧である．高血圧の大部分を占める本態性高血圧ではその病態は一様ではなく，各因子の関与度の軽重があり，病期によってはその関与度も変化しながら高血圧は進展する．

◆ Starlingの法則
心臓がどれだけ血液を送り出せるかは，どの程度心筋が伸びた状態で終了したかによる．つまり，最大弛緩時の心筋長に正比例して，次に起こる心筋収縮力が強くなることである．

◆ モザイク学説
いろいろなファクターがモザイクのように組み合わさって発症するので，個人個人で高血圧の原因となっているファクターの組み合わせは異なる．

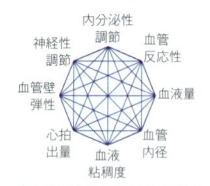

(Page IH: The mosaic theory of hypertension. Essential Hypertension: An International Symposium, Springer-Verlag, Berlin, p1-29, 1960)

◆ 根治可能な二次性高血圧
高血圧の10数％が二次性であり，その大部分は治癒ができない腎実質性高血圧であるとされてきた．最近，高血圧の5～10％程度が手術で根治可能な原発性アルドステロン症であることが明らかとなり，その診断の重要性が増している．

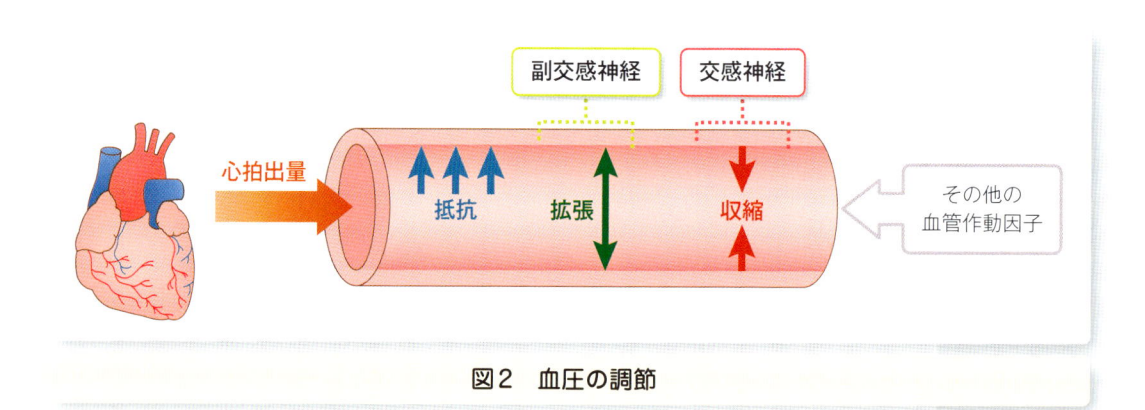

図2　血圧の調節

異常はどのように現れるのか

昇圧の機序は一様ではなく，個体の血圧は遺伝的に規定された循環調節機構に対して，種々の環境因子がさまざまな程度に影響を及ぼすことで決定される（図1）．循環調節機構の異常の関与が大きい場合も，環境因子・生活習慣の寄与が大きい場合もある．

a 血圧調節機構

1）腎における水・ナトリウム代謝障害

高血圧の遺伝的要因を持つ者では，本来腎での水・ナトリウム代謝調節能が低下しており，そのために循環血液量が増して心拍出量が増加し，血圧上昇が引き起こされる．高血圧の素因のない者は，図3のように一時的に循環血液量が増えても軽度の昇圧が起こり，この結果圧利尿が起きて循環血液量の増加が解消されるため持続的な昇圧をきたさない．高血圧の素因のある者は血圧−利尿曲線が右方にシフトしており，より高い血圧で循環血液量を正常に保っている．食塩感受性者では血圧−利尿曲線の傾きがやや緩徐となっており，体内水・ナトリウム過剰状態では血圧はさらに高いレベルに保たれる．血圧−利尿曲線の右方へのシフトの機序に関しては，腎ネフロンの数の減少，腎交感神経活動の亢進による糸球体輸入細動脈の選択的な収縮，糸球体−尿細管フィードバック機構の異常などの可能性が指摘されている．

遺伝素因による腎水・ナトリウム代謝障害を代償する機序として，Na^+, K^+-ATPase活性の阻害作用を持つナトリウム利尿因子としての内因性ウアバイン様因子がある．これは腎尿細管に作用してNa^+再吸収を阻害しナトリウム貯留に代償する．また血管平滑筋では細胞膜のNa^+, K^+-ATPase活性を阻害して，図4のように結果的に細胞内Ca^+濃度の上昇を起こし，血圧上昇を惹起する．

◆ **食塩感受性**
摂取ナトリウムもしくは体内ナトリウムが増加すると，ヒトの体は血圧を上げて腎臓からのナトリウム排泄を増やしナトリウム過剰を是正する．食塩感受性は遺伝因子や各種調節因子の異常から，より血圧の高い状態でないと血圧過剰を是正できない状態．

◆ **Na^+, K^+-ATPase**
腎臓の尿細管や血管平滑筋膜に存在するNa^+とK^+の交換輸送系．腎臓ではNa^+を再吸収し体内ナトリウムを増加させ，K^+を排泄し体内カリウムを減少させる．血管平滑筋細胞では細胞内から細胞外へNa^+を輸送し，K^+を細胞内に移動させる．これがウアバインで抑制されると細胞内のナトリウムが増加することとなる．細胞内にNa^+を輸送し，細胞外にCa^{2+}を輸送するNa^+-Ca^{2+}交換輸送系は細胞内ナトリウム増大の影響を受けて輸送が滞り，その結果細胞内Ca^{2+}が増加して血管収縮性に作用し，血圧が上昇する．

◆ **ウアバイン**
別名G-ストロファンチン．強心配糖体とよばれるジギタリス類の1つ．

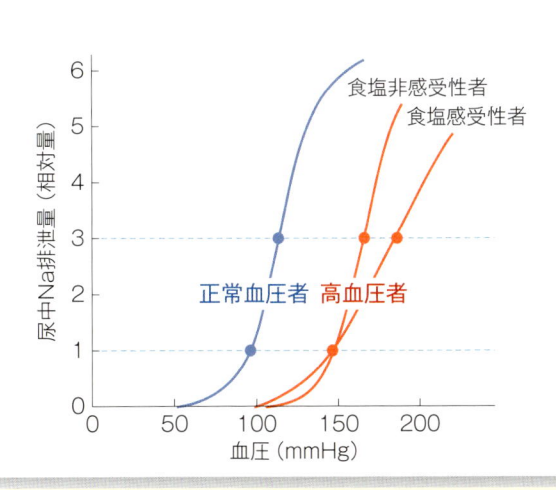

図3 高血圧者における血圧−利尿曲線の再設定

(Guyton AC : Circulatory Physiology Ⅲ, Arterial Pressure and Hypertension, WB Saunders, Philadelphia, 1980)

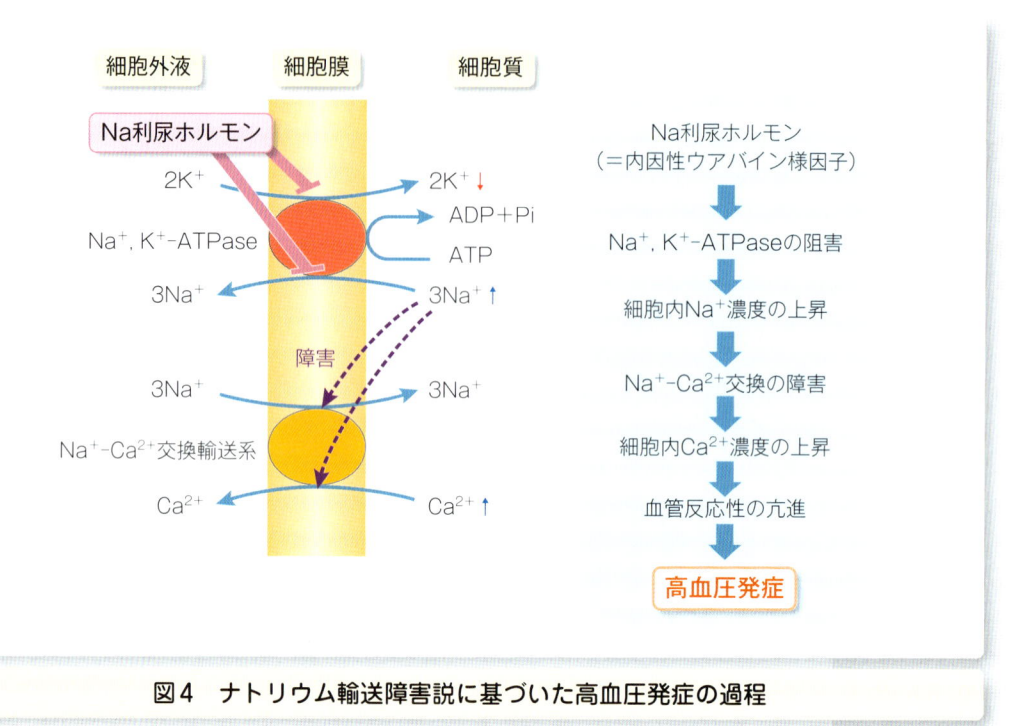

図4　ナトリウム輸送障害説に基づいた高血圧発症の過程

(Blaustein MP, Hamlyn JM：Am J Med **77**：45-59, 1984)

2）血管反応性の亢進

　前述の腎を主体とする説は循環血漿量の増加を想定している．一方，血圧上昇に先行して血管収縮性物質の増加や，これに対する血管平滑筋の反応亢進，血管拡張性物質の減少やこれに対する反応の減弱が，本態性高血圧の発症に重要であるとする考えがある．前者はレニン・アンジオテンシン系や交感神経系であり，後者はカリクレイン・キニン系や内皮由来血管弛緩因子の一酸化窒素などであるが，高血圧発症に先行した異常であるかは必ずしも証明されているわけではない．

3）中枢神経系の異常

　本態性高血圧の初期には交感神経の伝達物質であるノルアドレナリンの血中濃度の上昇や頻脈などが認められ，交感神経活性が亢進していると考えられる．交感神経活性を決定する脳内神経ネットワークの異常が，とりわけ腎交感神経活性の亢進を介して高血圧を発症させる可能性がある．

ⓑ 環境的要因

　高血圧に関与する環境的要因では食塩が重要である（図3）．食塩の摂取量と高血圧の有病率には強い正の相関が認められる．しかし，食塩過剰ですべての人が高血圧になるわけではなく，前述の食塩感受性の程度による．本態性高血圧でも食塩過剰による昇圧や減塩の降圧効果には個体差がある．その他の食生活に関するものではカルシウムやマグネシウムは降圧性の作用が指摘されている．精神的ストレスも交感神経活性の亢進を介して高血圧発症に関与する可能性が指摘されている．関連する代表的高血圧としては職場高血圧が挙げられる．

c インスリン抵抗性/代償性高インスリン血症

高血圧には肥満，糖尿病，脂質異常症が合併しやすく，また高血圧者における糖尿病の新規発症は正常血圧者の2～3倍多い．これらはいずれも動脈硬化のリスク因子であり，これらの集積は動脈硬化の高リスク群を形成する．近年，肥満を基本的な背景因子としたこれらの疾患の重積をメタボリックシンドロームとしてとらえ，各種の機序で糖代謝，脂質代謝異常を惹起し，動脈硬化の高リスク群を形成する．血圧についてもインスリン抵抗性によって出現した高インスリン血症が各種の機序を介して昇圧すると考えられている．すなわちインスリンの交感神経活性亢進作用，レニン・アンジオテンシン系活性亢進，腎尿細管におけるナトリウム再吸収作用亢進，血管平滑筋組織のナトリウム・カルシウム蓄積，血管平滑筋増殖亢進などの機序を介して昇圧する．実際，糖代謝異常のない本態性高血圧の約40％にインスリン抵抗性が認められる．そして，このインスリン抵抗性は高血圧発症前から認め，高血圧の家族歴を有する正常血圧若年男子群では家族歴のない群よりもインスリン感受性が低値である．これに後天的要因である肥満や運動不足などが加わって病態が進行すると考えられている．

> **高インスリン血症による腎臓，血管平滑筋の影響**
> 高インスリン血症であっても，腎臓や血管平滑筋ではインスリン感受性が維持されていることが多く，インスリン作用が増強してこれらの状態を引き起こし，昇圧につながるとされている．

治療のターゲットは何か

▶▶ 薬物療法のターゲット

① 心拍出量を減らす
- 利尿を起こして過剰な体液を減らし，循環血漿量を減らす ➡ 利尿薬
- 心拍数を減らし，心収縮力を減少して心拍出量を減らす ➡ β遮断薬

② 総末梢血管抵抗を減らす
- 図5のようにレニン・アンジオテンシン系を抑制し，血管を拡張させ，腎臓ではナトリウム貯留を抑制する ➡ レニン・アンジオテンシン系阻害薬（ACE阻害薬，ARB）
- ACE阻害薬はキニンの不活性化を抑制し，血管を拡張させ，腎臓ではナトリウム貯留を抑制する機序もある
- 血管平滑筋のカルシウムチャンネルを抑制し血管を拡張させる ➡ カルシウム拮抗薬
- 慢性期にはプロスタグランジンなどの血管拡張性物質を増加させ，血管を拡張させる ➡ 利尿薬

> **キニン**
> 炎症時にキニノーゲンが分解されて生成する，発痛物質となるペプチド．血圧降下，血管拡張，平滑筋収縮などの生理作用を持つ．

❶ アンジオテンシン変換酵素（ACE）阻害薬，アンジオテンシンⅡ受容体拮抗薬（ARB）

ACEはアンジオテンシンⅡを生成して昇圧系のレニン・アンジオテンシン系を亢進し，血管の収縮と腎臓からのナトリウムの再吸収を増加させる．一方でブラジキニンを代謝して血管拡張作用と腎臓からのナトリウム排泄作用を持つカリクレイン・キニン系を抑制して，昇圧に作用する．したがってACE阻害薬はレニン・アンジオテンシン系を抑制し，カリクレイン・キニン系を亢進して降圧作用を発揮する．ARBはアンジオテンシンⅠ型受容体を選択的に阻害し，レニン・アンジオテンシン系の作用を抑制して降圧作用をもたらす．

> **レニン阻害薬**
> 新しいレニン・アンジオテンシン系抑制薬として該系の最上流にあるレニンを抑制するレニン阻害薬が注目されている．降圧効果と臓器保護が期待されているが，まだエビデンスは少ない．

図5 降圧薬の作用メカニズム

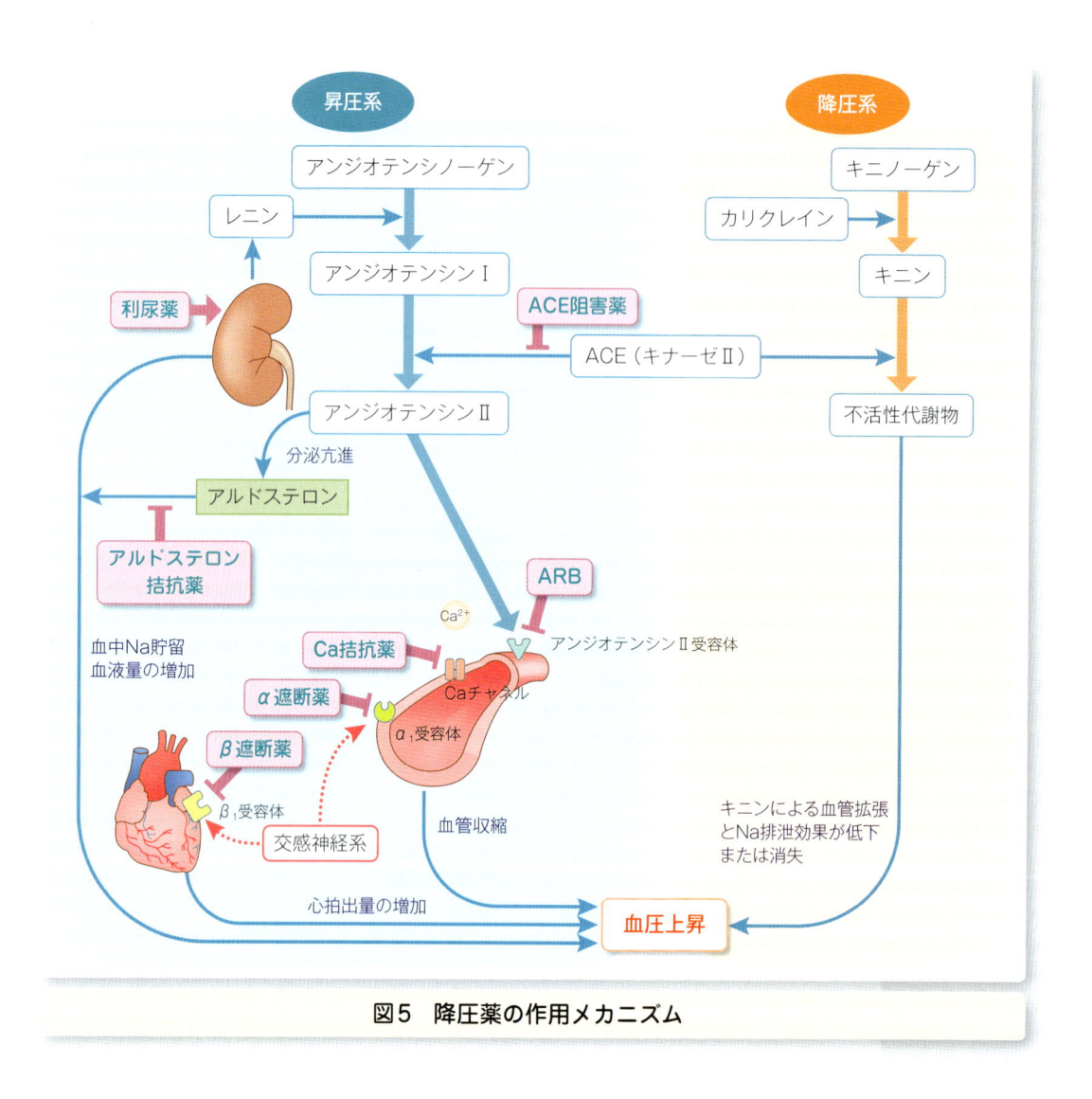

❷利尿薬

　ループ利尿薬はヘンレのループの太い上行脚のNa^+-K^+-$2Cl^-$共輸送体を抑制して利尿作用を発揮し，またサイアザイド系利尿薬は遠位尿細管のサイアザイド感受性ナトリウムチャネルに作用して利尿効果を発揮し，降圧をもたらす．利尿薬には機序は不明だが血管拡張作用もあり，これを介した降圧作用も加味される．

❸β遮断薬，α遮断薬

　β遮断薬は主に交感神経末端の$β_1$受容体を遮断して心拍数減少と心筋収縮抑制を介した心拍出量の減少，レニン・アンジオテンシン系抑制などにより降圧する．α遮断薬は主に交感神経末端の$α_1$受容体を遮断して血管拡張作用を示し，降圧作用を発揮する．

❹アルドステロン拮抗薬

　腎臓の鉱質コルチコイド受容体を抑制し，遠位尿細管から集合管の部位でナトリウム排泄を亢進して降圧作用をもたらす．

▶▶▶ 栄養療法のターゲット

①体液量を減らす
- 食塩6 g/日未満とする ➡ **塩分制限**
- カリウムはナトリウム利尿を促す作用，マグネシウムはカルシウム拮抗作用があるとされる ➡ **カリウム，マグネシウム摂取の励行**

②適正体重を維持する
- 肥満はインスリン抵抗性などの機序を介して昇圧に作用する ➡ **エネルギー制限**

栄養療法はこうする（図6）

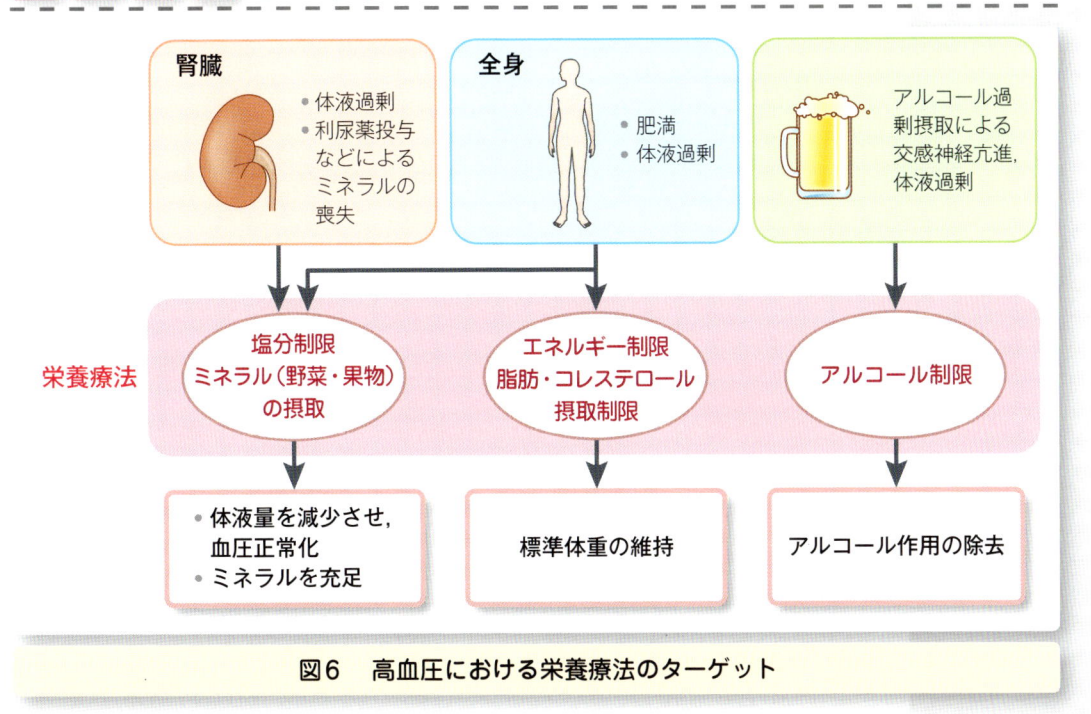

図6 高血圧における栄養療法のターゲット

ⓐ 食塩制限

最近のわが国の食塩摂取量は11 g/日程度であり，年々漸減しているが，推奨される6 g/日よりははるかに多い．したがって食塩制限は簡単なことではないが，ヒトの味覚は適応能力が高い．11 gをいきなり6 gにすると無塩食のような味わいで許容できないが，1 gの減塩であればさほど苦痛を伴わないといわれる．そのため，1 gごとの減塩を数ヵ月ごとに行って段階的に減塩に努めると受け入れられやすい．

ⓑ ミネラルの摂取

カリウムはナトリウム利尿を促す作用がある．またマグネシウムはカルシウム拮抗作用があるといわれる．カリウムは果実・野菜に多く含まれるため，これらを積極的に摂取する．少なくとも75 mEq以上摂取することを心がける．ただし，果実

はエネルギーが高いため，糖尿病合併例や肥満例では勧められない．また，重篤な腎機能障害例では高カリウム血症をきたしやすく積極的な摂取は勧められない．マグネシウムは牛乳，豆腐作成時添加の苦りなどに多く含まれる．重篤な腎不全では高マグネシウム血症をきたすので，注意が必要である．糖過剰摂取，アルコール過剰摂取，利尿薬使用などでは不足状態となりやすい．

c エネルギー制限

エネルギー制限により適正体重の維持を図る．body mass index（BMI）は25以下を目標とする．1 kgの脂肪組織は7,000 kcalのエネルギーを有する．運動療法は減量以外の効果もあるので積極的にすべきだが，減量を目的とするなら食事制限が主体である．減量も急激に行うとリバウンドをきたしやすい．したがって，2〜3 kg/月，場合によっては1 kg/月程度のペースで徐々に行う．

d 薬剤との相互作用について

グレープフルーツやそのジュースを摂取した後に，カルシウム拮抗薬（特にニフェジピンやニソルジピン）を服用すると，カルシウム拮抗薬の血中濃度が上昇するため，控える．

糖過剰摂取によるビタミン，ミネラル不足
糖質の代謝には，ビタミンB₁，B₂，B₆，パントテン酸など多くのビタミンが必要とされる．また，血液の酸性化を引き起こすため，カルシウムやマグネシウムの流出が促進される．

グレープフルーツジュースのカルシウム拮抗薬に対する相互作用
グレープフルーツジュースは小腸における薬物の代謝酵素であるCYP3A4を阻害する．このため，カルシウム拮抗薬などの薬剤の代謝が抑制され，不活性化されずに降圧効果が増強される．

D 循環器疾患

2 虚血性心疾患

	労作性狭心症	心筋梗塞
冠動脈	狭窄（通常90％以上）	ほぼ完全閉塞
心筋の壊死	壊死はない	壊死が起こる
胸痛の持続時間	数分～10分以内	20分以上持続
胸痛の改善	安静により自然に消失．ニトログリセリン舌下が有効	安静でも改善しない．ニトログリセリンが無効．モルヒネを用いる
心電図	ST低下（一過性）	T波増高，ST上昇，異常Q波
血液検査	変化なし 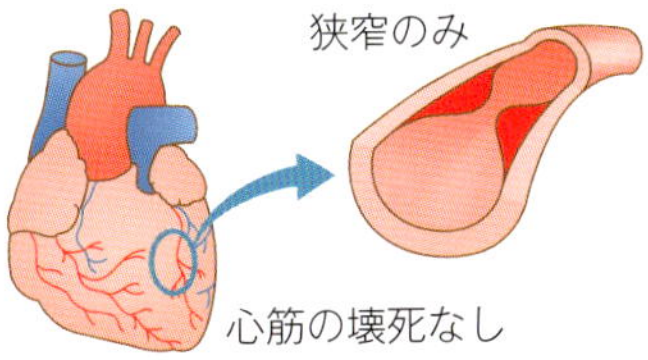	CPK，WBC，AST，LDH上昇 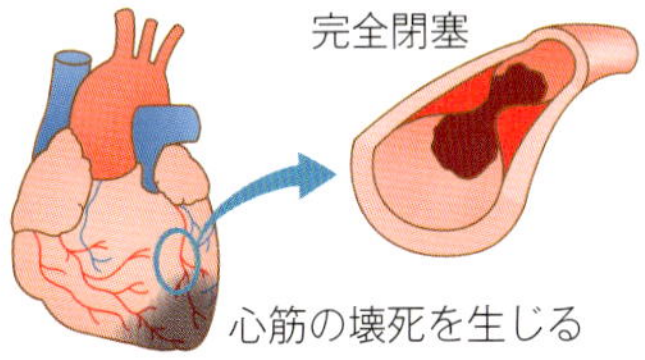

図1　狭心症と心筋梗塞との違い

体のどこに異常が起こっているのか

虚血性心疾患とは，心筋に酸素や栄養素などを送る動脈（冠動脈）に動脈硬化病変によって狭窄または閉塞が起こり，その下流に心筋の虚血が生じる疾患で，狭心症と心筋梗塞がこれにあたる．図1に狭心症と心筋梗塞の違いを示す．

ⓐ 狭心症

狭心症は一過性の心筋虚血により，胸痛などの臨床症状を呈する症候群で，症状により，①労作性狭心症，②安静時狭心症に分類され，安静時に起こる特殊な狭心症として異型狭心症がある．夜間から早朝に起こりやすく，冠動脈攣縮（スパスム）が原因と考えられている．狭心症における胸痛は狭心痛とよばれ，発作的に出現する前胸部絞扼感，圧迫感が特徴的で，ニトログリセリン舌下投与が発作の寛解に有効である．自然発作の持続は5～15分と短く，労作，精神的興奮，食事，寒冷刺激などが発作の誘因となる．新たに発生した狭心症や，従来あった狭心症の発作の頻度，程度，持続時間が増加してきたものは，心筋梗塞への移行が高く厳重な管理が必要であり，不安定狭心症とよばれる．

ⓑ 心筋梗塞

心筋梗塞では，ほぼ完全の血流の途絶が起こり，その血管の支配領域の心筋に壊死が生じる．胸痛は強く数時間以上続く．ニトログリセリンでも胸痛は改善しない．心筋梗塞症では，不整脈，心破裂，心不全などの致死的な合併症を生じることが多い．

> **狭心症と心筋梗塞**
> 従来，狭心症と心筋梗塞の鑑別は心筋の壊死の有無で行われていたが，両者の境界は明瞭ではない．不安定狭心症も心筋梗塞も突然のプラーク破裂により血栓が形成され，冠動脈の血流が減少あるいは途絶して起こり，急性期の治療も同様であることから，最近では"急性冠（動脈）症候群（acute coronary syndrome）"と呼ばれる．

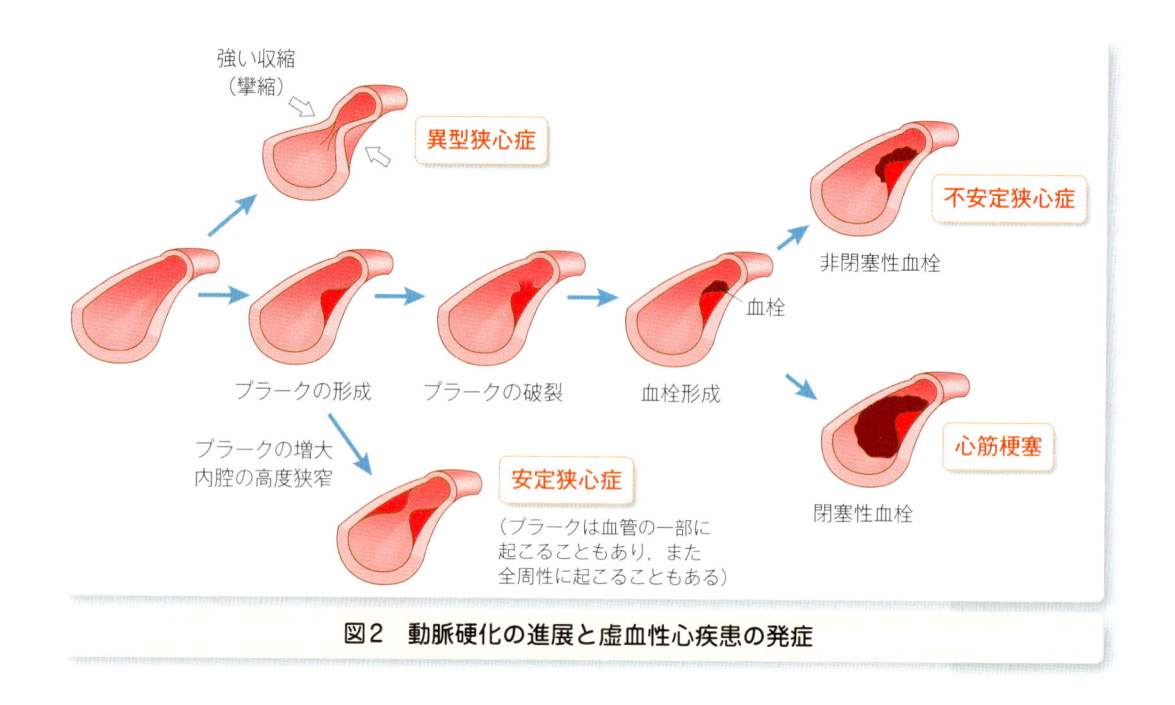

図2　動脈硬化の進展と虚血性心疾患の発症

　なお，急性心筋梗塞の半数は狭心症の既往がないまま突然発症する．これは，比較的軽度で脂質を多く含む動脈硬化病変部（プラーク）が壊れることにより血栓が形成され，血管腔を閉塞し，急激に血流が途絶するために起こる（図2）．

異常はどのように現れるのか

　心筋の虚血が起こると，組織にとっては生存にかかわる重大な侵襲であるため，アラーム（強い痛み）を発する．これが狭心痛である．狭心症では一過性に狭心痛が起こり，安静などにより原因がとり除かれると，数分で改善する．これに対して心筋梗塞では虚血の程度が強く，持続が長く，心筋の壊死を伴う．狭心痛は熱感を伴う締めつけられるような感じの痛みで，非常に強い時には冷や汗あるいはショックを伴う．この狭心痛は，狭心症ではニトログリセリンの舌下で改善するが，心筋梗塞ではニトログリセリンは無効である．心筋梗塞の痛みは非常に強いことが多いので，鎮痛鎮静効果の強い麻薬（モルヒネ）が用いられる．

　心電図は心筋虚血の変化をとらえるのに重要な検査である．急性心筋梗塞では典型的な経時的な心電図変化を（同時に血液学的な変化も）示す（図3）．心電図では，梗塞部位に相当する誘導でST上昇，異常Q波，冠性T波の順に現れる．また，心筋の傷害により，細胞から逸脱した酵素が血液中に現れる．血清酵素値はCPK（クレアチンホスホキナーゼ），AST（アスパラギン酸アミノ基転移酵素），LDH（乳酸脱水素酵素）の順に上昇し，経過とともにそれぞれ正常化する（図3）．

　狭心症の診断には，発作時に心筋虚血が存在することを心電図（ST部の低下）などにより証明することが必要である．非発作時には変化を認めないことが多い．発作の確認には24時間持続（ホルター）心電図で自然発生をとらえるか，あるいは運動負荷により発作を誘発する．

◆ ST上昇とST低下
心臓の壁の内側（心内膜）から外側（心外膜）までの壁全体に及ぶ（貫壁性）虚血の場合，STは上昇し，狭心症のような心内膜側に限局する虚血の場合，STは低下する．

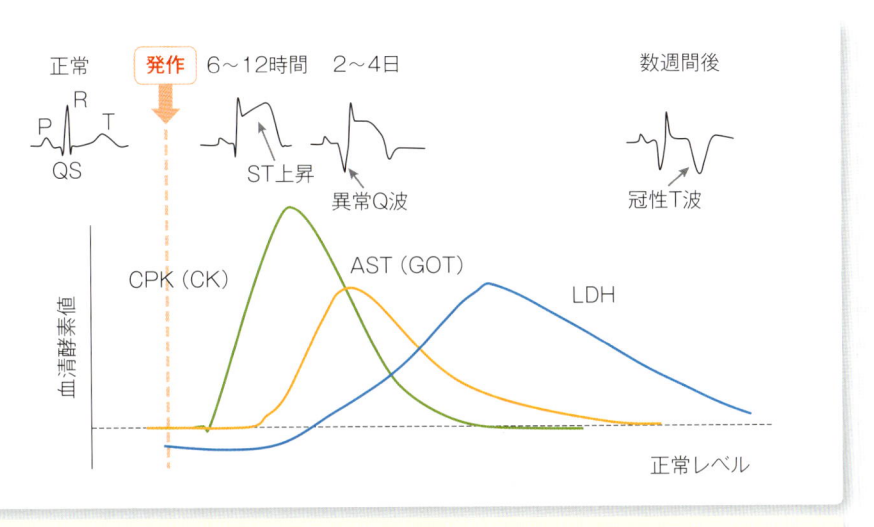

図3　急性心筋梗塞後の心電図，血清酵素の経時変化

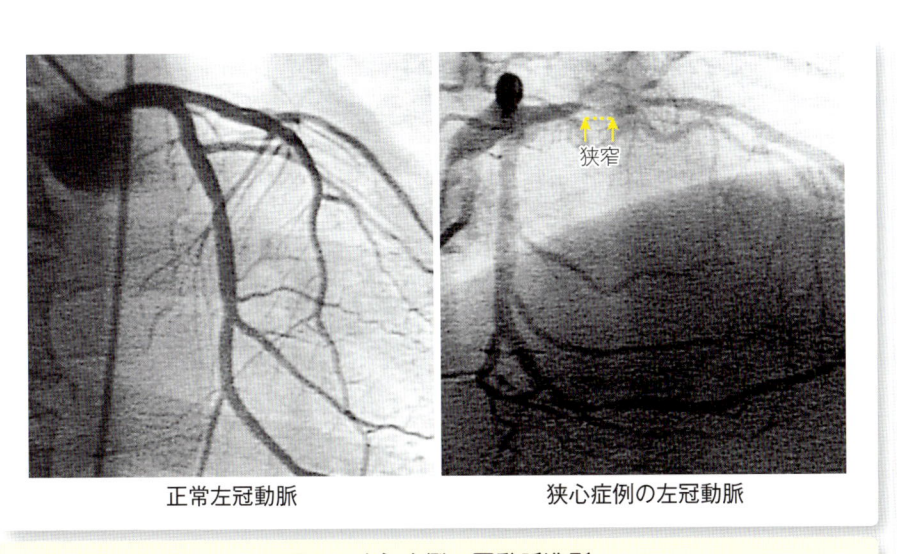

図4　狭心症例の冠動脈造影

　冠動脈の狭窄の部位，程度を確認するには冠動脈造影（図4）を行う．冠動脈造影では，閉塞病変や副血行路の発達などが観察される．また，左心室を造影することにより，梗塞部位の収縮異常を観察することもできる．梗塞部位は，壁運動が低下したり，さらに収縮期に圧がかかるため逆拡張するなどの壁運動異常が観察される．心筋梗塞部が瘤状に突出する所見（心室瘤）がみられることもある．また，肝動脈造影では梗塞の責任病変のみならず，他の血管の病変も観察できるため，心筋梗塞の患者では一度は行うべき検査である．

　心臓超音波検査法（心エコー法）では早くから梗塞部位に一致した壁運動異常がみられ，本症の早期診断や，心電図に特徴的所見が乏しい梗塞例の診断に有用である．

副血行路
冠動脈が狭窄して虚血が続くと，他の血管から新生血管がつくられ，血流を回復する．

長軸面垂直断層像　　短軸面断層像

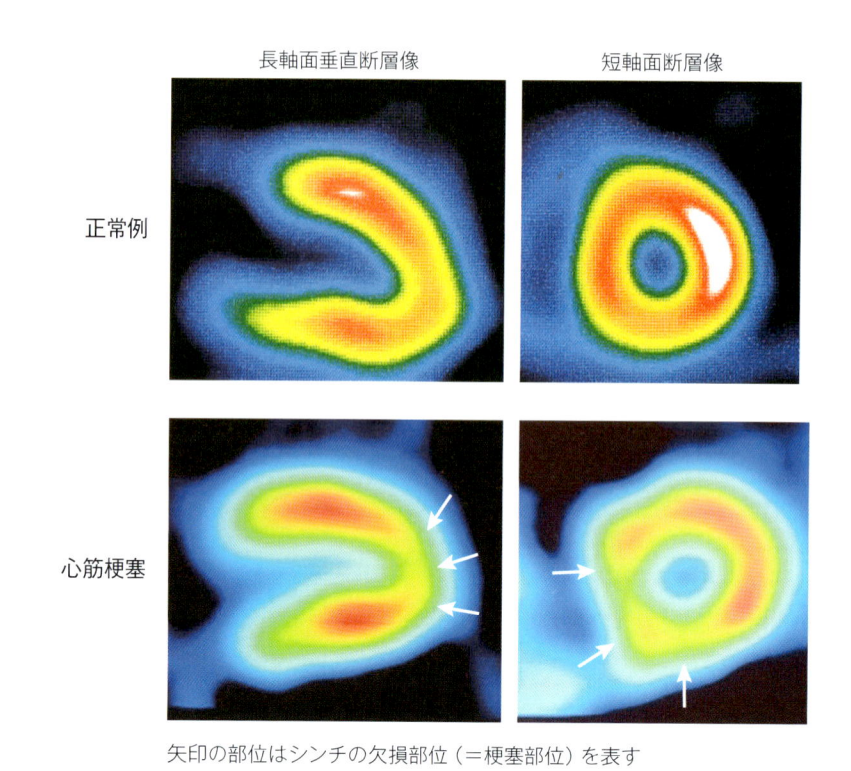

正常例

心筋梗塞

矢印の部位はシンチの欠損部位（＝梗塞部位）を表す

図5　心筋梗塞症例のタリウム心筋シンチグラム

　最近アイソトープを用いた画像検査が広く行われている（図5）．原理としては，カリウムの同族体のタリウムは，静脈内に投与すると生存心筋細胞にとり込まれる．そのためタリウムの放射性同位元素（^{201}Tl）を投与することにより，心筋虚血部位がタリウムのとり込まれない像（cold spot）として描出される（タリウム心筋シンチグラム）．

治療のターゲットは何か

　心筋梗塞患者には，カテーテルによる狭窄部の拡張，狭窄予防のための経皮的冠動脈インターベンション（percutaneous coronary intervention：PCI），ステント挿入，薬物療法，その他の一般療法が行われる（表1）．狭心症も含めた虚血性心疾患では動脈硬化病変が基盤となって発症するので，栄養学的な治療の意義は動脈硬化の進展を抑制することである．

PCI
手，足などの末梢の血管から小さな穴を開けてカテーテルという細い管を血管へ通し，異常のある心臓の冠動脈まで到達させて治療を行う方法．カテーテルを用いて冠動脈の狭窄部を直接風船で拡張したり（経皮的冠動脈形成術［PTCA］），削って拡げたり（ロータブレーター），拡げた後にステントを留置したりして，狭心症・心筋梗塞を治療する．

表1　食事療法による心筋梗塞の二次予防

血圧管理	・塩分摂取量は1日6g未満 ・純アルコール摂取量は1日30mL未満 ・年齢とリスクに応じて血圧管理目標値を決定する
脂質管理	・脂質やコレステロール摂取の制限と適正な飽和脂肪酸の摂取 ・LDLコレステロール値を100 mg/dL未満を目標に管理
体重管理	・理想体重の達成・維持（BMI 22 kg/m^2）するためのカロリー摂取とエネルギー消費バランス ・ウエスト周囲径やBMIを測定し，治療目標を計画するとともに評価を行う
糖尿病管理	・糖負荷試験による糖代謝の評価と厳格な血糖管理：HbA1c（JDS値）6.1％未満［HbA1c（NGSP値）6.5％未満］ ・食事療法と運動療法によるカロリー摂取とエネルギー消費バランス

（日本循環器学会ほか：心筋梗塞二次予防に関するガイドライン（2006年改訂版）より作成）

▶▶薬物療法のターゲット（図6，7）

①狭心症の発作の治療　➡硝酸薬（ニトログリセリンの舌下）の投与がもっとも有効
②発作の予防　➡血管を拡張する持続性の硝酸薬，カルシウム拮抗薬，および心臓の仕事量を減らすβ遮断薬が用いられる
③再梗塞の予防　➡抗血小板薬として少量のアスピリンが用いられる
④脂質管理のため　➡スタチン，血圧管理の降圧薬，糖尿病の治療なども同時に行う

❶発作の治療

　硝酸薬（ニトログリセリン）は体内で分解され一酸化窒素（NO）を産生する．NOは血管平滑筋細胞内のcGMPを増加させ，強力な血管拡張作用を示す．狭心症における作用機序としては，冠血流の増加に加えて末梢血管を拡張することにより，心臓へ還流する血液量を減少させ（前負荷の軽減）また血管を拡張することにより，心拍出を容易にし（後負荷の軽減），心臓の負荷を減少させ心筋の酸素需要を減少させることによると考えられている．ニトログリセリンの副作用としては，頭痛，低血圧，頻脈などがある．ニトログリセリンそのものは経口では代謝も速く，作用時間が短いため発作の予防としては用いられない．硝酸薬は剤型も多様で，経口剤の他，静注，軟膏，貼付剤（パッチ，テープ）などが用いられる．貼付剤などは経皮的に薬剤が吸収されることにより，肝臓で薬剤が代謝され不活性される（肝による初回通過効果）ことなく，直接全身の血管へ薬剤が運搬される．また，徐々に吸収させるため作用持続が長いなどの特徴がある．

❷発作の予防

　持続性の硝酸薬，カルシウム拮抗薬，β遮断薬などが用いられる．予防に用いる硝酸薬としては，ニトロ基が2個の二硝酸イソソルビドあるいは1個，一硝酸イソソルビドなどがある（ニトログリセリンは1分子内に3個のニトロ基を持つ）．発作の予防には，持続を長くするために徐放剤にしたものなどが用いられている．カルシウム拮抗薬は血管平滑筋の細胞膜に存在する電位依存性カルシウムチャネルを抑制することにより，細胞内にカルシウムが流入するのを抑制し，血管を拡張させる．冠攣縮（スパスム）による狭心症に対し

（前頁より）

ステント
金属のネットでできたパイプのようなもので，血管を内側から外側に向かって押し拡げる．ただし，このような人工物を血管内に入れると，そこが再び狭くなりやすいという欠点がある．この再狭窄を防ぐために，抗血小板薬などの内服を続ける．最近では再狭窄を防ぐため，免疫抑制薬などの薬物がステントから溶け出るようにした薬物溶出ステント（drug eluting stent：DES）が開発されている．

一酸化窒素（NO）
血管内皮から産生され，血管を拡張させる因子として発見された．グアニル酸シクラーゼを活性化してGTPからcGMPを産生する．

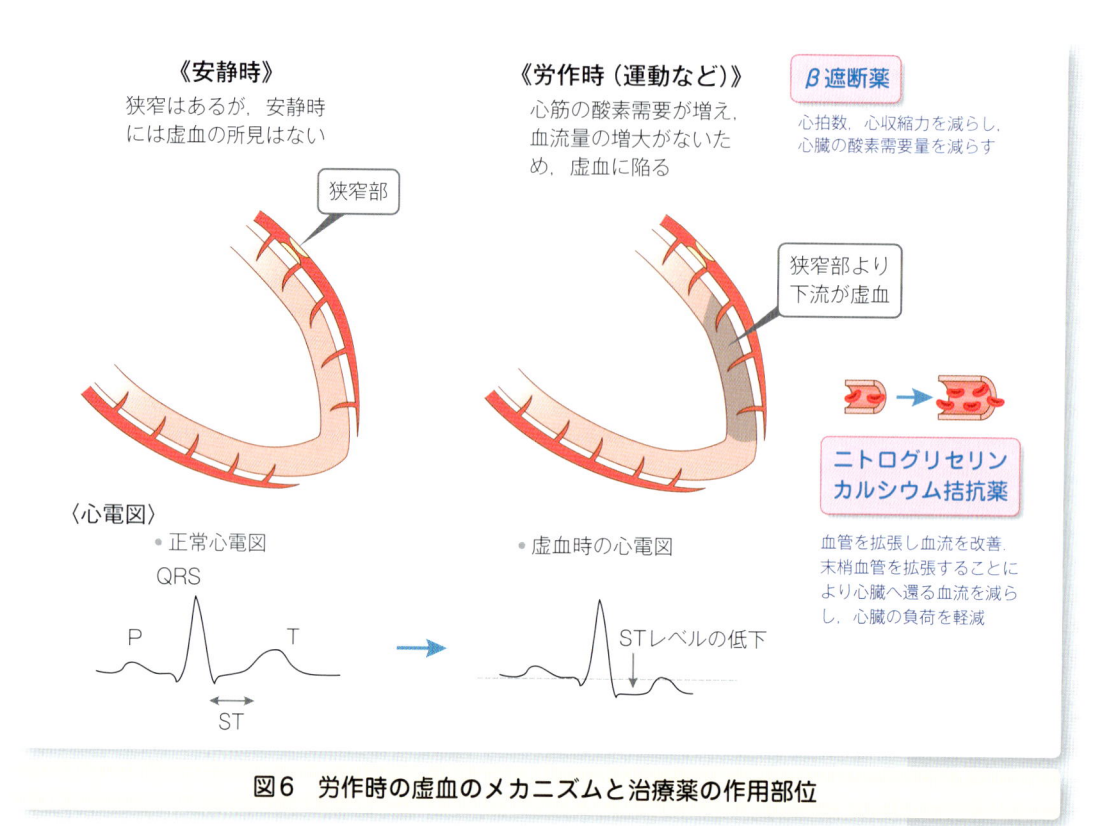

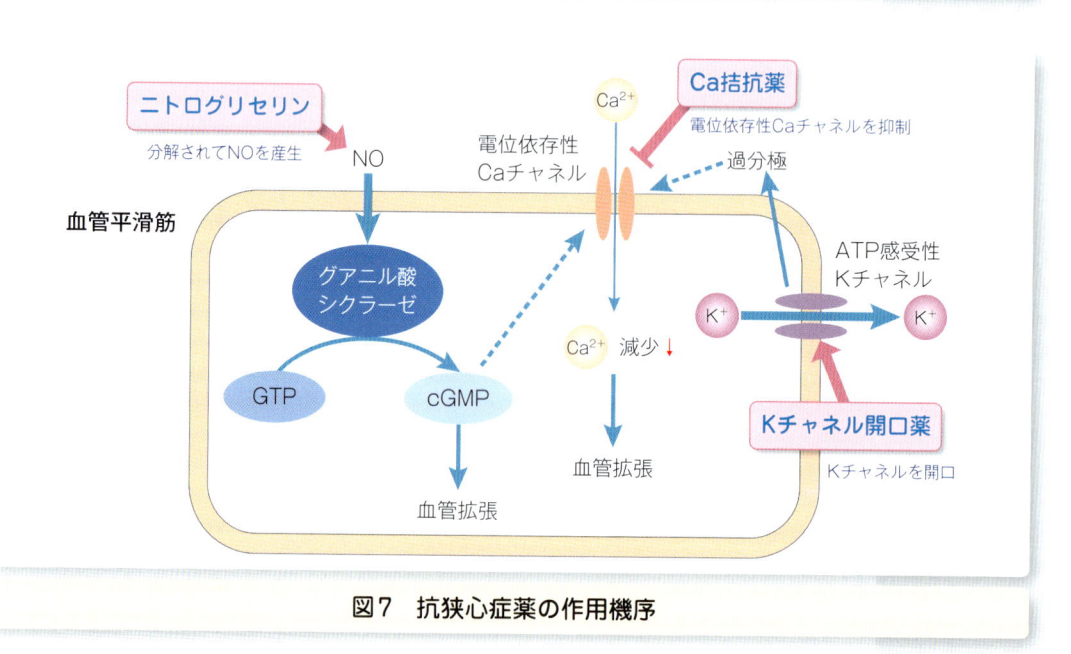

図6 労作時の虚血のメカニズムと治療薬の作用部位

図7 抗狭心症薬の作用機序

ては非常に有効である．また，遮断薬は交感神経の受容体を抑制することにより，心筋の収縮力，心拍数を減少させ，心筋の仕事量（酸素消費量）を減らし，心筋虚血を減ずる．遮断薬は労作性狭心症に有効である．

　その他，硝酸薬とカリウムチャネル開口薬との2つの作用を持つニコラン

図8 動脈硬化の進展メカニズム

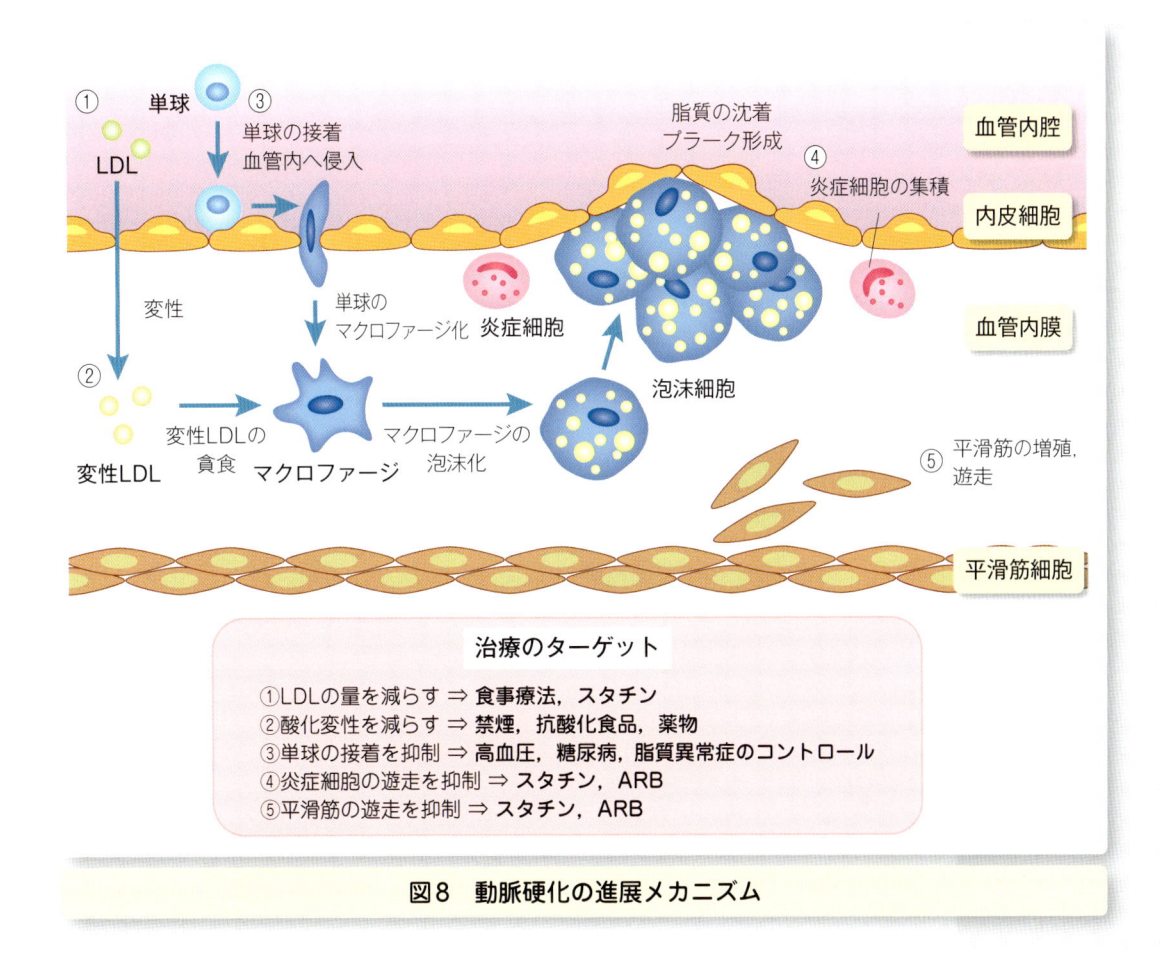

治療のターゲット
①LDLの量を減らす ⇒ 食事療法，スタチン
②酸化変性を減らす ⇒ 禁煙，抗酸化食品，薬物
③単球の接着を抑制 ⇒ 高血圧，糖尿病，脂質異常症のコントロール
④炎症細胞の遊走を抑制 ⇒ スタチン，ARB
⑤平滑筋の遊走を抑制 ⇒ スタチン，ARB

ジルも用いられている．カリウムチャネルを開口することにより，細胞膜を過分極（膜電位を陰性側にシフト）させ電位依存性のカルシウムチャネルを抑制し，細胞内へのカルシウムの流入を抑制し，血管を拡張する．

虚血性心疾患は動脈硬化が基盤になっているため，動脈硬化の抑制が予防のうえで重要である．図8に動脈硬化の発生機序とその抑制のためのターゲットを示す．血管内皮細胞の傷害が起こり，単球の血管内皮への接着，さらには血管内への侵入が起こる．単球は組織内ではマクロファージに変化し，変性したLDL（低比重リポタンパク）を貪食する．そこに血中のLDLが変性されると浸み込むことから，粥状硬化の初期病変が形成される．最近では，LDLが酸化修飾され，スカベンジャーレセプターを介して，単球由来のマクロファージにとり込まれて泡沫化していくという経路が注目されている．これらの状態は炎症とよく似ており，最近では動脈硬化は一種の慢性炎症と考えられている（図2）．脂質，酸化ストレスの制御，炎症性細胞による病変進展の予防などが重要である．このうちスタチンは脂質低下だけでなく，強い抗炎症性作用を示すため，もっとも広く用いられている．また，アンジオテンシン変換酵素（ACE）阻害薬およびアンジオテンシンⅡ受容体拮抗薬（ARB）はアンジオテンシンⅡの作用を抑制することにより，血管拡張作用を

スカベンジャーレセプター
マクロファージなどに発現している受容体で，掃除をするという意味のスカベンジャーから由来．正常のLDLは貪食せず，変性した脂質（変性LDL）などを貪食する．

スタチン
コレステロール合成の律速酵素である，HMG還元酵素の阻害薬．コレステロール低下作用以外にも抗炎症作用などがあり，動脈硬化の進展を抑制する作用がある．

きたし，心負荷を軽減する他，心筋梗塞後の心不全，心拡大（リモデリング）などの合併症を抑制し，予後を改善することが報告されている．

❸心筋梗塞の予防

この他に新たな梗塞発症（血栓形成）を予防するために抗血小板療法（アスピリン）が用いられている．

> **アスピリン**
> アラキドン酸よりプロスタグランジンを産生する酵素（シクロオキシゲナーゼ）を阻害し，プロスタグランジンの産生を抑制する．少量のアスピリンはトロンボキサンA_2による血小板凝集作用を抑制する．

▶ 栄養療法のターゲット

① 再梗塞予防 ➡ 血圧，脂質，血圧，体重，糖尿病など包括的な管理が必要
② 理想体重を維持する ➡ 食事の摂取量，運動量を調整
③ 食事内容の改善 ➡ 飽和脂肪酸を制限し，n-3系脂肪酸を増す．ナトリウムの制限
④ 禁煙，運動などの治療も併せて行う

栄養療法はこうする（図9）

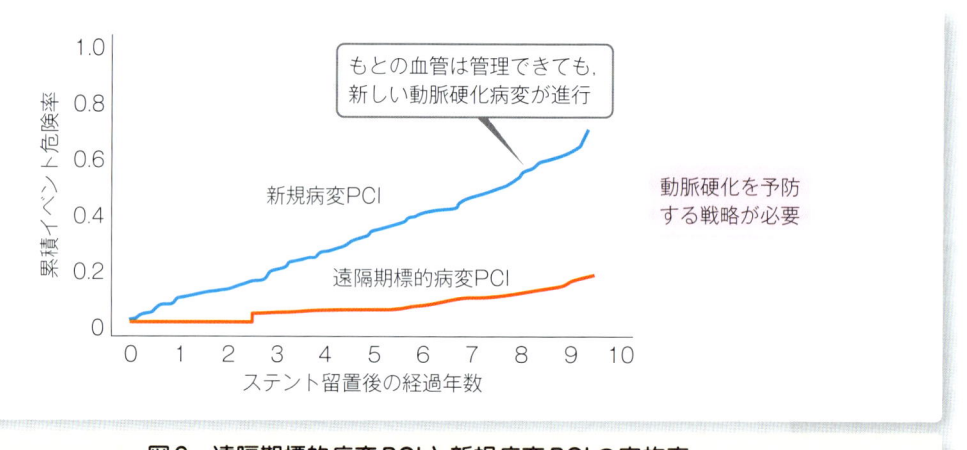

図9 遠隔期標的病変PCIと新規病変PCIの実施率

(Kimura T et al: Circulation **105**: 2986-2991, 2002より改変)

発作後，血圧が低下し血行動態が安定しない患者においては，血行動態が安定するまで経口・経腸栄養を見合わせる．胸痛が消失し，血行動態が安定した患者では，早期から循環器疾患用の普通食が開始される．最近では，冠動脈のカテーテルによる拡張，ステントさらには強力な薬物療法などにより狭窄の解除，血流の改善が行われ，ほぼ病変のコントロールが可能となった．しかし約1/3の症例では，治療した部位が再び狭窄し（再狭窄），症状が起こり，再びカテーテルによる治療が行われる．さらに大きな問題は，これらの患者ではもとの病変が悪化する頻度よりも，それ以上に新しい病変を生じる頻度が高いことである（図9）．新たな血管病変を抑制するためには，PCIや薬物療法だけでは不十分で，運動などによるリハビリテーションを含め，代謝栄養面の管理が非常に重要である．

動脈硬化症を起こすリスク因子としては，脂質異常症，高血圧，糖尿病，喫煙などが挙げられる．動脈硬化による虚血性心疾患再発の予防は，患者教育を徹底し，

運動，禁煙などの生活管理の他，脂質異常症，高血圧，糖尿病などの包括的な管理が重要である．表1に心筋梗塞患者に対する非薬物療法について，日本循環器学会によるガイドラインから一部改変した内容をまとめた．このうち，脂質異常症の管理について中心に述べる．高血圧，糖尿病については，それらの章を参照されたい．

ⓐ 脂質の管理

詳細は「Ⅱ-B-3．脂質異常症」(p.72)を参照されたい．

ⅰ）飽和脂肪酸の制限：飽和脂肪酸はLDLコレステロールを上昇させるもっとも強力な因子である．飽和脂肪酸を多く含む動物性の脂肪の制限を行う．最近は，飽和脂肪酸と同様に動脈硬化を起こしやすい脂質としてトランス脂肪酸が注目されている．

ⅱ）コレステロールの制限：飽和脂肪酸に比べるとLDLコレステロール上昇作用は弱く，また各個人によって反応は異なり，多くコレステロールを摂取しても上昇しない患者もいる．上昇しやすい患者に対しては300 mg/日以下を目指す．

ⅲ）n-3系多価不飽和脂肪酸：トリグリセライドを下げるのみならず，血管内皮機能の改善もみられる．

ⅳ）抗酸化ビタミンの摂取：野菜，果物を多くとるように心がける．

ⅴ）理想体重を維持：現体重が理想体重より多い場合には，現在の食事量は多いと考え，食事の摂取量を減らすか，運動量を増す．

> **トランス脂肪酸**
> 植物油に水素を付加し固形化した脂肪で，動脈硬化を起こしやすい脂肪として注目されている．マーガリンに多く含まれている．

> **血管内皮機能**
> 血管内皮から血管の収縮をコントロールする物質が産生される．一酸化窒素は代表的な拡張因子である．内皮機能の低下により動脈硬化が進展する．

ⓑ 心筋梗塞の管理

心筋梗塞の一次予防，あるいは梗塞後の患者の再発予防，合併症予防は食事，運動，生活指導，薬物治療などいろいろな方面からの管理が重要である．運動は，医師の指導のもとに運動耐容能を検討したうえで行う．また多職種による，包括的な管理が勧められる．

📖 参考文献

1) Kimura T et al：Long-term clinical and angiographic follow-up after coronary stent placement in native coronary arteries. Circulation **105**：2986-2991, 2002
2) 日本循環器学会ほか：急性心筋梗塞（ST上昇型）の診療に関するガイドライン．Circ J 72 ［Suppl Ⅳ］：1347-1442，2008．〈http://www.j-circ.or.jp/guideline/〉

D 循環器疾患

3 うっ血性心不全

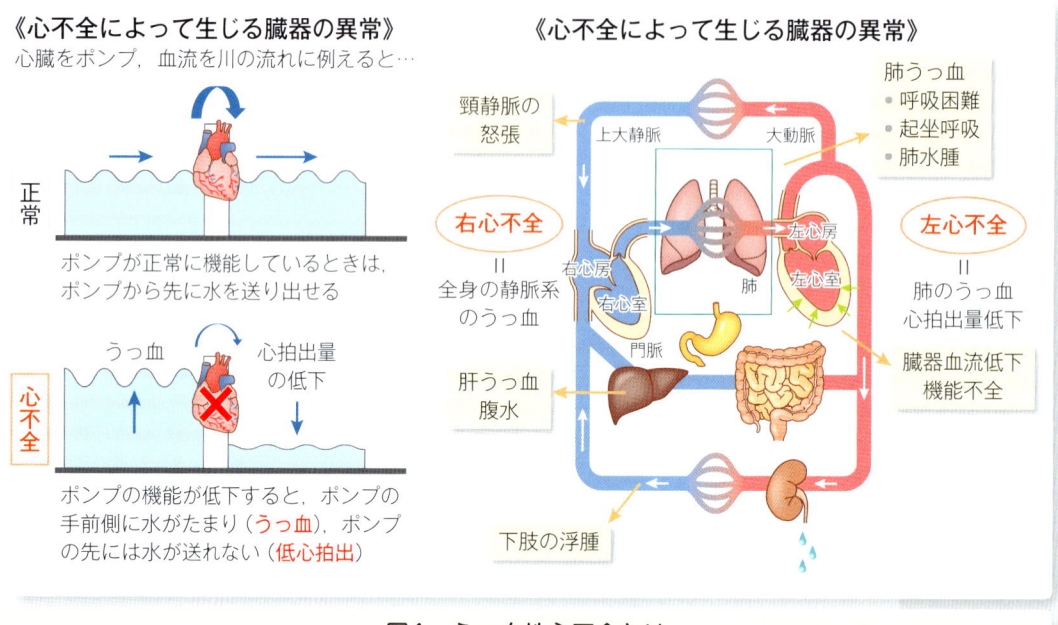

《心不全によって生じる臓器の異常》
心臓をポンプ，血流を川の流れに例えると…

正常：ポンプが正常に機能しているときは，ポンプから先に水を送り出せる

心不全：うっ血／心拍出量の低下
ポンプの機能が低下すると，ポンプの手前側に水がたまり（うっ血），ポンプの先には水が送れない（低心拍出）

《心不全によって生じる臓器の異常》
- 頸静脈の怒張
- 肺うっ血：呼吸困難・起坐呼吸・肺水腫
- 右心不全＝全身の静脈系のうっ血
- 左心不全＝肺のうっ血，心拍出量低下，臓器血流低下，機能不全
- 肝うっ血，腹水
- 下肢の浮腫

図1　うっ血性心不全とは

体 のどこに異常が起こっているのか

心臓は血液を送るポンプに例えられる（図1）．ポンプが障害されると，ポンプの前方には血液の流れが少なくなり（低心拍出量），ポンプの後方は血液が貯留する（うっ血）．心不全は病名を示すものでなく，症状を示すものであり，種々の心疾患の終末像である．心不全の原因として，心筋症，心臓弁膜症もあるが，近年では，虚血性心疾患や高血圧性心疾患が増えてきている．心不全は経過に基づいて，急性心不全と慢性心不全に分類される．慢性心不全では，うっ血による症状が主であるので，慢性心不全のことをうっ血性心不全とよぶことがある．

心不全は単なるポンプ障害だけでなく，神経体液因子の異常が大きく関与している（図2）．心筋障害は，交感神経系（カテコラミン類），体液因子の活性化を引き起こす．さらにTNF-αなどの炎症性サイトカインが活性化され，活性酸素の過剰状態である酸化ストレスも増大する．これら体液因子はナトリウムの貯留や血管収縮を起こすが，それだけでなくこれらの因子の異常により，心筋の線維化，心肥大，心拡大などの変化（心筋のリモデリングとよぶ）が起こり，心不全が進行する．心不全はさらに神経体液因子の活性化を起こすという悪循環サイクルを形成する（図3）．

また，炎症性サイトカインは代謝亢進・異化亢進を起こし，さらに心不全により，心臓，呼吸器系のエネルギー消費も亢進するため，重症の心不全患者では極端な栄養不良に陥りやすい（心臓悪液質）．

● 体液因子
アンジオテンシン，レニン，アルドステロン，エンドセリン，バソプレッシンなど．

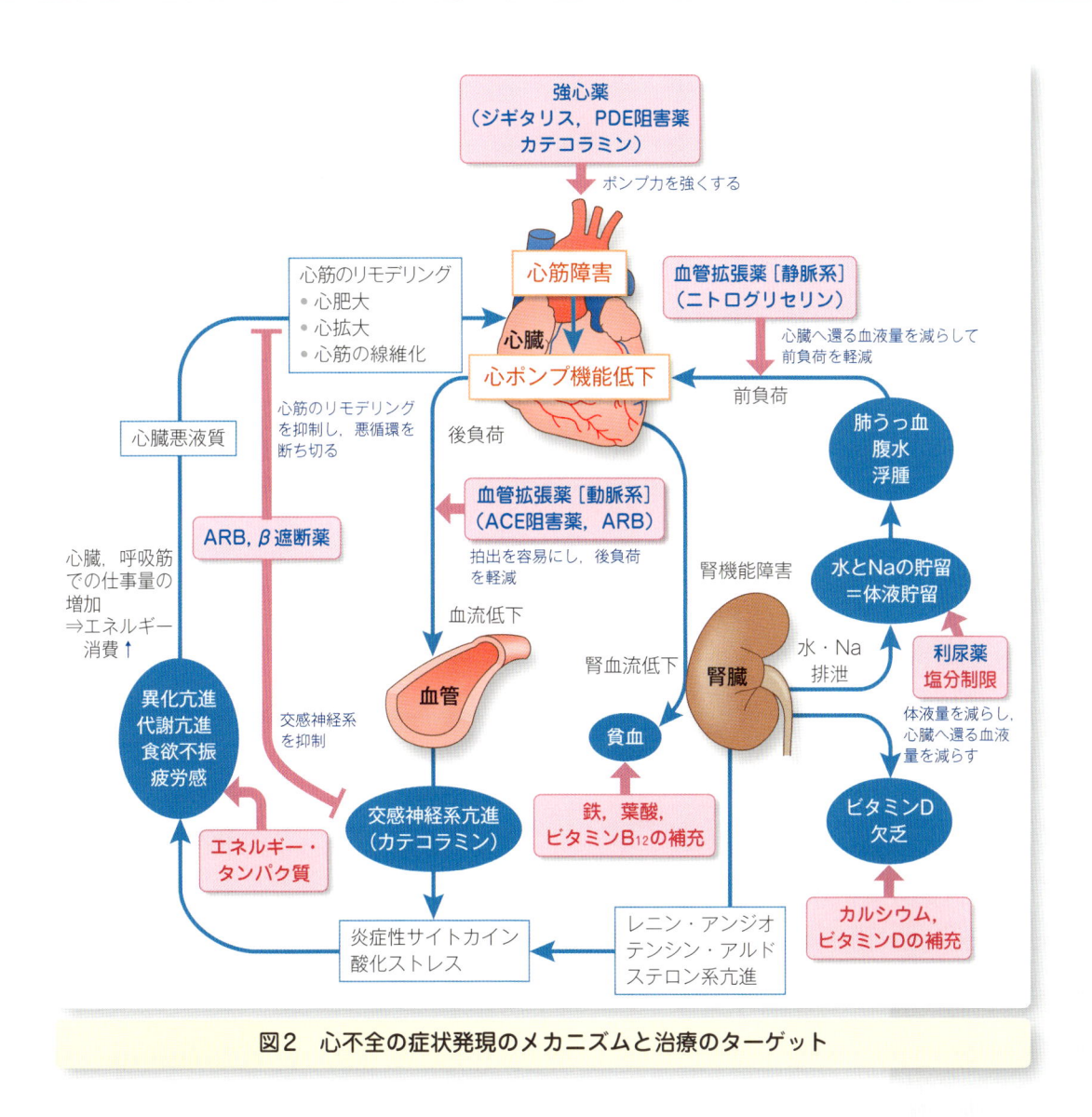

図2 心不全の症状発現のメカニズムと治療のターゲット

異常はどのように現れるのか

　心不全の症状は右心不全と左心不全に分けて考えると理解しやすい（図1）．右心不全では，右心系の後方すなわち全身の静脈系にうっ血が生じる．症状としては，上大静脈系のうっ血により頸静脈の怒張がみられる．また，門脈系のうっ血では肝うっ血（肝腫大），腹水，消化管のうっ血による食欲不振や消化，吸収障害が生じる．下大静脈系のうっ血では下肢の浮腫などがみられる．
　左心系は，肺からの血液が流れ込み，動脈を介して全身に血液を拍出する．左心不全では，肺のうっ血による症状が生じる．肺はガス交換の重要な臓器であるので，肺うっ血により呼吸困難が生じる．呼吸困難には夜間発作性呼吸困難，起坐呼吸，心臓喘息などがある．一方，心拍出量の低下により臓器の血流が低下し，臓器の機能不全や全身の疲れやすさなどの症状が生じる．
　心不全では栄養代謝亢進により疲労感や食欲不振を起こす．

● 夜間発作性呼吸困難
臓器や筋肉に行っていた血液が，就寝時には心臓へ還ってくるため．

● 起坐呼吸
臥位よりも坐位のほうが呼吸が容易になる．

● 心臓喘息
うっ血により肺胞内へ血液成分が流出し，気道の狭窄が起こり，気管支喘息のような呼吸困難が起こる．

図3 心不全の悪循環サイクル

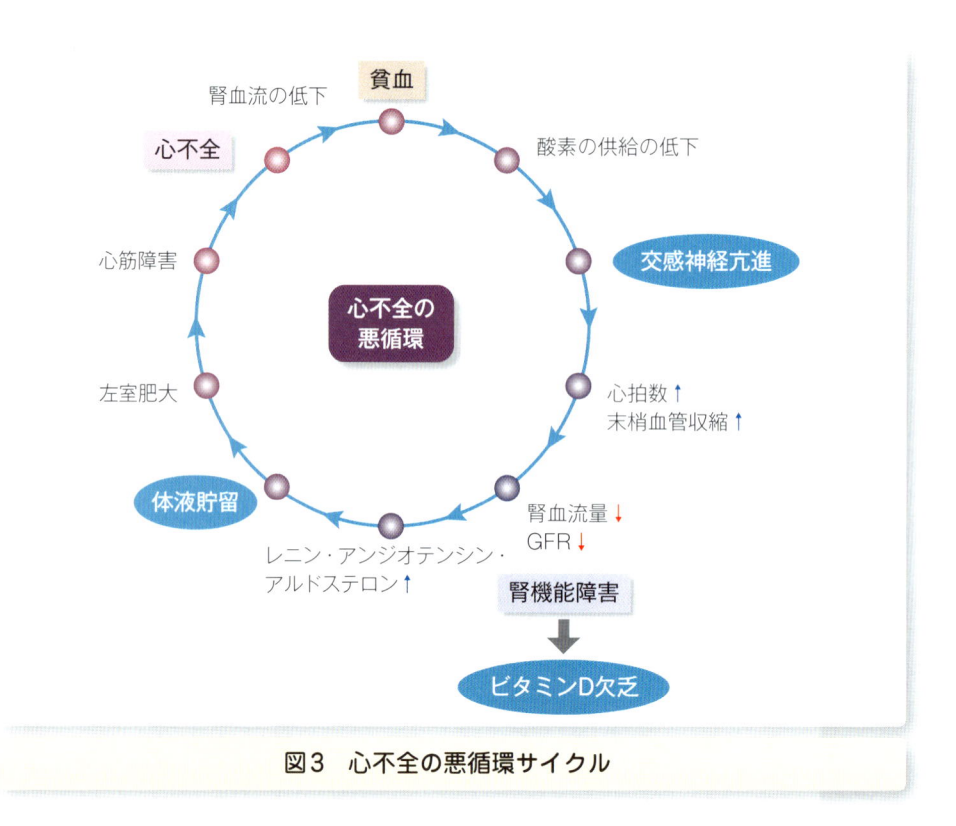

治療のターゲットは何か

心不全の治療は，①心臓の負担を少なくするために心臓への血流を減らすこと，②心臓の収縮力を増やすことが考えられる．

> ▶ **薬物療法のターゲット**
> ①心臓へ帰還する血液量を減らす
> ・尿量を増やし，体液量を減らす ➡ **利尿薬**
> ・末梢血管を拡張し，血液を末梢にとどめる ➡ **静脈系血管拡張薬**
> ②心臓の拍出量を増やす
> ・心筋の収縮力を増す ➡ **強心薬**
> ・動脈を拡張し，拍出しやすくする ➡ **動脈系血管拡張薬**
> ③心筋の保護
> ・交感神経系の抑制 ➡ **β遮断薬**
> ・心筋のリモデリングの抑制 ➡ **ARB，ACE阻害薬**

❶利尿薬

心臓への血流を減らすためにもっとも有効な手段は，利尿薬により循環血液量を減らすことである．利尿薬には主に3種類が使用されている（図4）．
ループ利尿薬は腎尿細管のHenleのループに，またサイアザイド系利尿薬は遠位尿細管に作用し，いずれもNa$^+$の再吸収を抑制し，尿中のNa$^+$の濃度を高くすることにより，尿の浸透圧を上昇させて尿量を増す．この際，遠位尿細管および集合管でアルドステロンの作用によりNa$^+$とK$^+$の交換が行わ

▶ **バソプレッシン拮抗薬**
新しい利尿薬としてバソプレッシン（ADH）を抑制する利尿薬も開発された．水の再吸収を抑制することにより利尿作用を増す．

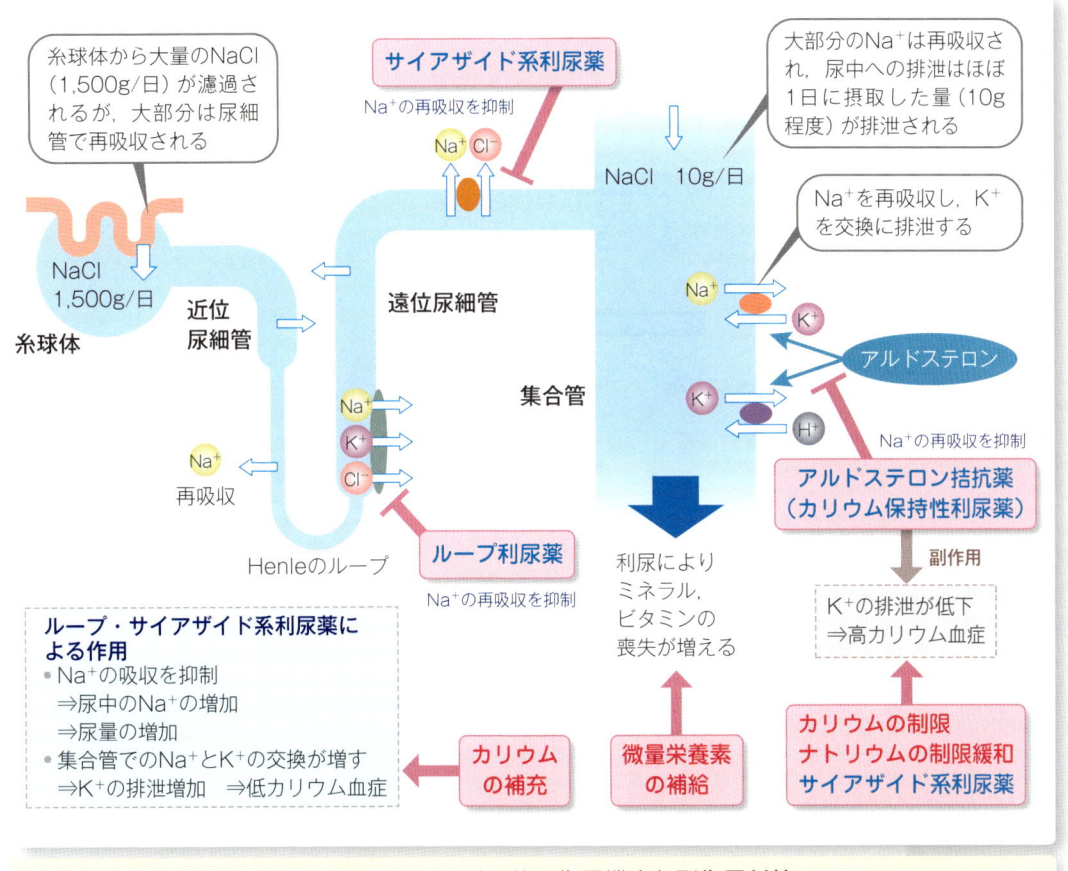

図4 腎における利尿薬の作用機序と副作用対策

れるため，尿中のNa$^+$が高くなるとK$^+$と交換され，尿中にK$^+$が多く排泄される．このため，これらの利尿薬では低カリウム血症が生じる．このような薬剤を使用中には，カリウムの補充が必要な場合がある．アルドステロン拮抗薬は，尿細管の末端部の集合管でアルドステロンの作用を抑制する．アルドステロンはNa$^+$を再吸収し，代わりにK$^+$を排泄する作用を持つため，Na$^+$が体内に貯留して体液量が増加する．アルドステロン拮抗薬はNa$^+$とK$^+$の交換を抑制することにより，ナトリウム貯留を減らす．このため，アルドステロン拮抗薬は他の利尿薬とは異なり，K$^+$が排泄されずに血清カリウム値は上昇する．高カリウム血症の治療には，カリウム制限食，サイアザイド系利尿薬の併用が行われる．

❷ 強心薬

ジギタリスが心臓の収縮力を増し，心不全を改善するために使われている（図5）．心筋の収縮には細胞内のCa^{2+}が重要である．ジギタリスは細胞の膜にあるNa$^+$とK$^+$の交換機構であるNa$^+$，K$^+$-ATPaseを抑制する．この抑制によりNa$^+$-Ca^{2+}交換機構に作用し，細胞内のCa^{2+}の濃度を上昇させて心収縮力を増すことが知られている．この薬剤は治療域が狭く，副作用が非常に多い．特に消化器症状は強く，嘔気・嘔吐などが長期間続くこともまれでは

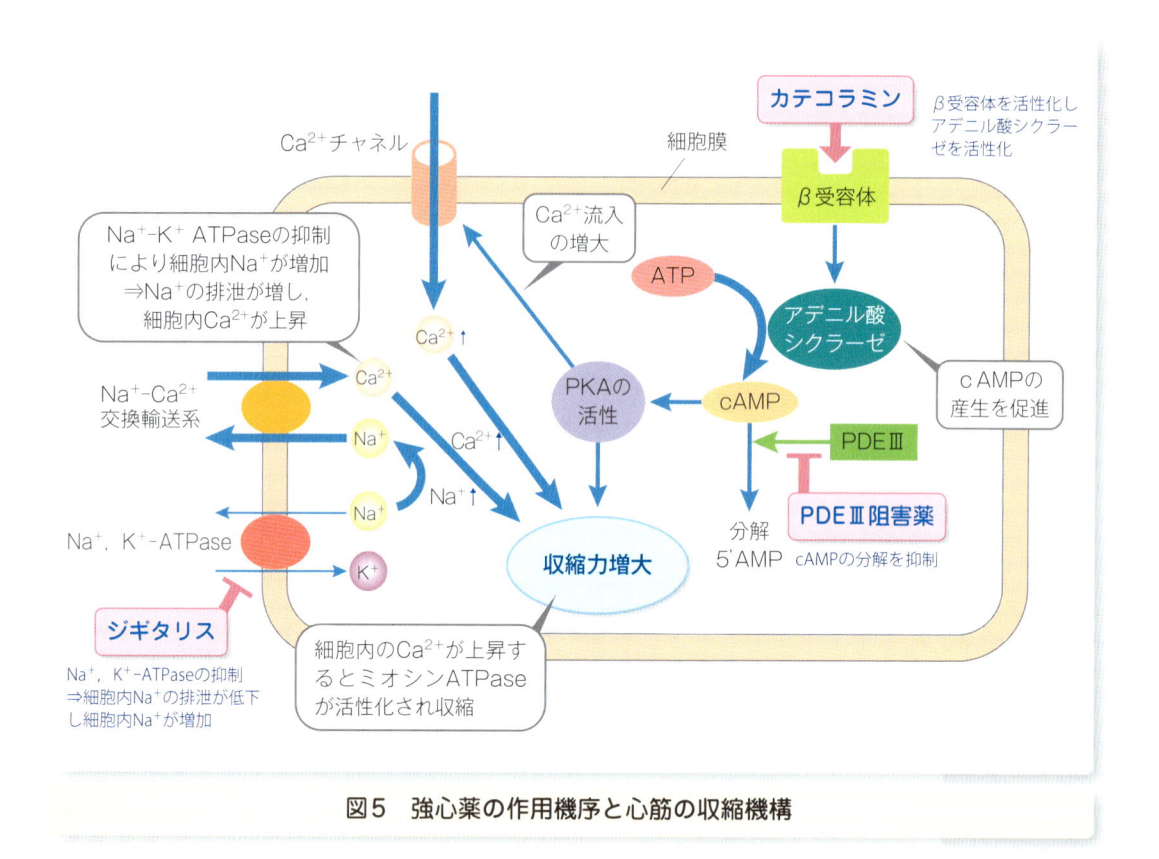

図5 強心薬の作用機序と心筋の収縮機構

ない．高齢者では薬物の代謝が低下しているため，容易に副作用を発現する．また，利尿薬と併用し低カリウム血症が起こることがあるが，このときにはジギタリス中毒に注意する．その他の強心薬にはカテコラミン（ドパミン，ドブタミン），ホスホジエステラーゼ（PDE）Ⅲ阻害薬などがある．

❸心筋の保護に作用する薬剤

血管を拡張し，末梢に血液を貯留し，心臓への還流を減らす目的で，血管拡張薬が用いられている．しかし，単に血管を拡張することでは，交感神経系の亢進が起こる．レニン・アンジオテンシン系の抑制薬であるアンジオテンシン変換酵素（ACE）阻害薬やアンジオテンシンⅡ受容体拮抗薬（ARB）は血管拡張作用を併せ持ち，心不全による神経体液因子の異常を改善し，同時に心不全による心筋のリモデリングを抑制して予後を改善することが報告されており，現在では第一選択薬として用いられている．アルドステロンの作用を抑制するため，血清カリウムの上昇が起こりやすいことに注意する．

ジギタリス中毒
特に致死的な不整脈が出現しやすいため，注意が必要である．

カテコラミン，PDEⅢ阻害薬
強力な強心作用を持ち，急性心不全の治療に主に用いられているが，慢性心不全の治療にはあまり用いられていない．

cAMP，PKA
cAMPは，各種ホルモンや神経伝達物質の生理作用のセカンドメッセンジャーとして重要な役割を果たす．交感神経刺激など種々の刺激により，アデニル酸シクラーゼが活性化されATPよりcAMP（cyclicAMP）が作られる．cAMPは，Aキナーゼ（protein kinase A：PKA）を活性化させ，細胞内で多くの機能を発揮する．例えば血管では拡張，心筋では収縮力の増大，内分泌細胞では分泌などにも関与する．

▶▶ 栄養療法のターゲット

① 体液量を減らす ➡ **水分・塩分制限**
- 軽症では塩分制限のみ（食塩 6 g/日以下を目指す）
- 重症では水分制限も行う：症状に応じて食事以外の水（飲料水）を制限 500〜1,000 mL/日
- 可能であればさらに厳格な塩分制限（3〜5 g/日）

② 代謝亢進 ➡ **エネルギー，タンパク質の補充**
- 標準体重を維持するためのエネルギーを投与
- 良質のタンパク質（1〜1.2 g/kg 体重）

③ 微量栄養素が喪失しやすい ➡ **微量栄養素の補充**
- 亜鉛，銅，マグネシウム，カルシウム，セレンの補充
- 水溶性ビタミン（特にビタミン B_1）
- ビタミンDの補充

④ 体液量の増加，心不全が悪化する ➡ **アルコールは原則禁止する**

　心不全の食事療法の中心となるのは，水分と塩分の制限である．浮腫や肺うっ血を軽減する目的で利尿薬が用いられ，以前ほど厳しく管理する必要はないが，利尿薬による多くの問題が生じるため，食事療法を厳格に行うことが大切である．

栄養療法はこうする（図6）

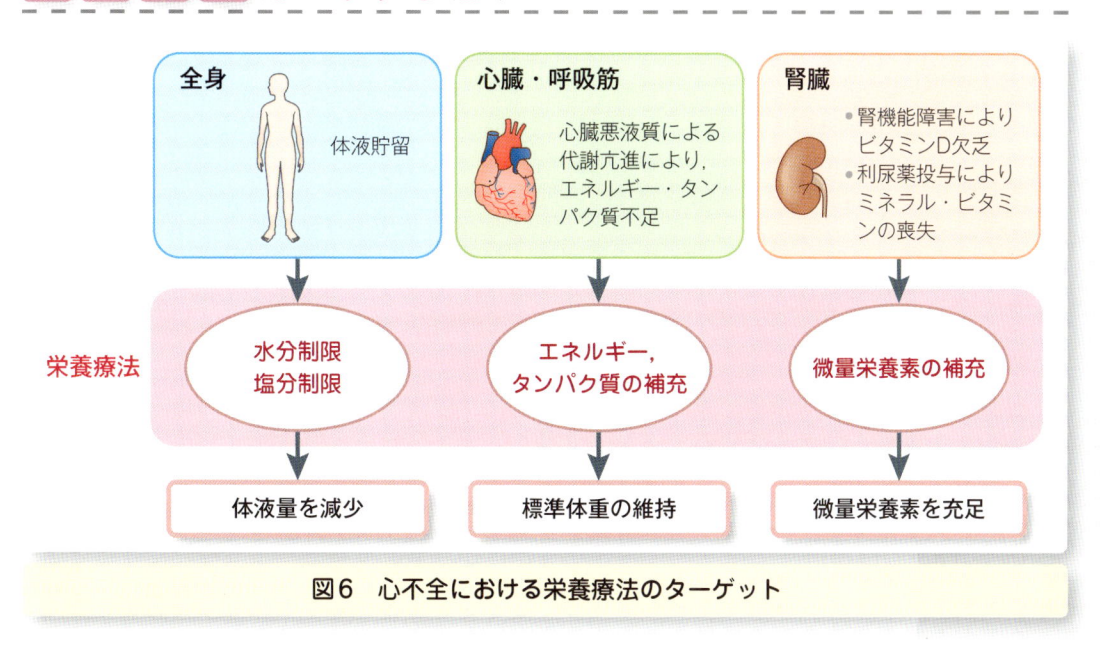

部位	病態	栄養療法	目標
全身	体液貯留	水分制限 塩分制限	体液量を減少
心臓・呼吸筋	心臓悪液質による代謝亢進により，エネルギー・タンパク質不足	エネルギー，タンパク質の補充	標準体重の維持
腎臓	腎機能障害によりビタミンD欠乏／利尿薬投与によりミネラル・ビタミンの喪失	微量栄養素の補充	微量栄養素を充足

図6 心不全における栄養療法のターゲット

ⓐ 水分と塩分の制限（表1）

　軽症の心不全では水分の制限は必要ないが，重症（NYHA Ⅲ度以上）では塩分制限（6 g/日）に加えて，水分の制限（飲料水の制限 500〜1,000 mL/日）が必要なことがある．さらに重症例では，厳格な塩分制限（3〜5 g/日以下）を行うと効果がみられる．

　水分と塩分の制限や利尿薬を用いるときのよい指標となるのが体重である．急激

表1 心不全の治療食栄養基準（1日の指示栄養量）

NYHA心機能クラス	食塩量(g)	水分量(mL)	エネルギー量(kcal/kg[標準体重])	タンパク質*(g/kg[標準体重])	脂質*
Ⅰ度	10	制限なし	30〜35	1.2〜1.5〔18〜20〕	〔20〜25〕
Ⅱ度	8〜10	2,000〜制限なし	30〜35	1.2〜1.5〔18〜20〕	〔20〜25〕
Ⅲ度	6〜7	1,200〜1,500（前日の尿量参考）	25〜30	1.1〜1.2〔18〜20〕	〔15〜20〕
Ⅳ度	3〜5	1,000以下（前日の尿量参考）	20〜25	1.0〜1.2〔18〜20〕	〔15〜20〕

*：〔　〕はエネルギー比率（％）
（齋藤 昇：高血圧，うっ血性心不全と栄養．患者指導のための病気と栄養．糸川嘉則ほか（編），南山堂，東京，p264，1995より一部改変）

表2 心不全の悪化因子

- 感染症（特に呼吸器感染症）
- 食塩，水分の過剰摂取
- 過食
- 心身ストレス
- 服薬の中断
- ジギタリス中毒，心筋収縮力抑制薬の投与
- 貧血
- 妊娠
- 循環器疾患の合併（高血圧，不整脈，心筋梗塞，狭心症）

な体重の変化は水分の変動によることが多く，水分貯留の指標になる．心不全がよくなったときの体重を理想体重とし，変動は1kg以内に抑える．理想体重より重くなると心不全になりやすく，浮腫，肺うっ血が生じる．逆に理想体重より低くなりすぎると，利尿薬の過剰投与による脱水が考えられる．この場合には全身倦怠感が強くなり，気力がなくなり一日中ごろごろするようになる．

強力な利尿薬（ループ利尿薬）の使用により，水分の制限は厳格でなくとも心不全のコントロールが可能となっているが，急激な水分の摂取は心不全の重要な悪化因子であり，暴飲暴食後に心不全が悪化する例がある（表2）．

ⓑ 利尿薬投与の栄養管理上の注意点（表3）

利尿薬のフロセミド（ループ利尿薬）はその作用が強力なため，心不全治療によく用いられている．フロセミドはナトリウムのみならずカリウムも低下させるので注意が必要である．血清カリウムの低下がみられるときは，カリウム製剤の補給あるいはカリウム保持作用を持つスピロノラクトン（カリウム保持性利尿薬）を併用する．また，利尿薬を用いると高尿酸血症をきたすことがあるので注意する．

最近注目されてきた利尿薬の問題点は，亜鉛などのミネラル，水溶性のビタミンの喪失量が増えることである．特にビタミンB₁は欠乏により「脚気心」が起こり，心不全をさらに悪化する．このため，ビタミンB₁を含めたビタミンの補充が有効なことが多い．また，心-腎-貧血との関連が注目されてきている．これらは図3に示すように，悪循環サイクルを形成するため，心不全の治療だけでなく，貧血，腎障害に対する治療も同時に行う．栄養学的には，貧血に対しては，エリスロポエチン製剤が必要な場合もあるが，鉄，ビタミンB₁₂，葉酸などの欠乏がある場合も

◆ **心不全の悪化因子**
心不全の悪化因子として特に重要なものは，感冒，インフルエンザ，気管支炎などの呼吸器感染症である．水分の過剰摂取，NaCl，肥満，低タンパク血症など食事に関係する項目が多い（表2）．

◆ **脚気心**
脚気とは，糖代謝に重要なビタミンB₁（チアミン）の欠乏によって糖の代謝が障害され，ATPの合成が低下するため，心不全と神経障害をきたす疾患である．脚気心はビタミンB₁欠乏症による心不全を指す．脚気は，日本では明治時代まで結核に次いで多い死亡原因であった．

表3　利尿薬の問題点とその対策

問題点	対　策
レニン・アンジオテンシン・アルドステロン系や交感神経系の活性を亢進	ARB，β遮断薬の投与
尿酸，脂質，糖にかかわる代謝の異常	食事，薬剤による各疾患の治療
ミネラル，ビタミンの欠乏	欠乏栄養素の補給

ある．ビタミンDは脂溶性ビタミンであるが，腎機能の低下などにより，活性化が抑制され欠乏状態にある患者が少なくない．ビタミンDはカルシウム代謝を改善するだけでなく，多様な作用があることが知られている．特に炎症性サイトカインの産生を抑制し，心不全の進行が抑制されることが報告されている．

c エネルギーの摂取

　肥満例では，エネルギー摂取量をすこし減らし肥満の是正につとめる．一方，重症の心不全例では低栄養状態に陥りやすい．低栄養があるにもかかわらず，心不全のため代謝は亢進しており，食欲が低下している例が少なくない．この原因としては，前述したサイトカインなどの影響以外に，心不全による消化管のうっ血，肝臓などの腫脹による消化管の圧迫，あるいは強心薬，抗不整脈薬などによる食欲不振が原因となる．その他，消化管での吸収障害，栄養素の消化管への漏出などによる．

d タンパク質の補充

　心臓悪液質では，エネルギーの低下に加えてタンパク質の不足もきたすので充足させる．

e 嗜好品の制限

　アルコールは中等度以上の心不全では控える．呼吸機能を低下させるので禁煙を守る．コーヒーなどは交感神経興奮をきたすので過量とならないようにする．

心不全の際の輸液

　心不全に対して輸液そのものが治療の主役となることは少ない．しかし，循環器疾患患者に合併した他の疾患で輸液の必要が生じることがある．肺うっ血では，NaClと水分の制限を行うことを念頭に入れて輸液製剤の選択・投与法を考える．維持輸液，治療薬の点滴などでも，電解質の組成に注意する．抗生物質などはナトリウム塩のことも多く，また，種々の薬剤の溶解剤として生理食塩水を用いると塩分過剰になる．生理食塩水・乳酸リンゲル液による点滴はナトリウム濃度が高いため，ナトリウムおよび体液の貯留が起こりやすい．

　心不全では，低ナトリウム血症がみられることが多いが，多くは水分が過剰となった希釈性低ナトリウム血症である．この場合には，水，ナトリウム制限が原則である．ただし，まれに，利尿薬投与下で過度なナトリウム制限を行うと，低張性脱水となり低ナトリウム血症がみられることがあるので注意する．

E 腎疾患

1 ネフローゼ症候群

図1 糸球体における尿産生およびタンパク尿出現の機序

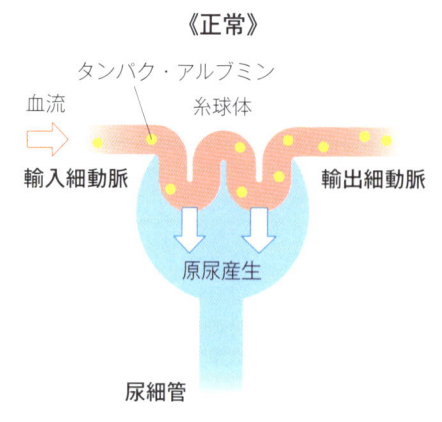

《正常》：糸球体で，血液から濾過され原尿が産生される．通常の血清タンパクは尿中に濾過されない．

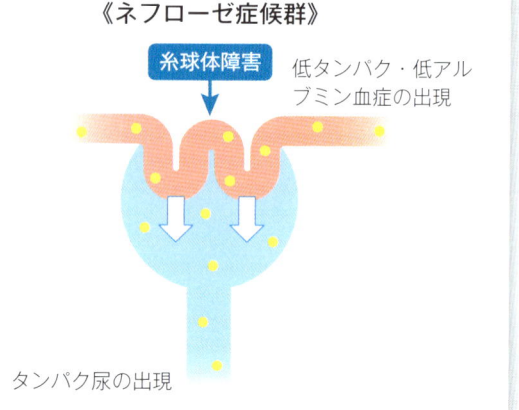

《ネフローゼ症候群》：ネフローゼ症候群の場合，糸球体障害のため血清タンパクが濾過され**大量のタンパク尿**が出現する．そのため，濾過後の血液中のタンパクは減少する（**低タンパク・低アルブミン血症**）．

体のどこに異常が起こっているのか

尿（尿のみなもとである原尿）を産生する腎臓内の小器官を**糸球体**と呼ぶ．糸球体は毛細血管を中心とした毬状の構造物であり，その特殊な血管壁を濾過膜として使用し，絶えず尿の産生が行われている（**図1，図2**）．ひとたび，糸球体血管壁の機能が破綻すると，血管壁は血漿タンパクの選択的透過性を失い，尿中に大量の血漿タンパクが喪失する．このような病態を**ネフローゼ症候群**という．

その原因により腎臓由来の疾患による**一次性ネフローゼ症候群**と全身性疾患の1つの症状として発症する**二次性ネフローゼ症候群**に分けられる（**図3**）．小児のネフローゼ症候群の原因として，もっとも多いのは**微小変化型ネフローゼ症候群**である．そして，成人のネフローゼ症候群の原因は**膜性腎症**が多いが，その原因は一次性，二次性を含め多岐にわたるため，腎生検での原疾患の鑑別が必要となる．成人および小児におけるネフローゼ症候群の診断基準を**表1**に示す．

ネフローゼ症候群の**タンパク尿**とは，糸球体血管壁の障害に由来するタンパク尿であり，成分としては**アルブミン**がその大部分を占める．アルブミンを主体とする大量のタンパクの尿中への喪失の結果，低タンパク血症をきたす．さらに，糸球体から濾過されたアルブミンは近位尿細管で再吸収されるものの，その分解亢進に伴い低アルブミン血症はさらに進む．その他，肝臓におけるアルブミン合成亢進の不徹底，消化管からのアルブミンの漏出，毛細血管透過性亢進による間質へのアルブミンの漏出なども低タンパク血症の原因となる．

♦ **微小変化型ネフローゼ症候群**
突然の大量のタンパク尿と浮腫で発症し，腎生検では，光学顕微鏡上変化がなく，電子顕微鏡で糸球体上皮細胞の足突起の平低，消失を認める疾患．

♦ **膜性腎症**
緩徐に発症するタンパク尿で，腎生検では，蛍光抗体法による糸球体係蹄壁のIgGの顆粒状沈着を特徴とする．

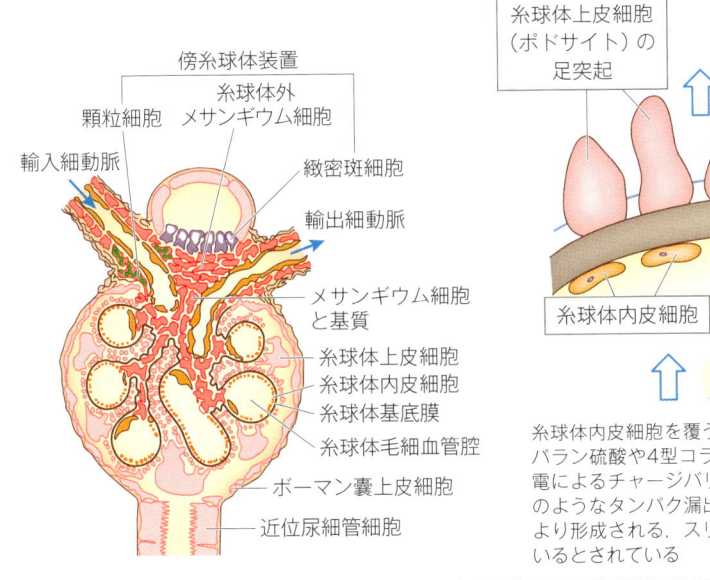

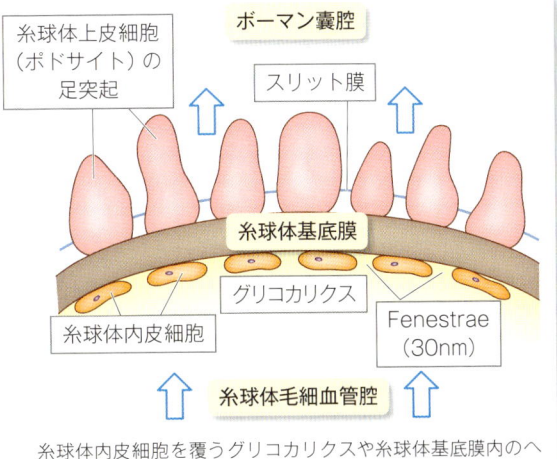

図2 糸球体血管壁の構造

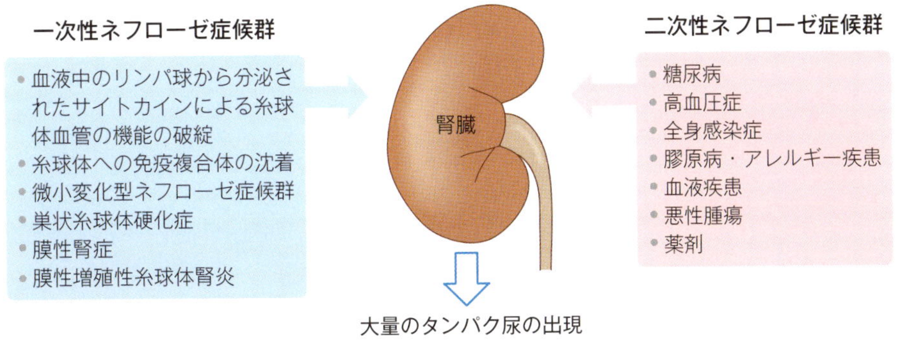

糸球体内皮細胞を覆うグリコカリクスや糸球体基底膜内のヘパラン硫酸や4型コラーゲンなどの網目構造により，陰性荷電によるチャージバリア，サイズバリアを形成している．このようなタンパク漏出阻止の機構の中で，糸球体上皮細胞により形成される，スリット膜がもっとも重要な役割を担っているとされている

一次性ネフローゼ症候群
- 血液中のリンパ球から分泌されたサイトカインによる糸球体血管の機能の破綻
- 糸球体への免疫複合体の沈着
- 微小変化型ネフローゼ症候群
- 巣状糸球体硬化症
- 膜性腎症
- 膜性増殖性糸球体腎炎

二次性ネフローゼ症候群
- 糖尿病
- 高血圧症
- 全身感染症
- 膠原病・アレルギー疾患
- 血液疾患
- 悪性腫瘍
- 薬剤

→ 腎臓 → 大量のタンパク尿の出現

図3 ネフローゼ症候群の原因

異常はどのように現れるのか

　ネフローゼ症候群のタンパク尿に起因する<u>低タンパク血症</u>は，臨床症状として全身性の<u>浮腫</u>を呈することが多い（図4）．浮腫は間質組織への体液の貯留であり，ネフローゼ症候群でしばしば認められる臨床症状である．

　浮腫の発症機序として，1つの説は低アルブミン血症による<u>血漿膠質浸透圧</u>の低下に伴い，通常は血管外の水分を血管内に移動されてきた力が弱まり，血漿中の水分が血管内から血管外に移動する．その結果，間質の水分量の増加による浮腫と，同時に血管内の水分量が減少することで有効循環血漿量の減少をきたす（図5）．有効循環血漿量の減少により腎血流は低下し，レニン・アンジオテンシン・アルドステロン系が活性化され腎臓でのナトリウム排泄抑制が生じ有効循環血漿量が増加す

血漿膠質浸透圧
アルブミンなどのタンパク質の濃度によって調節される血漿や間質液のコロイド（膠質）浸透圧．

表1 ネフローゼ症候群の診断基準

小児ネフローゼ症候群診断基準（厚生省特定疾患ネフローゼ症候群調査研究班，1974年）	成人ネフローゼ症候群診断基準（平成22年度厚生労働省難治性疾患対策進行性腎障害に関する調査研究班）
1. タンパク尿：1日タンパク尿量 3.5 g 以上ないし 0.1 g/kg/日以上．または早朝起床時第1尿で 300 mg/dL 以上の尿タンパクが持続する 2. 低タンパク血症 ・血清総タンパク量として： 　学童，幼児　6.0 g/dL 以下 　乳児　　　　5.5 g/dL 以下 ・血清アルブミン量として： 　学童，幼児　3.0 g/dL 以下 　乳児　　　　2.5 g/dL 以下 3. 高脂血症 ・血清総コレステロール量として： 　学童　250 mg/dL 以上 　幼児　220 mg/dL 以上 　乳児　200 mg/dL 以上 4. 浮腫 〈注意〉 1. タンパク尿，低タンパク血症は本症候群診断のための必須条件である 2. 高脂血症，浮腫は本症候群のための必須条件ではないが，これを認めればその診断はより確実になる 3. タンパク尿の持続とは3〜5日以上をいう	1. タンパク尿：3.5 g/日以上が持続する （随時尿において尿タンパク/尿クレアチニン比が 3.5 g/gCr 以上の場合もこれに準ずる） 2. 低アルブミン血症： 血清アルブミン値 3.0 g/dL 以下 血清総タンパク量 6.0 g/dL 以下も参考になる 3. 浮腫 4. 脂質異常症（高 LDL コレステロール血症） 〈注意〉 1）上記の尿タンパク量，低アルブミン血症（低タンパク血症）の両所見を認めることが本症候群の診断の必須条件である 2）浮腫は本症候群の必須条件ではないが，重要な所見である 3）脂質異常症は本症候群の必須条件ではない 4）卵円形脂肪体は本症候群の診断の参考となる

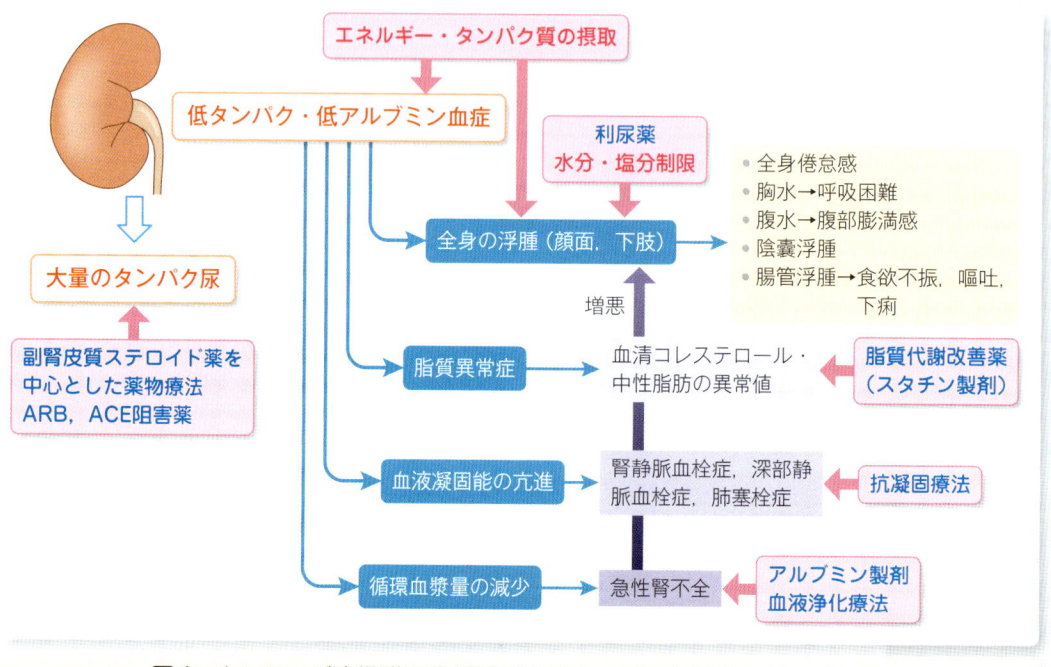

図4 ネフローゼ症候群の症状発現のメカニズムと治療のターゲット

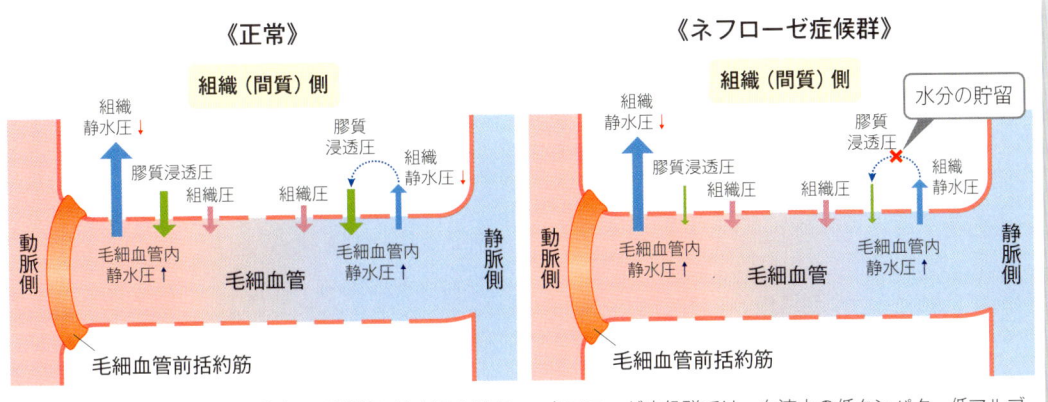

《正常》　　　　　　　　　　　　　　《ネフローゼ症候群》

正常の場合，毛細血管内の静水圧は間質の静水圧より高いため，水は毛細血管内から間質側へ移動する．毛細血管の動脈側では，血管内外の静水圧の差のほうが膠質浸透圧より大きいため，水は間質側へ移動する．一方，毛細血管の静脈側では，血管内外の静水圧の差が小さくなるため，膠質浸透圧によって血管内に水を吸い上げ，間質に水分が貯留しない

ネフローゼ症候群では，血液中の低タンパク・低アルブミン血症が持続することで，膠質浸透圧が低下する（血清アルブミンは膠質浸透圧を決める主要な血清タンパク質であり，低アルブミン血症では膠質浸透圧が低下する）．その結果，間質にたまった水分の血管内への移動が制限され，間質に水が停滞してしまう．このように，間質に水が過剰に貯留すると，浮腫が形成される

図5　ネフローゼ症候群による浮腫のメカニズム

るものの血漿浸透圧は低下したままであり，浮腫がさらに進展してしまう，という機序である（underfilling 説）．もう1つの説はレニン・アンジオテンシン・アルドステロン系を介さずに尿中へのナトリウム排泄障害（主として遠位尿細管での再吸収亢進）に起因して細胞外液量が増加し，浮腫を生じるという機序である（overflow 説）．

部位は，顔面，特に眼瞼に著しく，下肢，特に下腿脛骨前面および足背を中心にみられる．浮腫が高度になると全身に拡がり，胸水，腹水，陰嚢水腫，腸管浮腫などを認め，呼吸困難，腹部膨満，全身倦怠感，食欲不振，嘔吐，下痢などを訴える．

また，血液中のアルブミン濃度の低下は肝臓でのアルブミン合成を高め，同時に肝臓でのアポリポタンパク合成亢進を誘発し，コレステロール，中性脂肪合成から脂質異常症（高 LDL コレステロール血症，高中性脂肪血症）をきたす．同時に，低アルブミン血症が誘因となり，肝臓での凝固因子（Ⅱ，Ⅴ，Ⅶ，Ⅷ，Ⅹ）の産生が亢進され，さらに抗トロンビン作用を有するアンチトロンビンⅢ（ATⅢ）が尿中に排泄されて，血液凝固能亢進などがみられる．そのため腎静脈血栓症，下肢深部静脈血栓症，肺塞栓症などの血栓塞栓症を合併することがある．ネフローゼ症候群の極期には循環血漿量の減少による急性腎不全を認めることがあり，乏尿を呈し，腎臓機能低下や高窒素血症などもみられる．

治療のターゲットは何か

ネフローゼ症候群では，糸球体障害によるタンパク尿の改善を治療ターゲットとする（図4）．種々の症状に対する対症療法（浮腫の改善など）が必要なことも多い．

> **薬物療法のターゲット**

① 原因（糸球体障害）の改善
- 一次性ネフローゼ症候群 ➡ 副腎皮質ステロイド薬，免疫抑制薬，抗血小板薬，抗凝固薬などの薬物療法
- 二次性ネフローゼ症候群 ➡ 原因となる全身性疾患に対する治療（例えば，糖尿病腎症なら血糖値のコントロール）
- タンパク尿を減少させる ➡ レニン・アンジオテンシン系阻害薬

② 対症療法
- 浮腫の軽減 ➡ 利尿薬
- 循環血液量の保持 ➡ アルブミン製剤
- 高血圧症の改善 ➡ 降圧薬
- 凝固能亢進状態に伴う血栓塞栓症の予防，治療 ➡ 抗凝固薬

❶ 副腎ステロイド薬を中心とした薬物療法

　一次性ネフローゼ症候群に対する副腎皮質ステロイド薬の作用機序の詳細は不明確であるが，免疫抑制作用，抗炎症作用，腎生理機構への直接作用などを介すると考えられている．副腎皮質ステロイド薬無効例では，他の免疫抑制薬，抗血小板薬，抗凝固薬，降圧薬（レニン・アンジオテンシン系阻害薬中心）などの併用が考慮される．

❷ レニン・アンジオテンシン系阻害薬：アンジオテンシン変換酵素（ACE）阻害薬・アンジオテンシンⅡ受容体拮抗薬（ARB）

　ステロイド抵抗性ネフローゼ症候群では免疫学的機序以外に糸球体への血行動態負荷など，種々の因子の関与が指摘されている．また，ACE阻害薬，

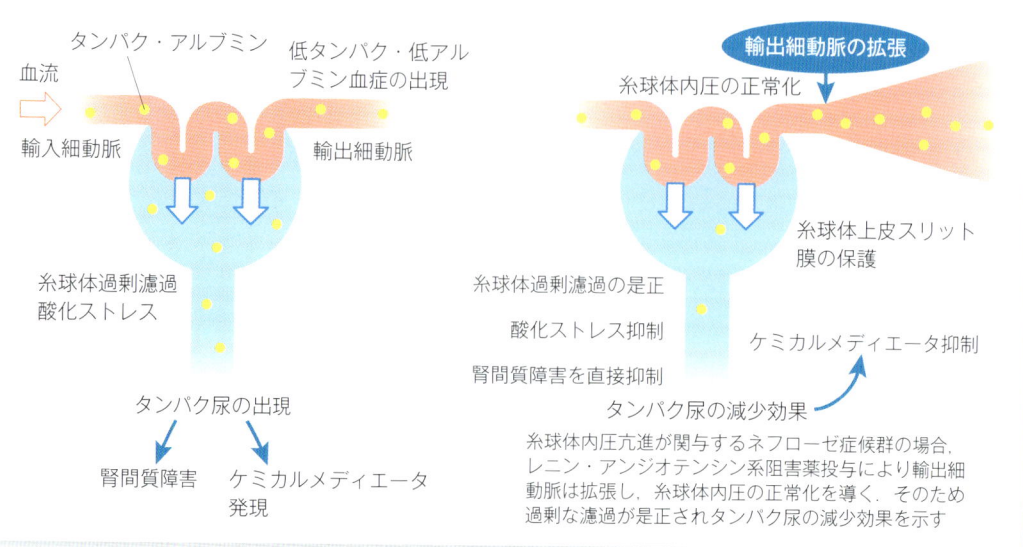

図6　レニン・アンジオテンシン系阻害薬の作用機序

表2　ネフローゼ症候群の食事療法

	総エネルギー (kcal/kg[標準体重]/日)	タンパク質 (g/kg[標準体重]/日)	食塩 (g/日)	カリウム (g/日)	水分
治療反応性良好な微小変化型ネフローゼ症候群	35	1.0〜1.1	0〜7	血清カリウム値により増減	制限せず*
微小変化型ネフローゼ症候群以外	35	0.8	5	血清カリウム値により増減	制限せず*

*高度の難治性浮腫の場合には水分制限を要する場合もある　　　　（長澤俊彦ほか：日腎学誌 39：19-20, 1997より一部改変）

　ARBは血行動態を介した糸球体内の降圧作用が主たる作用機序であるが（図6），それ以外に糸球体上皮細胞スリット膜保護，ケミカルメディエータ発現抑制，腎間質線維化防止，酸化ストレス抑制など血行動態を介さない保護作用も重要視されている．糖尿病腎症同様，難治性の一次性ネフローゼ症候群においてもACE阻害薬，ARBによる尿タンパク減少効果，腎保護作用があることが示唆されており，高血圧症を呈する症例ではその使用を特に考慮する必要がある．

> ▶▶▶**栄養療法のターゲット**
>
> ①体液量を減らす ➡ 水分・塩分制限
> ・高度の浮腫 ➡ 塩分3〜5 g/日，浮腫の改善に伴い塩分7 g/日に緩和
> ・高度の難治性浮腫の場合 ➡ 水分制限500〜1,000 mL/日
> ②代謝亢進 ➡ エネルギー，タンパク質の補充
> ・ステロイド反応良好な微小変化型ネフローゼ症候群 ➡ タンパク負荷は必要なし（1.0〜1.1 g/kg[標準体重]/日），エネルギー（35 kcal/kg[標準体重]/日）
> ・微小変化型ネフローゼ症候群以外の高度なタンパク尿の持続する患者 ➡ 軽度のタンパク制限（0.8 g/kg[標準体重]/日），十分なエネルギー（35 kcal/kg[標準体重]/日）
> ③微量元素が喪失しやすい ➡ 補充

　治療に対する反応が良好な微小変化型ネフローゼ症候群と他のネフローゼ症候群に分けて考える（表2）．ネフローゼ症候群の食事療法の中心となるのは，塩分制限である．

栄養療法はこうする（図7）

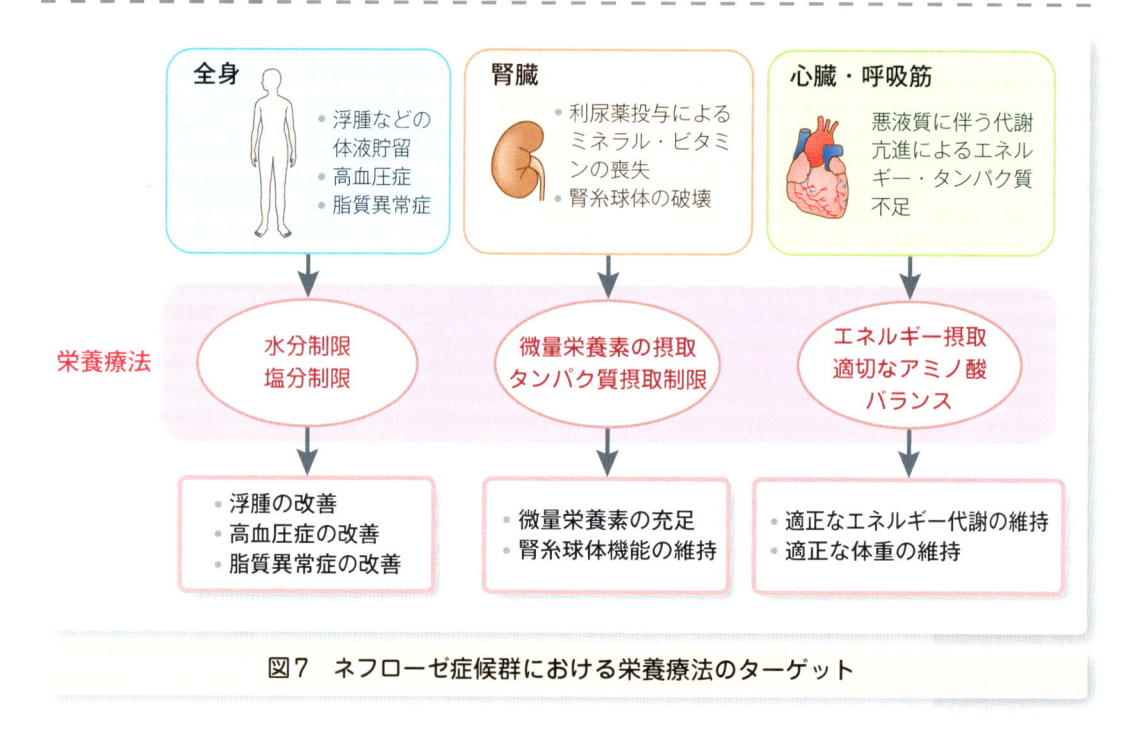

図7 ネフローゼ症候群における栄養療法のターゲット

ⓐ 塩分・水分の制限

　微小変化型ネフローゼ症候群では，その病状により塩分摂取量を制限する．高度の浮腫では塩分0～4 g/日とし，浮腫の改善に伴い6～7 g/日に緩和する．副腎皮質ステロイド薬投与による寛解導入に伴う利尿期では，塩分制限がむしろ低ナトリウム血症や低血圧症の原因となることがあり，注意が必要である．また，高度な難治性浮腫を伴う場合には，水分制限が必要とすることがある．他のネフローゼ症候群では，まず5 g/日の塩分制限を行い，浮腫や高血圧症などの病状に応じて調節する．

ⓑ タンパク質の摂取

　以前は喪失するタンパク質を補充することを目的に高タンパク食が基本であったが，タンパク異化作用の亢進や尿タンパク排泄の促進をきたすとされ，現在ではタンパク負荷食は必要ないとの意見が多い．近年では，むしろタンパク制限食によるタンパク尿減少効果や腎臓機能温存への有用性が指摘されている．副腎皮質ステロイド薬に感受性がある微小変化型ネフローゼ症候群に対するタンパク制限に大きな意味はなく，1.0～1.1 g/kg（標準体重）/日とする．さらに大量の尿中へのタンパク質の喪失を考慮して，タンパク質を負荷する必要はない．他のネフローゼ症候群，特に，低タンパク食の効果が期待できる慢性腎炎や糖尿病腎症では，0.8 g/kg（標準体重）/日と軽度のタンパク制限とする．ネフローゼ症候群での低タンパク食の導入は，血清アルブミン値などのモニタリングを行い，低タンパク血症の増悪のないように症例ごとに慎重な経過観察が必要である．

ⓒ その他

　摂取エネルギーとして十分なエネルギーの摂取（35 kcal/kg［標準体重］/日）に努める．また，総エネルギー中に占める脂質の割合を25〜30％にする．また，ネフローゼ症候群に伴う脂質異常は治療によるタンパク尿消失により改善するため，長期的な栄養療法の効果についての検討はない．ただし，治療抵抗性のネフローゼ症候群の患者の中には動脈硬化症の発症・進展予防のために，コレステロール摂取抑制，多価不飽和脂肪酸の摂取を増やすなどの指導が考えられる．

E 腎疾患

2 腎不全

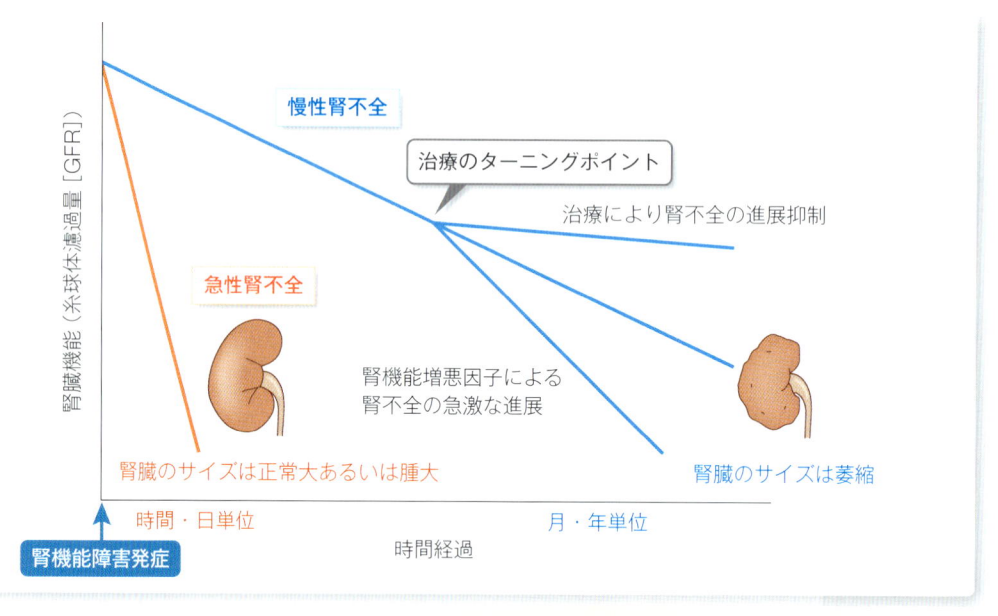

図1　腎不全の分類と臨床経過

体のどこに異常が起こっているのか

　腎不全とは，腎機能低下のため体液の量および質的恒常性が維持できなくなることにより多彩な全身症状を呈する病態である．その発症経過から，数時間〜数日の経過で急速に起こる急性腎不全と，数ヵ月〜数年以上にわたり持続的に腎機能低下が進展する慢性腎不全に大別される（図1）．慢性腎不全では腎臓は徐々に縮小し，末期腎不全に至ると腎臓のサイズは萎縮していることが多い．

　近年，慢性腎臓病（chronic kidney disease：CKD）という概念が普及し始めている．CKDとは，①腎障害の存在（尿異常，画像診断，血液・病理で腎障害が明らかである），②GFR＜60 mL/分/1.73 m²，のいずれか，または両方が3ヵ月以上持続する場合，と定義される．CKDのステージ分類には，腎機能の評価指標である糸球体濾過量（glomerular filtration rate：GFR）を用いる（表1，図2）．近年慢性腎不全のために透析療法を必要とする患者が世界的に増加していること，さらに，CKD患者は心血管病（cardiovascular disease：CVD）の強い発症リスクとなることが明らかとなり，世界的にCKD対策の構築が必要と考えられている．腎不全まで進行する前に早期発見，早期加療開始となるように，一般市民にとってなじみの薄い腎疾患に対する認識度を上げてもらうためにも，明瞭でわかりやすいCKDの概念を広め，多くの患者が適切な医療を受けてもらうことが重要な目的の1つである．

　GFRの高度低下したCKDステージ4では，腎機能低下の進行とともに，尿濃縮力の低下に伴う多尿（夜間尿）がみられる．血清尿素窒素値や血清クレアチニン値

♦ 推定糸球体濾過量（eGFR）
eGFR (mL/分/1.73m²) = 194 × [クレアチニン (mg/dL)]^(-1.094) × [年齢（歳）]^(-0.287)（女性は× 0.739）
【ただし18歳以上が対象】

表1 CKDのステージと診療計画

病期ステージ	重症度の説明	推算GFR値 (mL/分/1.73 m^2)	診療計画	食事指導
	ハイリスク群	≧90（CKDリスク因子を有する状態で）	CKDスクリーニング CKDスクリーニングを軽減させる治療	高血圧があれば 減塩6 g/日未満
1	腎障害（＋） GFRは正常または亢進	≧90	上記に加えて CKDの診断と治療の開始 合併症や併存疾患の治療 CKD進展を遅延させる治療 CVDリスクを軽減させる治療	高血圧があれば 減塩6 g/日未満
2	腎障害（＋） GFR軽度低下	60〜89	上記に加えて 腎障害進行度の評価	高血圧があれば 減塩6 g/日未満
3	GFR中等度低下	30〜59	上記に加えて 腎不全合併症を把握し治療する（貧血，血圧上昇，二次性副甲状腺機能亢進症など）	減塩6 g/日未満 タンパク質制限（0.6〜0.8 g/kg[標準体重]/日）
4	GFR高度低下	15〜29	上記に加えて 透析・移植を準備する	減塩6 g/日未満 タンパク質制限（0.6〜0.8 g/kg[標準体重]/日） 高カリウムがあれば摂取制限（1.5 g/日未満）
5	腎不全	<15	透析または移植の導入（もし尿毒症の症状があれば）	減塩6 g/日未満 タンパク質制限（0.6〜0.8 g/kg[標準体重]/日） 高カリウムがあれば摂取制限（1.5 g/日未満）

（日本腎臓学会（編）：CKD診療ガイド2009，東京医学社，東京，2009／日本腎臓学会（編）：エビデンスに基づくCKD診療ガイドライン2009，東京医学社，東京，2009より改変）

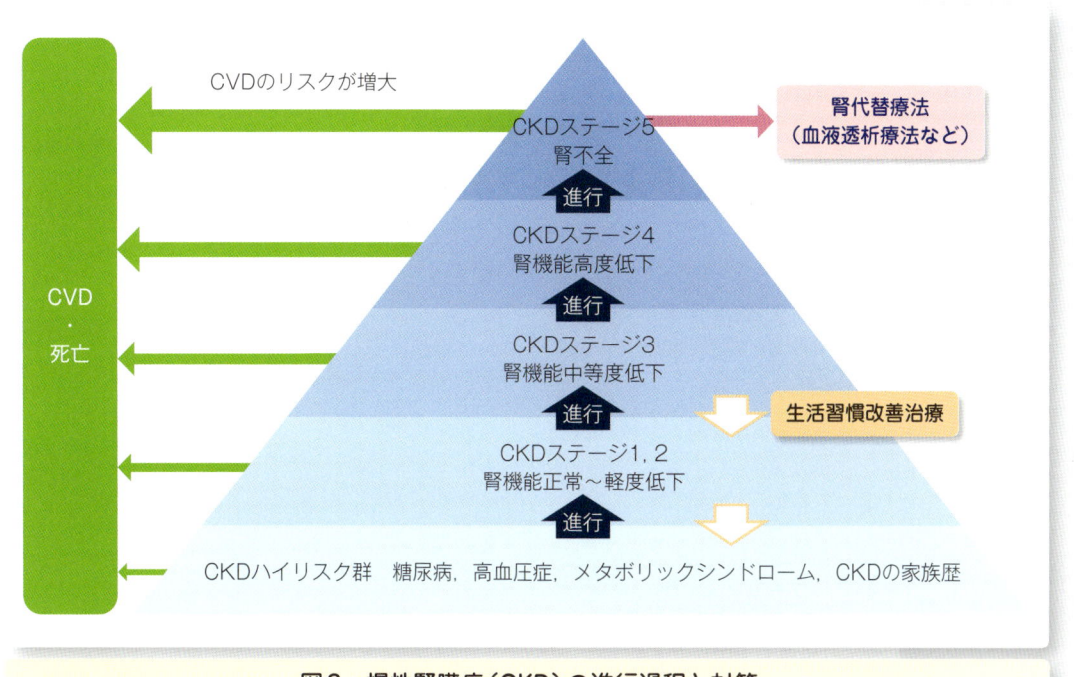

図2 慢性腎臓病（CKD）の進行過程と対策

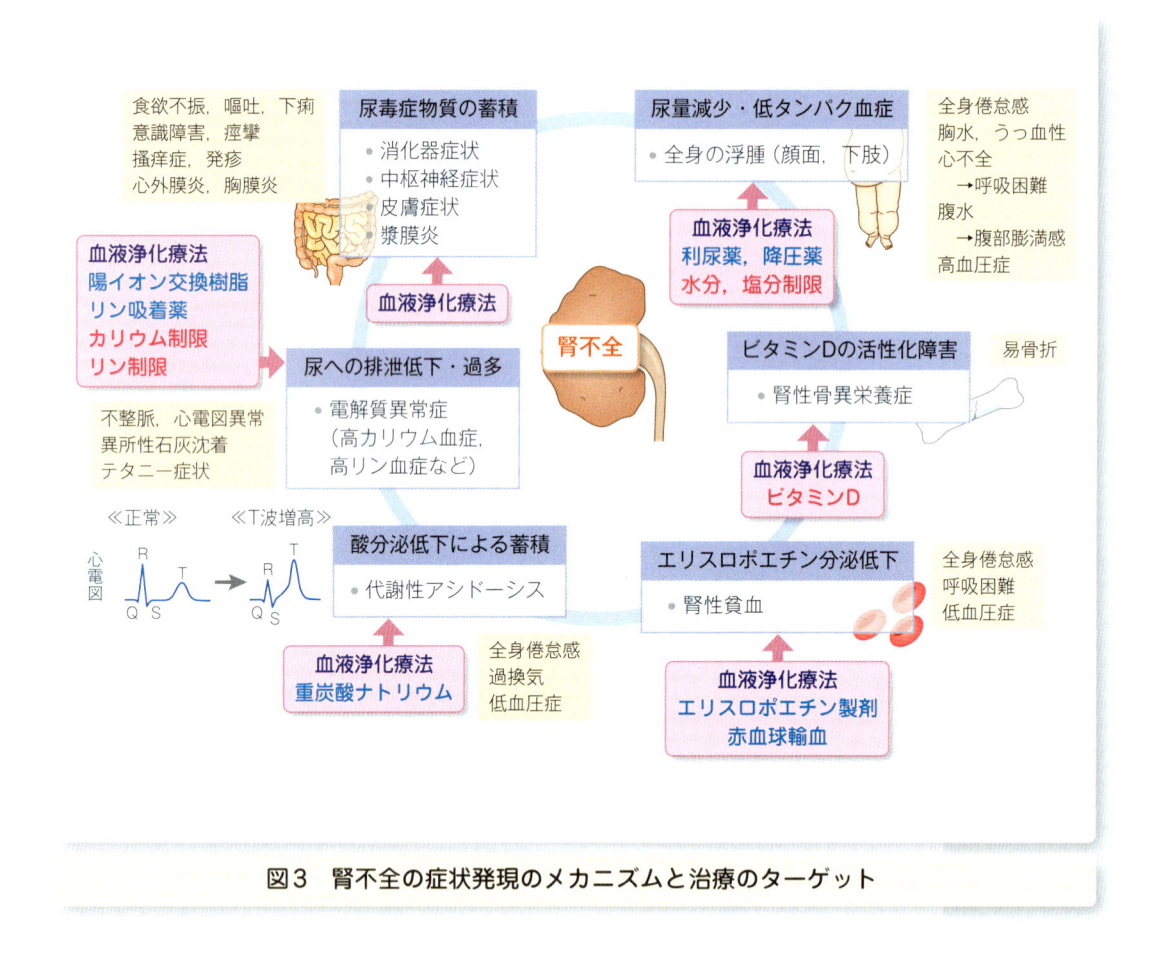

図3 腎不全の症状発現のメカニズムと治療のターゲット

の上昇，電解質異常（高リン血症，高カリウム血症，低カルシウム血症），貧血，代謝性アシドーシス▶を呈してくる（図3）．腎不全期であるステージ5では，尿毒症症状がみられ，治療として腎代替療法（血液浄化療法や腎移植）が必要となる末期腎不全へ移行する可能性が高い．

♦ **代謝性アシドーシス**
腎機能の障害に伴い，酸の排泄障害と重炭酸塩の再吸収障害により，血液や体液の酸塩基平衡が酸性側に傾くこと．

異常 はどのように現れるのか

腎不全に基づく代謝異常，生理機能異常による多彩な臨床症状を包括して，尿毒症と呼ぶ（図3）．腎臓の主な機能としては，体内に蓄積された老廃物の排泄機能および体液，電解質などの量的質的調節機能，ホルモンなどを産生する内分泌機能に分けられる．したがって老廃分の排泄障害により，主に窒素の代謝産物であるさまざまな尿毒症性毒素の蓄積，調節障害により，リン，カルシウム，カリウム，マグネシウムなどの電解質異常や，酸・塩基平衡異常，水分の量的調節障害による溢水を生じる．内分泌機能障害としては，エリスロポエチン分泌障害による腎性貧血，ビタミンD活性化障害などに起因する多彩な臨床症状を呈する．生体のカルシウムとリンのバランスは，腎臓，腸管，骨，副甲状腺との間で絶妙に調節されており，腎不全という1つの臓器の機能破綻による調節障害は，近年，CKD患者における

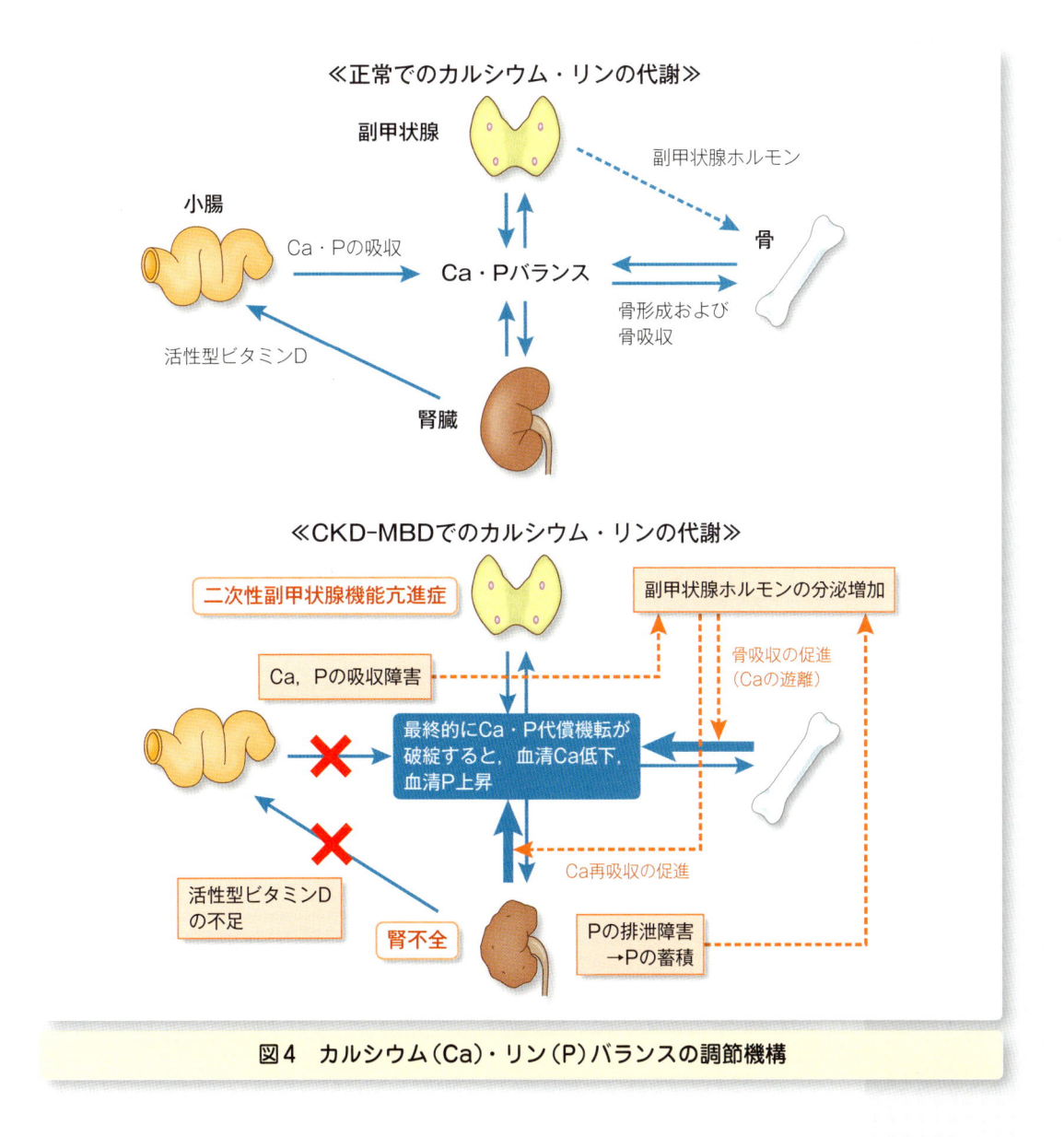

図4 カルシウム（Ca）・リン（P）バランスの調節機構

骨ミネラル代謝異常（mineral and bone disorder：MBD）と呼ばれている（図4）．従来から使われてきた腎性骨異栄養症に加えて血管の石灰化などの合併症を含む生命予後に影響する全身性疾患（CKD-MBD）として捉えることが提唱されている．

腎性骨異栄養症
CKDに合併して起こる代謝性の骨障害の総称．

治療のターゲットは何か

腎不全治療の基本は，腎機能障害に起因する体液の恒常性の破綻による症状（いわゆる尿毒症症状）を改善することである（図3）．末期腎不全に至ると，血液透析療法などの腎代替療法が必要となる（図5）．

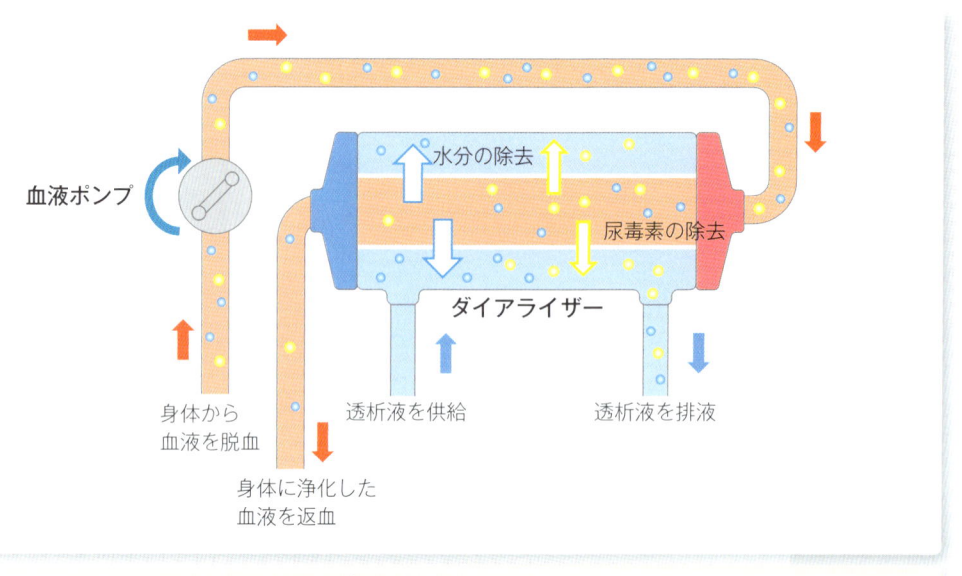

図5　血液透析療法の実際

> **薬物療法のターゲット**
>
> ①腎不全の進展抑制
> - タンパク尿減少，腎機能障害の進展抑制効果 ➡ レニン・アンジオテンシン系阻害薬
> - インドキシル硫酸の吸収阻害による腎機能障害の進展抑制効果 ➡ 薬用吸着炭
> - 腸管機能改善による尿毒素の産生抑制効果 ➡ 下剤
>
> ②尿毒症症状の改善
> - 尿毒素の除去 ➡ 血液浄化療法
> - 浮腫の軽減 ➡ 利尿薬
> - 高血圧症の改善 ➡ 降圧薬
> - 高カリウム血症の改善 ➡ 陽イオン交換樹脂
> - CKD, MBD（腎性骨異栄養症, 二次性副甲状腺機能亢進症, 低カルシウム血症, 高リン酸血症）の改善 ➡ ビタミンD, リン吸収抑制薬, カルシウム製剤, カルシウム受容体拮抗薬
> - 代謝性アシドーシスの改善 ➡ 重炭酸ナトリウム
> - 腎性貧血の改善 ➡ エリスロポエチン製剤, 赤血球輸血

インドキシル硫酸
トリプトファン由来のインドールが肝臓で硫酸化されたもの．尿毒症毒素の1つとされる．

❶腎不全の進展抑制に対する薬物療法

レニン・アンジオテンシン系阻害薬は糸球体内高血圧症の是正を主体とした腎機能障害の進展抑制効果があり，急激な腎機能悪化や高カリウム血症といった副作用に注意を払いながら，専門医のもとであれば慎重に投与可能な薬剤である（「Ⅱ-E-1. ネフローゼ症候群」p.130 参照）．その他に高窒素血症を伴う進展性腎不全の患者には，薬用吸着炭が進行性慢性腎不全の透析導入の遅延を目的として投与される．合併症として便秘などの腹部症状がある以外に，他薬を吸着する可能性があることや服用しにくい薬物形状のためコン

プライアンス不良などの欠点がある．また，便秘症には下剤を併用する．

❷腎性貧血に対する薬物治療

貧血は腎不全の増悪因子であり，平均赤血球容積，網赤血球数，血清エリスロポエチン濃度の測定から腎性貧血と診断されれば，透析導入前の腎不全期からエリスロポエチン製剤の投与が可能である．腎性貧血に対しては，保存期腎不全期では複数回の検査でヘモグロビン値10 g/dLを投与開始の目安とし，11〜12 g/dLを目標とし投与量を調整する．腹膜透析実施患者は同様の目標値が推奨されているが，血液透析実施患者ではヘモグロビン値11〜12 g/dLが目標とされている．高血圧症を避けるために必要以上の上昇時は中止とする．同時に鉄欠乏を合併することが多く，その際には鉄剤の補給を行う．

❸CKDに伴うMBDの管理目標

高リン血症のコントロールが最優先となる．リン吸収抑制薬（＋低タンパク食・リン制限食）を投与することで食事からの過剰摂取を抑制する．低カルシウム血症に対しては，ビタミンDやカルシウム製剤を投与する．二次性副甲状腺機能亢進症に対してはビタミンDにて治療し，維持透析の患者では副甲状腺のカルシウム受容体に作用して副甲状腺ホルモン分泌を抑制するカルシウム受容体拮抗薬を併用する．一般に血清カルシウム・リン値のバランスを調整することが重要とされ，血清カルシウム値と血清リン値の積（mg/dL）が70以下となるようにコントロールする．この積が持続的に70を超えるとリン酸カルシウムが析出し，心血管，関節，肺などに異所性石灰沈着を生じる可能性がある．

▶▶▶栄養療法のターゲット

①体液量を減らす ➡ 水分・塩分制限
- 塩分6g/日未満
- 難治性高血圧例，浮腫合併例では，塩分4〜5 g/日未満
- ネフローゼ症候群合併例，eGFR 15 mL/分/1.73 m² 未満では，尿量＋不感蒸泄量の水分制限

②タンパク負荷の軽減による腎不全の進展抑制・尿毒素の蓄積の軽減
➡ タンパク質制限
- タンパク制限0.6〜0.8 g/kg（標準体重）/日

③代謝亢進 ➡ エネルギー摂取
- 十分なエネルギー摂取27〜39 kcal/kg（標準体重）/日

④高カリウム血症の軽減 ➡ カリウム制限
- 保存時腎不全で血清カリウム5.5 mEq/L以上ではカリウム制限

⑤高リン血症の軽減 ➡ リン制限
- 尿中リン排泄量500 mg/日以上あるいは血清リン値5 mg/dLの場合，リン制限

⑥微量元素が喪失しやすい ➡ 微量元素の補充
- 鉄，亜鉛，銅，水溶性ビタミンの欠乏に注意する

不感蒸泄量
発汗以外で起こる皮膚や呼気からの水分喪失．

---

eGFR 60 mL/分/1.73 m²未満の，CKDステージ3以降の患者で進行性の腎機能の低下をきたす患者では低タンパク食の適応とする．ただし，低タンパク

表2 CKDステージごとの食事療法

ステージ（病期）	エネルギー (kcal/kg/日)	タンパク質 (g/kg/日)	食塩 (g/日)	カリウム (mg/日)
ステージ1（GFR≧90）				
尿タンパク量0.5 g/日未満[注2]	27～39[注1]	ad lib	10未満[注3]	
尿タンパク量0.5 g/日以上	27～39[注1]	0.8～1.0	6未満	
ステージ2（GFR 60～89）				
尿タンパク量0.5 g/日未満[注2]	27～39[注1]	ad lib	10未満[注3]	
尿タンパク量0.5 g/日以上	27～39[注1]	0.8～1.0	6未満	
ステージ3（GFR 30～59）				
尿タンパク量0.5 g/日未満[注2]	27～39[注1]	0.8～1.0	3以上6未満	2,000以下
尿タンパク量0.5 g/日以上	27～39[注1]	0.6～0.8	3以上6未満	2,000以下
ステージ4（GFR 15～29）	27～39[注1]	0.6～0.8	3以上6未満	1,500以下
ステージ5（GFR＜15）	27～39[注1]	0.6～0.8[注4]	3以上6未満	1,500以下
ステージ5D（透析療法中）	p156の表2（血液透析腹膜透析，腹膜透析）に示す			

kg：身長(m)^2×22として算出した標準体重，GFR：糸球体濾過量(mL/分/1.73m^2)，ad lib：任意
注1：厚生労働省策定の「日本人の食事摂取基準（2005年版）」と同一とする．性別，年齢，身体活動レベルにより推定エネルギー必要量は異なる
注2：蓄尿ができない場合は，随時尿での尿タンパク/クレアチニン比0.5
注3：高血圧の場合は6未満
注4：0.5 g/kg/日以下の超低タンパク食が透析導入遅延に有効との報告もある

（日本腎臓学会企画委員会小委員会ほか：日腎会誌 49：871-878，2007より一部改変）

食に気を使うあまり体タンパク量減少を招くリスクがあるため，エネルギー摂取不足には注意をする．2007年に日本腎臓学会より公表された『慢性腎臓病に対する食事療法基準2007年版』が参考になる（表2）．なお『日本人の食事摂取基準（2010年版）』によれば，表中のタンパク摂取量は，健常成人のタンパク摂取の推奨量は0.9 g/kg/日とされており，表2中の0.8～1.0 g/kg/日はタンパク摂取制限というよりも高タンパク食の摂取を控えるという解釈が可能である．

栄養療法はこうする（図6）

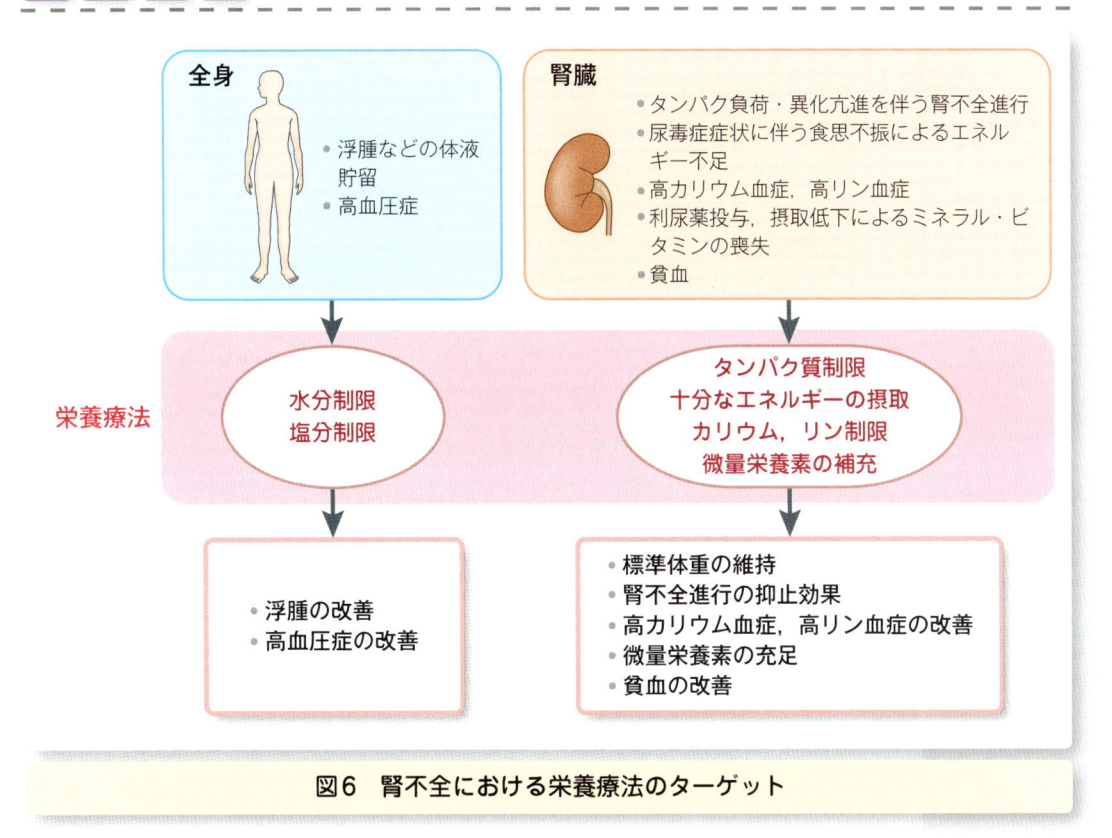

図6 腎不全における栄養療法のターゲット

全身
- 浮腫などの体液貯留
- 高血圧症

腎臓
- タンパク負荷・異化亢進を伴う腎不全進行
- 尿毒症症状に伴う食思不振によるエネルギー不足
- 高カリウム血症，高リン血症
- 利尿薬投与，摂取低下によるミネラル・ビタミンの喪失
- 貧血

栄養療法
- 水分制限／塩分制限
- タンパク質制限／十分なエネルギーの摂取／カリウム，リン制限／微量栄養素の補充

- 浮腫の改善
- 高血圧症の改善

- 標準体重の維持
- 腎不全進行の抑止効果
- 高カリウム血症，高リン血症の改善
- 微量栄養素の充足
- 貧血の改善

ⓐ 水分と塩分の制限

　GFRの高度低下したCKDステージ4では，まず尿濃縮力の低下に伴う夜間尿がみられ，水分・塩分制限により容易に脱水症に陥り，腎不全の進展を招くリスクがあるため注意が必要である．腎機能障害の進行に伴い尿量が減少すると，一転体液過剰，重症高血圧症を呈するようになり，水分・塩分の制限が病態の改善に有効となる．尿量，体重，浮腫，高血圧症を指標に適正な水分の摂取量を設定する．保存期腎不全の水分摂取量の目標は，eGFR 15 mL/分/1.73 m² 以下の尿量低下例あるいはネフローゼ症候群合併例では，尿量＋不感蒸泄量とする．保存期腎不全における食塩摂取量の目標は6 g/日未満とする．難治性高血圧症，浮腫合併例では，さらに少ない4〜5 g/日以下が望ましい．

ⓑ 低タンパク食

　低タンパク食はタンパク0.6〜0.8 g/kg（標準体重）/日とする．低タンパク食に伴うエネルギー摂取不足による体タンパク量減少のリスクがあり，除脂肪量や体筋肉量の測定などの栄養状態のモニタリングが重要である．一方，低タンパク食の順守の確認方法として，24時間蓄尿からタンパク摂取量を推定する方法（Maroniの式）が一般的であるが，血清尿素窒素／血清クレアチニン値も簡便なタンパク摂取量の指標となる．

Maroniの式
タンパク質摂取量（g/日）＝｛尿中尿素窒素排泄量（g/日）＋0.031×体重（kg）｝×6.25

ⓒ 総エネルギー摂取

　低タンパク食開始直後にはエネルギー摂取不足に注意が必要である．少ない摂取タンパクを有効に利用するには十分なエネルギー摂取が必要である．目標摂取エネルギー量は，『日本人の食事摂取基準（2010年版）』の性別，年齢，身体活動レベルによる推定必要エネルギー量を参照のうえ，27〜39 kcal/kg（標準体重）/日の中で設定する．

ⓓ カリウム・リンの制限

　保存期腎不全期に低タンパク食が徹底されていれば，これは同時に低カリウム・低リン食となり，多くの場合制限は必要ない．しかし，高カリウム血症がある場合，カリウム制限（1.5 g/日）が必要となる．

　リン過剰摂取は腎不全の進行を促進する可能性があり，保存期腎不全におけるリン制限は重要である．低タンパク食の実施にかかわらず，尿中リン排泄量500 mg/日以上，あるいは血清リン値5 mg/dL以上であれば，リン制限が必要である．また，低タンパク食およびリン制限は，カルシウム不足を招く可能性が高く，その際にはカルシウム製剤による補充が必要となる．

参考文献

1) 日本腎臓学会企画委員会小委員会ほか：慢性腎臓病に対する食事療法基準2007年版．日腎会誌 **49**：871-878，2007
2) 厚生労働省：日本人の食事摂取基準（2010年版）．〈http://www.mhlw.go.jp/bunya/kenkou/sessyu-kijun.html〉

E 腎疾患

3 透析

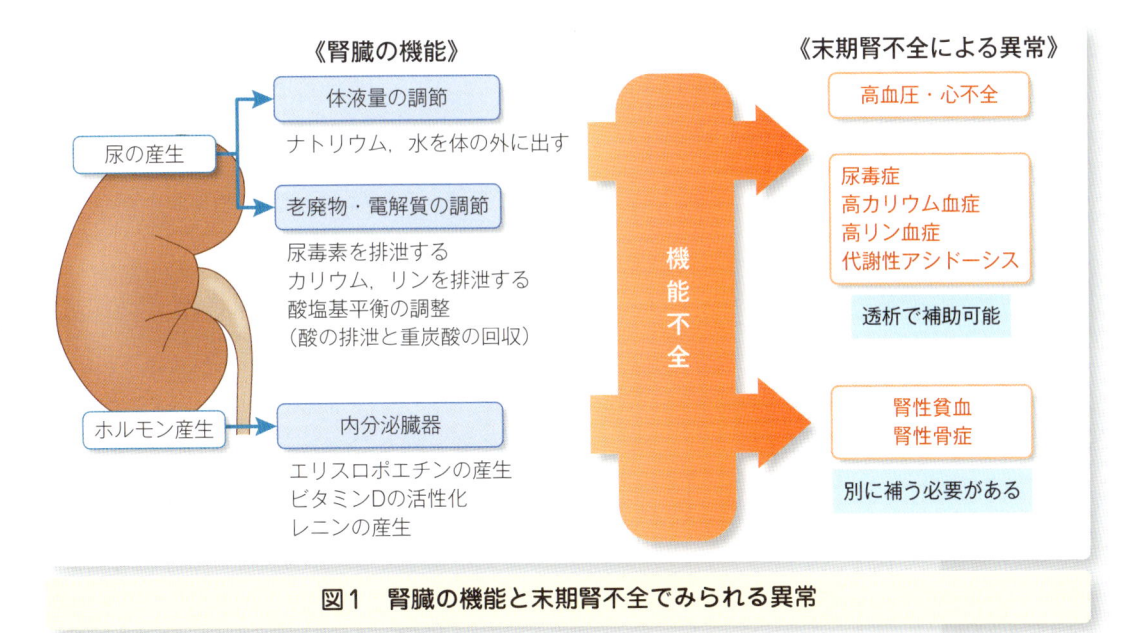

図1 腎臓の機能と末期腎不全でみられる異常

《腎臓の機能》
- 尿の産生 → 体液量の調節：ナトリウム，水を体の外に出す
- → 老廃物・電解質の調節：尿毒素を排泄する／カリウム，リンを排泄する／酸塩基平衡の調整（酸の排泄と重炭酸の回収）
- ホルモン産生 → 内分泌臓器：エリスロポエチンの産生／ビタミンDの活性化／レニンの産生

機能不全

《末期腎不全による異常》
- 高血圧・心不全
- 尿毒症／高カリウム血症／高リン血症／代謝性アシドーシス　→ 透析で補助可能
- 腎性貧血／腎性骨症　→ 別に補う必要がある

体のどこに異常が起こっているのか

a 腎臓の機能と末期腎不全

腎臓の機能は図1に示すようなものがある．慢性腎臓病が進行し，クレアチニン・年齢・性別から計算される，推定糸球体濾過量（eGFR）が10 mL/分未満程度となるか，あるいは腎不全に伴う症状が高度となった場合に，透析をはじめとする腎補助療法による腎機能のサポートが必要となる．こうした状態を，末期腎不全（end stage renal disease：ESRD）と呼ぶ．

こうした末期腎不全に対する治療法として透析療法があり，血液透析と腹膜透析に分けられる．このうち血液透析を受けている患者数が圧倒的に多く全体の97％を占め，腹膜透析患者は3％に過ぎない．血液透析と腹膜透析の概要と利点・欠点については，表1に示した．

b 透析の原理・治療法

1）血液透析

血液透析は，原則的に外来治療で，週3回，1回4時間の治療を行う．透析を始める前に作った「内シャント」と呼ばれる特殊な血管に2本の針を刺し，一方から血液をとり出す．取り出された血液は，ダイアライザーを通過し，もう一方の針から体に戻る（図2）．

ダイアライザーに流れ込んだ血液中の比較的分子量の小さな物質（～1万）は，血液と透析液の濃度の差によって移動し（拡散），余分な水分は濾過（限外濾過）によっ

内シャント
血液透析を行うには比較的多量の血液（200 mL/分）を体外にとり出す必要がある．利き腕でない側の腕の動脈と静脈を局所麻酔の手術で吻合し，動脈血を静脈に流入させる．発達した静脈から血液をとり出す．

ダイアライザー
血液透析にもっとも重要な医療器具．円筒形の構造をしており，この中に約1～2万本の中空糸が入っている．中空糸の中を血液が，中空糸の間を透析液が流れ，拡散と限外濾過（本文中に後述）で物質が除去される．

表1　血液透析と腹膜透析の違い

	血液透析	腹膜透析
治療の場所	医療機関	自宅・会社
透析の頻度	週3回，1回4～5時間	24時間（1日2～5回交換）
通院回数	週3回	月1～2回
透析治療自体の自己管理	治療自体は医療スタッフ	自己管理が必要かつ重要
透析の長持ち度	30年以上可能	平均8年程度
医療機関	多い	少ない
体への負担（心臓・血圧）	やや大きい	少ない
自己腎機能	速く失われやすい	維持されやすい
カリウム制限	多い	緩やか
時間的制約	より多い	自由度が高い
旅　行	旅行先で透析施設を事前に予約	持参ないし宅配で資材を送る
入　浴	透析直後はシャワー	カテーテル保護が必要
透析自体に伴う合併症・問題点	・ブラッドアクセスの問題：血管・心臓の状態により，ブラッドアクセスの作成が制約を受ける場合がある ・低血圧	・細菌感染：カテーテル感染，腹膜炎 ・腹膜の変化：腹膜硬化・劣化

《血液透析》

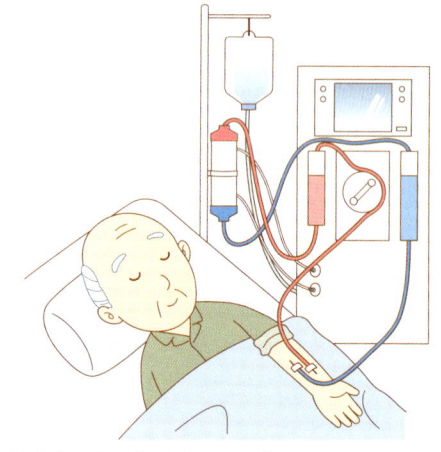

血液を体の外にとり出して，ダイアライザーできれいにして体に戻す治療法．1回約4時間，週3回治療を通院して行う

《腹膜透析》

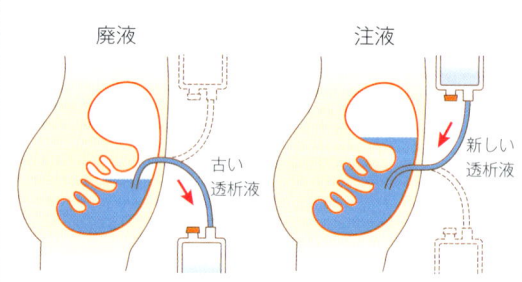

CAPDの生活サイクル

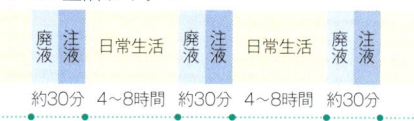

廃液　注液　日常生活　廃液　注液　日常生活　廃液　注液
約30分　4～8時間　約30分　4～8時間　約30分

腹腔内に透析液を入れ，ダイアライザーの代わりに，自分の腹膜を使う．透析液の廃液，注入に約30分かかるが，それ以外は自由に行動できる

《使用中の内シャント》

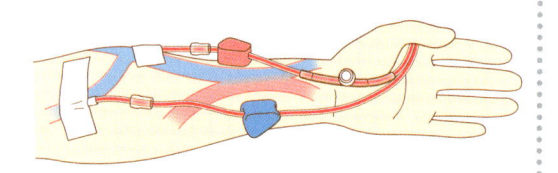

たくさんの血液をきれいにするため，「内シャント」という特殊な血管が必要

《腹膜透析カテーテル》

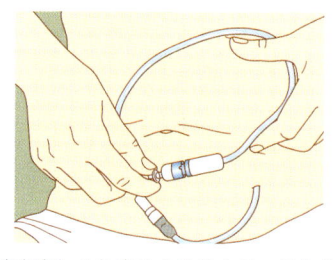

透析液を出し入れするためのカテーテルが必要

図2　透析の実際

《血液透析》
● 拡散による物質の除去

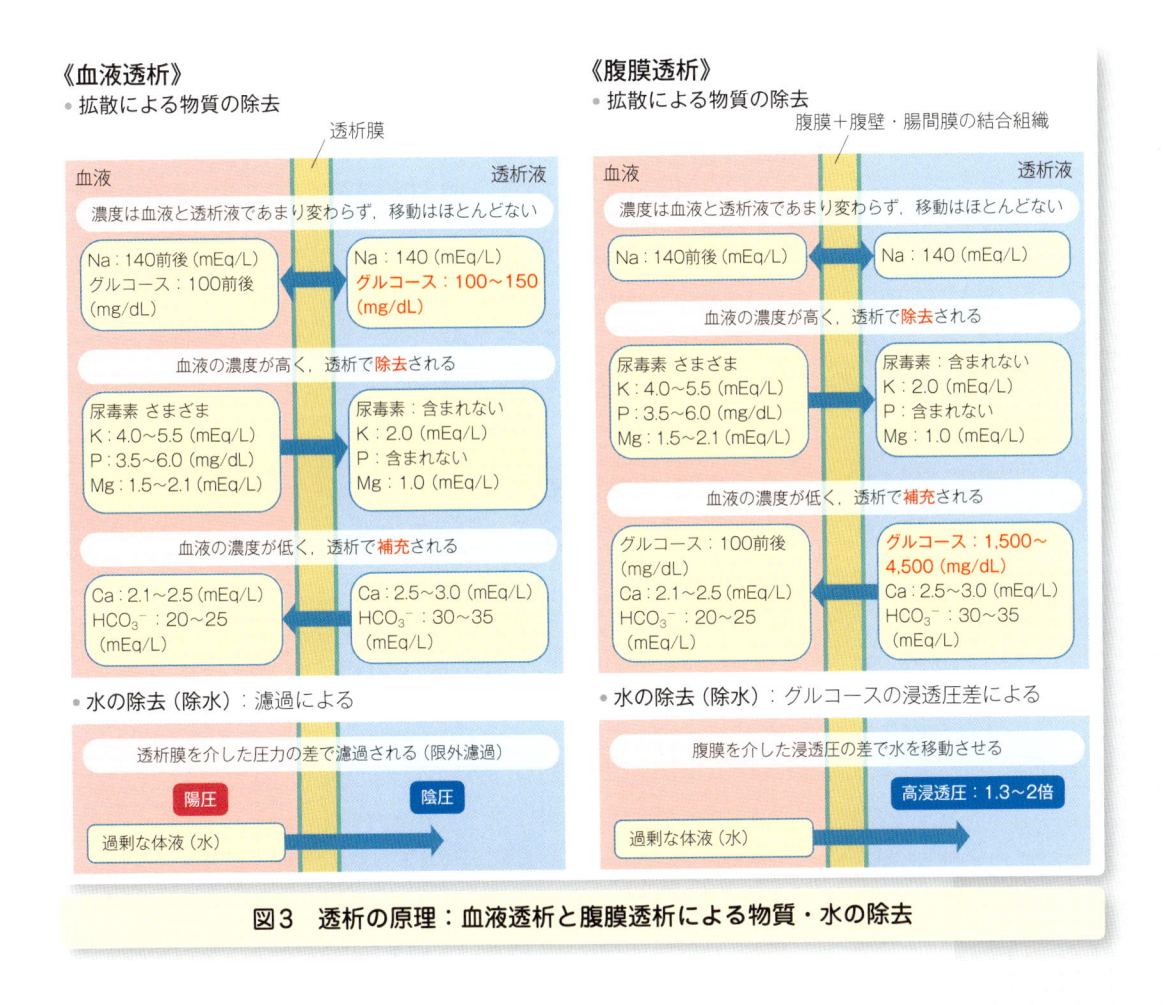

図3　透析の原理：血液透析と腹膜透析による物質・水の除去

て除かれる（除水，図3）．どれだけ除水するか（除水量）は，透析後の理想的な体重（ドライウエイト）を設定し，透析後に毎回この体重を目標として除水を行う．

2）腹膜透析

腹膜透析は，腹腔内に透析液を注入することで治療を行う．自宅・職場など日常の生活の中で治療が行われるため，QOLがよいことが特徴である．

腹膜透析でも，物質の濃度は透析液と血液の濃度差によって調整される（拡散）．一方，除水はグルコースによる透析液と血液との浸透圧の差によって，浸透圧の高い透析液のほうに水を移動させることで行われる（図3）．腹膜透析を行うためには，透析液を出し入れするためのカテーテルが必要であり，また治療自体は患者自身が行う（図2）．

ドライウエイト
血液透析後に余分な水分をとり除いた目標体重．体液量が適正で，透析中に過度の血圧低下を生ずることなく，かつ長期的にも心血管系への負担が少ない体重と定義されている．

異常はどのように現れるのか

透析治療では，腎臓の機能は最低限しか補助されない．また血液透析は週3回の間欠治療であり，透析間には老廃物は体内に蓄積する．これを4時間という比較的短時間で除くことになるため，図4に示すようにさまざまな物質の量には，「山」と「谷」ができる．例えば水・ナトリウムは，「山」の部分では血液量の増加につながっ

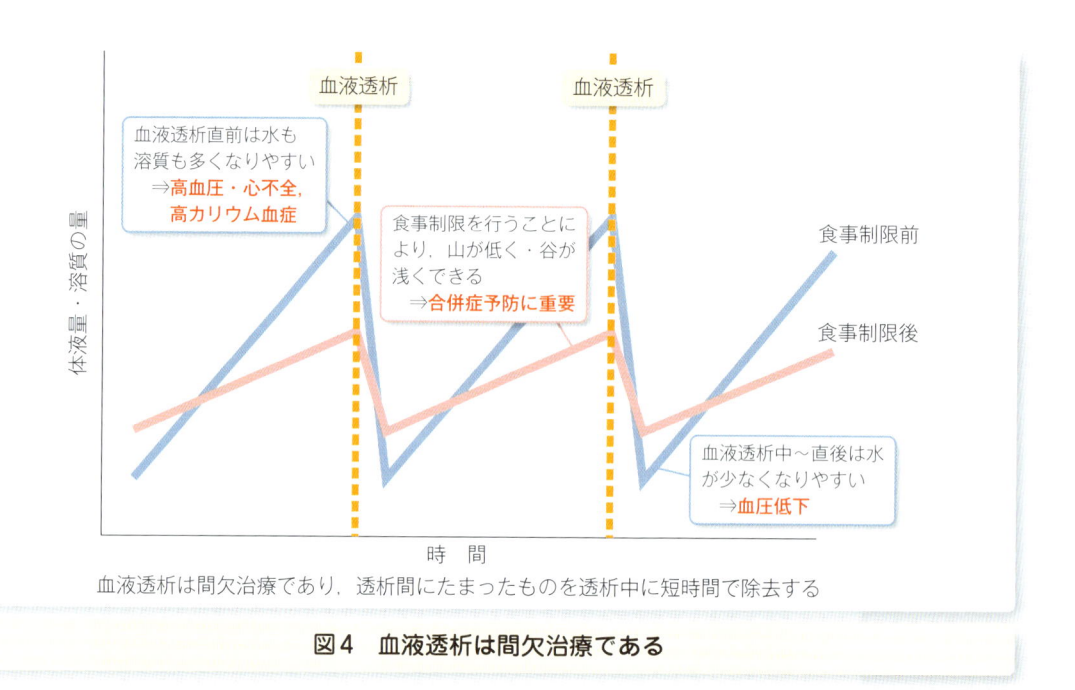

図4 血液透析は間欠治療である

血液透析は間欠治療であり，透析間にたまったものを透析中に短時間で除去する

- 血液透析直前は水も溶質も多くなりやすい ⇒**高血圧・心不全，高カリウム血症**
- 食事制限を行うことにより，山が低く・谷が浅くできる ⇒**合併症予防に重要**
- 血液透析中〜直後は水が少なくなりやすい ⇒**血圧低下**

て高血圧，心不全の原因となり，「谷」の部分では血圧低下の原因ともなる．ここでは「山」を低くするために，食事制限・塩分制限などが重要な役割を持つ．

一方，腹膜透析では，ほぼ持続的に治療が行われるため，血液透析のような「山」と「谷」はみられない．しかし，腹膜透析単独では血液透析よりもサポートされる腎臓の機能は少なく，もともとの腎臓の機能（残腎機能）に依存する．

ⓐ 水・ナトリウム排泄障害に伴う異常

血圧は心拍出量と血管収縮に依存する．特に体液量が増えると，心拍出量が増えるだけではなく，血管も収縮する．透析患者は透析でしかナトリウムが除去されず，排泄障害は高血圧の原因となる．このため，透析では透析後の理想的な体重であるドライウエイトを適正に調整すること，毎回この体重まで除水することが重要である．しかし，過剰な除水を行うと，血圧や重要な臓器への血流が低下し，さまざまな合併症（意識障害，狭心症，腹痛，下肢つりなど）の原因となる．このため，透析間の塩分・水分の制限を行い，除水量が過大とならないこと（ドライウエイトの3〜5％以内とすること）が非常に重要である．

腹膜透析でも，同様にナトリウム負荷は高血圧・心負荷増加の原因となる．特にもともとの腎機能（残腎機能）が低下している場合には，塩分・水分制限が重要である．

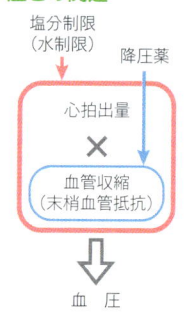

ⓑ 溶質の蓄積に伴う異常

腎不全では，老廃物や電解質が排泄できない．このため，尿毒症，高リン血症，高カリウム血症などさまざまな異常がみられる．

1）尿毒症物質の蓄積

尿毒症物質は，タンパクの代謝産物として産生される．透析療法では，こうした

♦ 塩分制限と高血圧との関連

塩分制限（水制限） → 心拍出量 × 血管収縮（末梢血管抵抗） ← 降圧薬
↓
血圧

図5　リンの悪影響

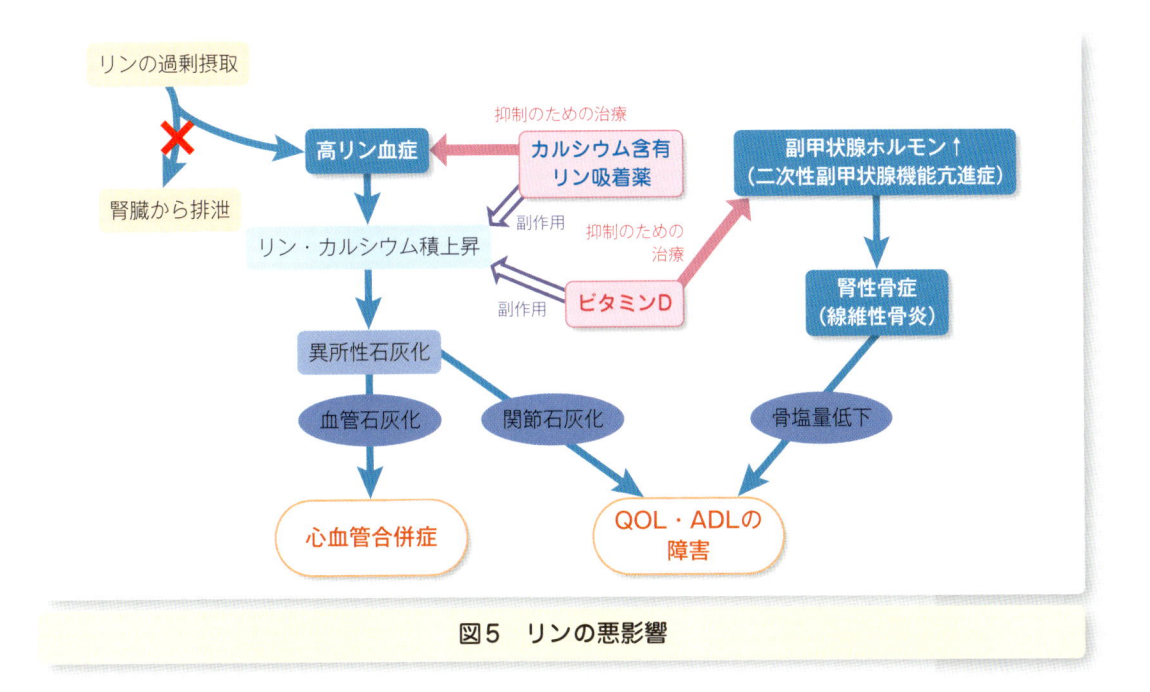

尿毒素除去の指標として尿素が利用される．一般的には血中尿素窒素（BUN）値<100 mg/dLを基準とする．尿素からは，Kt/Vという透析量の指標（目標値1.2以上）と，標準化タンパク異化率（nPCR：目標値1.1以上）というタンパク摂取量の指標が，適正な透析に関する重要な2つの指標として計算される．

2) **リン・カルシウム代謝異常（CKD-MBD）**（図5）

　ⅰ）リン：目標値は3.5〜6.0 mg/dLとする（透析前値）．リンは骨の成分である他，エネルギー代謝，酵素活性の調整など，生体内では必須の元素である．しかし，高リン血症は，①リン酸カルシウムとして血管，関節などに沈着する（異所性石灰化），②副甲状腺ホルモンの分泌を促し，二次性副甲状腺機能亢進症や線維性骨炎の原因となり，予後あるいはQOLと関連する．透析治療ではリンは除かれるが，その量は限られていて，薬物療法の項目で述べる何らかのリン吸着薬が必要となる．

　ⅱ）副甲状腺ホルモンの異常：副甲状腺は，甲状腺の裏に存在し，副甲状腺ホルモン（parathyroid hormone：PTH）を分泌する．慢性腎臓病でよくみられる①低カルシウム血症，②高リン血症，③ビタミンDの不足がPTHの分泌刺激となる．腎不全患者では，PTHが上昇しやすく，骨病変（腎性骨症，二次性副甲状腺機能亢進症）がしばしばみられる．

3) **高カリウム血症**

　カリウムは細胞内に多く分布する電解質であり，細胞内外の濃度差が細胞の興奮性に関連している．血中のカリウム濃度が上昇すると，特に心筋細胞の興奮性が低下し，心停止に至ることもある．カリウムの目標値は透析前5.5 mEq/L未満である．

Kt/V
透析前後のBUN値から計算され，どの程度血液から老廃物が除かれるかという透析の量に関連する指標である．

標準化タンパク異化率
Kt/Vと同じく透析前後のBUN値から計算され，通常は体重あたりのタンパク摂取量に等しい値である．

二次性副甲状腺機能亢進症
透析患者でしばしばみられる異常で，副甲状腺からPTHの分泌が亢進した状態である．副甲状腺自体の異常である一次性と対比し，腎不全により二次的に生じる異常であるため，二次性副甲状腺機能亢進症と呼ばれる．

線維性骨炎
二次性副甲状腺機能亢進症でみられる骨の病態で，骨からカルシウムが溶出し，骨塩量の減少をきたす．

図6　MIA症候群

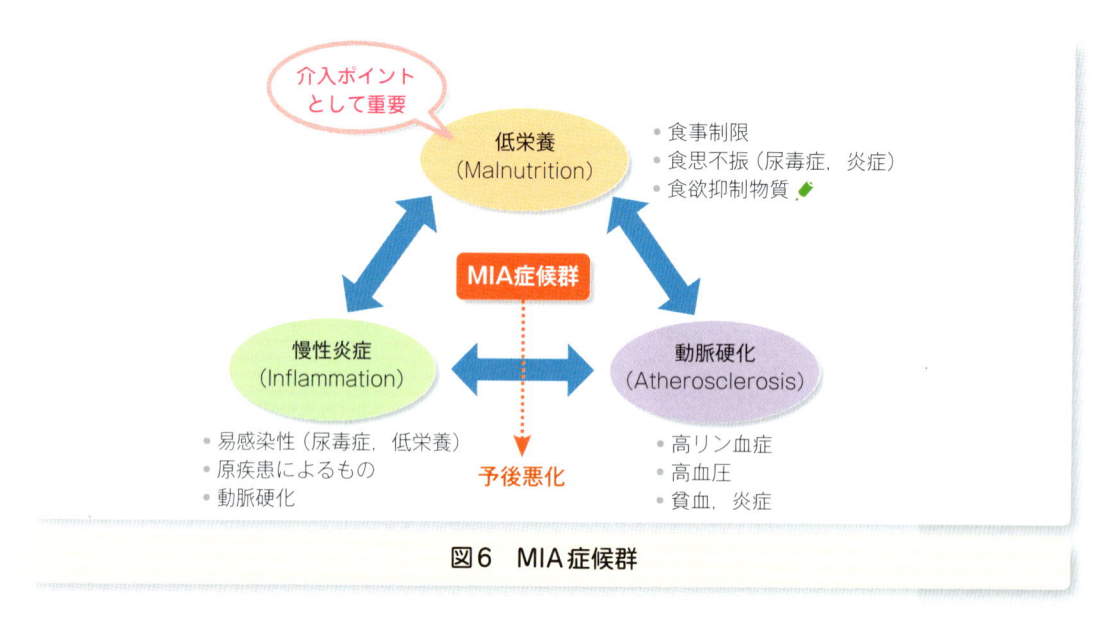

c 内分泌機能の異常
1）貧　血

腎臓では，貧血を抑制するホルモンであるエリスロポエチンが産生されている．腎不全ではこのエリスロポエチンの産生が低下するため，貧血がみられる（腎性貧血）．その他，血液回路への血液の残存，定期的な採血，などによる鉄欠乏の関与もみられる．

d その他
1）低栄養（MIA症候群）

透析患者では，低栄養（Malnutrition），慢性炎症（Inflammation），動脈硬化（Atherosclerosis）が合併し，予後が悪化することがある．これらの頭文字をとって，MIA症候群と呼ぶ（図6）．透析患者では，高齢化，糖尿病腎症，長期透析患者の増加などから，低栄養リスクが近年増大している．

2）透析関連アミロイドーシス

体内で免疫細胞が産生するβ_2-ミクログロブリンは，水に不溶の構造物を形成する（アミロイドタンパク）．透析による除去はやや困難な物質であるため，長期間透析を継続していると，このβ_2-ミクログロブリンが，特に指・手関節・椎体などよく動く部分に沈着する（透析関連アミロイドーシス）．手指の運動障害や，椎体骨の圧迫骨折など生活の質，身体活動度が障害を受ける．

治療のターゲットは何か

透析療法における治療のターゲットとしては，①透析による腎機能のサポートが不完全であることに由来するもの，②低栄養に対する対策が挙げられる．前者では，エリスロポエチン・ビタミンDに関しては薬剤としての補充が行われるが，その他，カリウム・リン・ナトリウムなどの溶質や，水の除去については，薬剤だけではなく，栄養療法が重要な役割を持つ．一方，後者では，栄養療法が主体となる．

食欲抑制物質
レプチンなどの増加が挙げられている．レプチンは脂肪組織から分泌されるペプチドホルモンで，食欲抑制などを行うとされる．

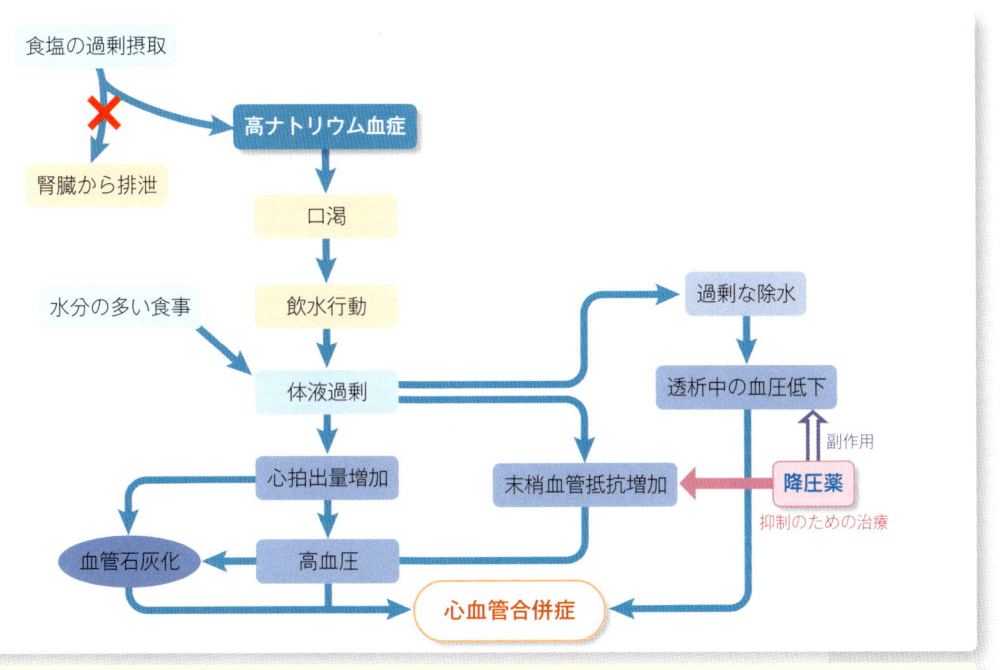

図7 透析患者における水・ナトリウム排泄障害の治療ターゲット

▶▶薬物療法のターゲット

①水・ナトリウム排泄障害
- 水ナトリウムの蓄積を予防する ➡ 自尿がみられる場合，ループ利尿薬を使用する
- 体液過剰による高血圧の治療 ➡ 降圧薬の投与

②溶質の蓄積に伴う治療
- 尿毒症物質の蓄積 ➡ 適正な透析
- リン・カルシウム代謝異常 ➡ リン吸着薬，ビタミンD製剤の投与

③内分泌臓器としての機能
- 貧血 ➡ エリスロポエチン投与，鉄投与

❶水・ナトリウムの排泄障害

　体液量の過剰は，高血圧の原因となるが，透析患者における高血圧治療の中心は，体液量の適正な調整（ドライウエイトコントロール）と，それを助ける塩分制限・水分制限である（図7）．しかし，実際には約6割の患者で何らかの降圧薬が必要となっている．

　透析患者においては，原則的にどの降圧薬でも使用可能である．広く使用されているのは，カルシウム拮抗薬，アンジオテンシン転換酵素（ACE）阻害薬，アンジオテンシンⅡ受容体拮抗薬（ARB）である．なお，血液透析直前に降圧薬を内服すると，透析中の血圧低下から体液が過剰であっても十分な除水ができず，体液量コントロールを困難にするため，こうした投薬は避ける必要がある．

❷リン・カルシウム代謝異常（CKD-MBD）

　CKD-MBDにおける治療の中心は，リンのコントロールと，副甲状腺ホル

ドライウエイトコントロール
高血圧治療のためにはドライウエイトを低下させることが重要であるが，ドライウエイトの過剰な低下は透析中の血圧低下を招くことがある．ドライウエイト再設定のため，胸部X線撮影により心胸郭比（CTR）の変化，超音波検査により下大静脈径の変化，透析終了時の血液検査でBNPの変化などをみる．

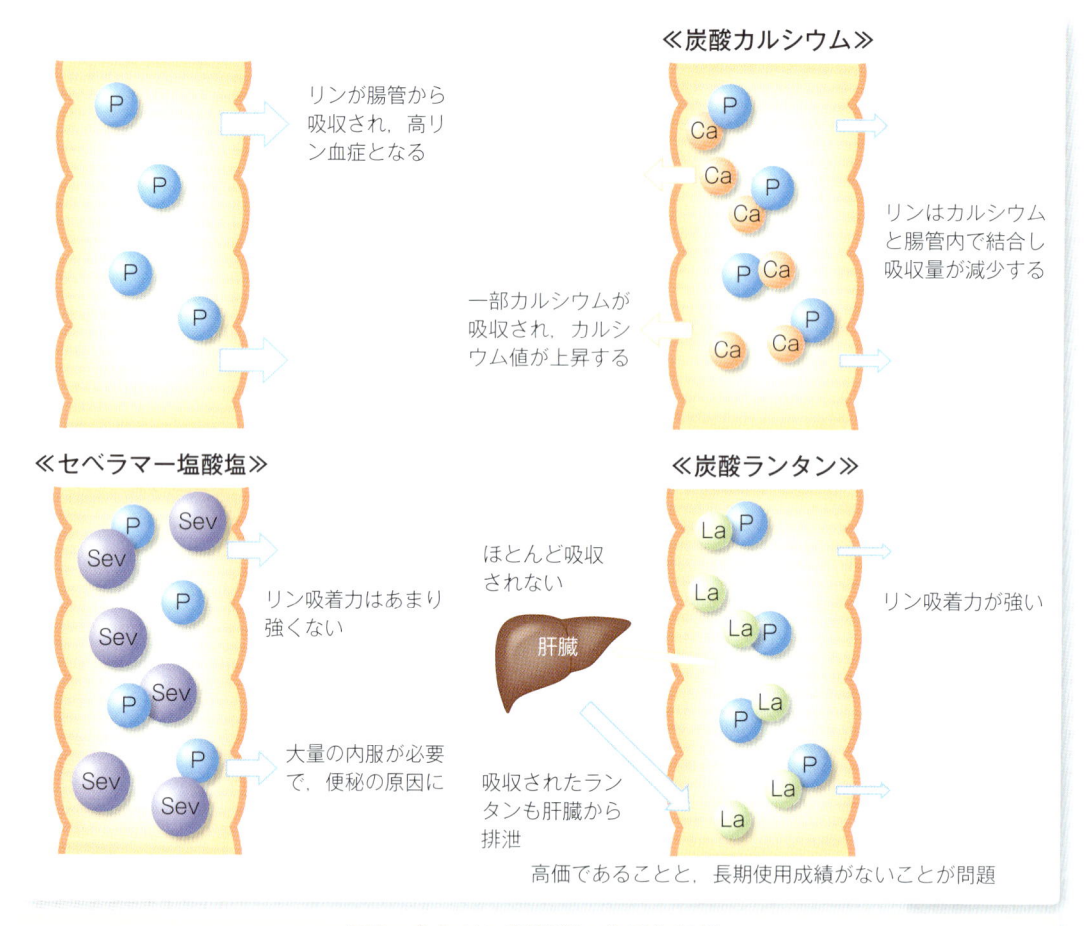

図8 主なリン吸着薬の作用と特徴

≪炭酸カルシウム≫
リンが腸管から吸収され，高リン血症となる
リンはカルシウムと腸管内で結合し吸収量が減少する
一部カルシウムが吸収され，カルシウム値が上昇する

≪セベラマー塩酸塩≫
リン吸着力はあまり強くない
大量の内服が必要で，便秘の原因に

≪炭酸ランタン≫
ほとんど吸収されない
リン吸着力が強い
吸収されたランタンも肝臓から排泄
高価であることと，長期使用成績がないことが問題

モンの分泌抑制である．

　a）リン吸着薬：透析で除去されるリンの量は限られているため，リンの摂取を制限する必要がある．1日あたり摂取可能なリンは血液透析の場合には580〜720 mg，腹膜透析に至っては560 mgにしか過ぎない．一方，透析患者では，タンパク質を多く摂取することが推奨されているが，タンパク質が多い食品は，リンの含有量も多い．このため多くの場合，リン吸着薬の内服が必要となる．

　炭酸カルシウム，セベラマー塩酸塩，炭酸ランタンが，リンを吸着し腸管から吸収しないようにするために使用される（リン吸着薬）．炭酸カルシウムは大量に使用（3 g/日以上）すると，カルシウム負荷から石灰化などを進行させる恐れがある．一方，残りの2つはカルシウムを含まないが，いずれも薬価が高い．セベラマーはリン吸着性能が低く，大量に内服する必要がある．また，3つの薬剤とも便秘の副作用がみられる（図8）．

　b）副甲状腺ホルモンの抑制：副甲状腺ホルモンを抑制するため，リンのコントロールとビタミンDが使用されてきた．しかし，高カルシウム血症をきたすことも多く，治療が困難なことも多かった．近年，副甲状腺細胞に存在する

カルシウム感知受容体のアゴニスト（シナカルセト●）が開発され，臨床使用可能となった．カルシウムが上昇しないため，石灰化のリスクが増大しないことが特徴である．ただし副甲状腺が肥大すると，こうした薬剤ではPTH値はコントロールできなくなるため，外科的に副甲状腺を摘除する副甲状腺摘除術が行われる．

❸ 貧　血

治療は薬物療法が主体となり，エリスロポエチンなどの赤血球造血因子（erythropoiesis stimulating agents：ESA）が使用される．ESAはペプチドホルモンであるため，血液透析の場合には，透析終了時に血液回路から，腹膜透析の場合には，皮下注射が行われる．

一方，透析患者では腸管からの鉄吸収が低下している．このため，フェリチン，トランスフェリン飽和度（鉄÷総鉄結合能）を参考にし，鉄が欠乏している場合には透析終了時に血液透析回路から静注鉄剤を投与する．

❹ MIA症候群

MIA症候群に特異的な薬物治療は存在しない．明らかな感染症を合併している場合には，これに対する治療が行われる．

> **シナカルセト**
> 副甲状腺の細胞膜上のカルシウム感知受容体に血清中のカルシウムが結合すると，PTHの産生・分泌が抑制される．シナカルセトがこの受容体に結合すると，受容体の立体構造が変化しカルシウムイオンとの結合性が増大するため，カルシウム濃度にかかわらずPTHの産生・分泌がより強く抑制されるといわれる．

▶▶▶ 栄養療法のターゲット

①低栄養
　➡十分なエネルギー摂取：27〜39 kcal/kg（標準体重）/日
　➡タンパク質摂取を進める：血液透析 1.0〜1.2 g/kg（標準体重）/日，
　　　　　　　　　　　　　　腹膜透析 1.1〜1.3 g/kg/日
②溶質排泄不全による合併症の予防
　➡ナトリウム制限：血液透析 6 g/日未満，
　　　　　　　　　　腹膜透析 尿量（L）×5＋PD除水（L）×7.5（g/日）
　➡リン制限：タンパク質（g）×15（g/日）未満
　➡カリウムのコントロール：血液透析 2 g/日未満（腹膜透析 制限なし）

栄養療法はこうする（図9）

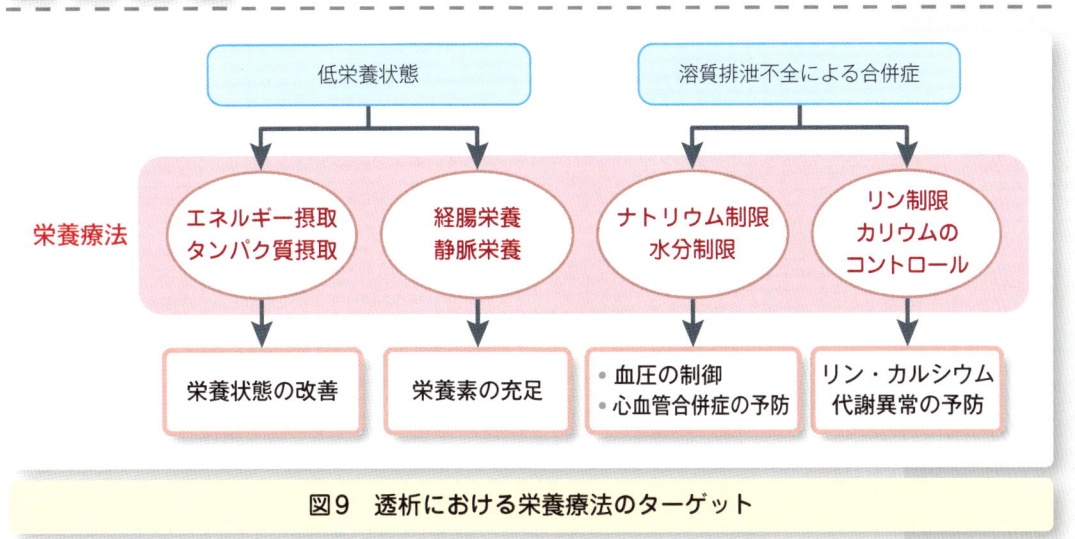

図9　透析における栄養療法のターゲット

表2　透析療法中の治療食栄養基準

治療法	エネルギー (kcal/kg/日)	タンパク質 (g/kg/日)	食塩 (g/日)	水分 (mL/日)	カリウム (mg/日)	リン (mg/日)
血液透析 (週3回)	27〜39[*1]	1.0〜1.2	<6	できるだけ少なく (<15 mL/kgDW/日)	<2,000	<タンパク質(g)×15
腹膜透析	27〜39[*1]	1.1〜1.3	尿量(L)×5 +PD除水(L)×7.5	尿量+除水量	制限なし[*2]	<タンパク質(g)×15

[*1]:『日本人の食事摂取基準(2005年版)』と同一とする．性別，年齢，身体活動レベルにより推定エネルギー必要量は異なる．
[*2]:高カリウム血症では，血液透析と同様に制限．

　栄養療法は，低栄養をいかに予防しながら，水・ナトリウム，リンの蓄積を抑えるかが重要なポイントである．特にMIA症候群を認める場合には，栄養療法は重要な介入ポイントとなる．経路は透析患者でも，できる限り腸管を利用する経路がとられる．血液透析患者で特徴的なものに，透析回路経由の高カロリー輸液（IDPN）がある．

　『慢性腎臓病に対する食事療法基準2007年版』では，治療食栄養基準が**表2**のように決められている．エネルギー・タンパク質は多く，それ以外は抑えることが推奨されている．

ⓐ エネルギーの摂取

　エネルギーが不足すると，タンパク質がエネルギー源として利用される．その結果，筋肉量の減少や，尿毒症物質産生亢進の原因となる．こうしたタンパク異化抑制のため，糖尿病腎症を原疾患とする患者も含め，十分なエネルギー摂取を行う（27〜39 kcal/kg［標準体重］/日）．

ⓑ タンパク質の摂取

　透析患者において，先述のように低栄養は多く，これを予防するためにも，タンパク質はむしろ多くとることが推奨されている．1つには，透析によるアミノ酸の除去が1回あたり10 g程度みられるということ，もう1つは透析患者の予後とタンパク摂取量との関連をみたとき，タンパク摂取量が多いと，予後が改善することが示されているからである．先述のnPCRをもとに，タンパク摂取量を推定し，1.1 g/kg（標準体重）/日以上とする．食事摂取が困難である場合には，経腸栄養剤を使用する．タンパク摂取量は多くとることが推奨されているため，腎不全用の経腸栄養剤のうちタンパク含有量の多いリーナレンMP®などを選択する．ただし，カリウム・リンについては低く設定されているため，低カリウム血症，低リン血症の発現に注意が必要である．

ⓒ ナトリウム・水の制限

　ナトリウム過剰は高血圧の原因となり，除水量の増加は透析中の低血圧の原因となる．除水量を抑えるためには水制限も試みられるが，十分なナトリウム制限を伴わない水制限は不可能である．

　ナトリウム・水摂取の指標は，透析間の体重増加と透析前ナトリウム濃度が重要

🍀 **透析導入によるタンパク必要量の変化**
保存期（透析導入前の）腎不全でのタンパク摂取量増加は尿毒症物質の蓄積，腎機能のさらなる低下などに関連する可能性があるため，低タンパク食が行われる．一方，透析導入後はこれらの予防はあまり重要でなくなるため，本文に記したようにタンパク摂取量を増加させる．

である．血液透析の場合，透析間の体重増加をドライウエイトの3～5％にとどめるようにする．体重増加が多い場合，透析前のナトリウム濃度が透析後と変わらず140 mEq/L 近傍であれば，ナトリウム摂取が多いと評価するし，透析前のナトリウム濃度が低ければ（130 mEq/L 前後），水摂取が多かったと評価する．

d リンの制限

食事中のタンパク量とリン含有量との間には，正の相関関係がある．タンパク摂取量を維持しながら，リン制限を行うためには，タンパクに比較してリン含有量が多い食品を避けることが重要である．リン制限を行うことでリン吸着薬の必要量も減少させることができる．

> **透析によるリンの除去**
> リンは他の小さな分子に比較して透析による除去の効果が低いとされている．

e カリウムのコントロール

カリウムは，リンとは異なり，透析による除去量は摂取量と同程度となりうる．このため，一般的には，カリウム制限のみで対応が可能なことも多い．カリウムは，植物も含めあらゆる細胞に含まれている．生食するなど細胞が壊れずに摂取されると，多くのカリウムが負荷される．これが茹でこぼし，千切りで水にさらすなどのカリウム処理が有効な理由である．また，カリウムはナトリウムと異なり，細胞内に多く含まれる．このため，低カリウム血症・高カリウム血症では，それぞれ体内カリウム総量が大きく減少・増加している．このため，高カリウム時には辛抱強いカリウム制限が必要であるし，低カリウム血症時にも補充を続けることが重要である．

f 静脈栄養

透析患者では，除水量が多いと，しばしば血圧低下の原因となる．このため，静脈栄養を選択する場合には，できる限り濃度の濃い製剤を選択する．アミノ酸源としては，必須アミノ酸を多く含む腎不全用のアミノ酸を選択する．カリウム・リンは低下しやすいため，20～40 mEq/日程度の補充が必要である．また，脂溶性ビタミンは蓄積しやすく総合ビタミン剤を使用する場合には，この中に含まれるビタミンA，ビタミンDの蓄積により高カルシウム血症がみられることがあり，注意する．高カルシウム血症がみられた場合には，水溶性ビタミン剤のみの投与とすることも検討する．

> **水溶性ビタミン**
> 透析膜，特にハイフラックス膜の使用で水溶性ビタミン（中でもビタミンB₆や葉酸が重要）の喪失が大きいとされる．

1）透析中高カロリー輸液

透析中，血液回路から高カロリー輸液を投与することが可能であり，透析中高カロリー輸液（intradialytic parenteral nutrition：IDPN）と呼ばれる．透析中は除水が可能であるため，輸液による水分負荷を考慮しなくともよいこと，また高カロリー輸液を投与可能であることが利点である．

通常，50％糖液200 mL，腎不全用アミノ酸製剤200 mL，20％脂肪乳剤250 mLを混合したものを4時間かけて通常使用する．1日量としては不十分であること，糖・アミノ酸は血液透析で効率よく除去され，50％程度しか体内に残らないという問題点は存在するが，経口摂取が不十分であるものの，中心静脈ラインがない場合には，IDPNが行われることがある．

F 血液疾患

● 貧血

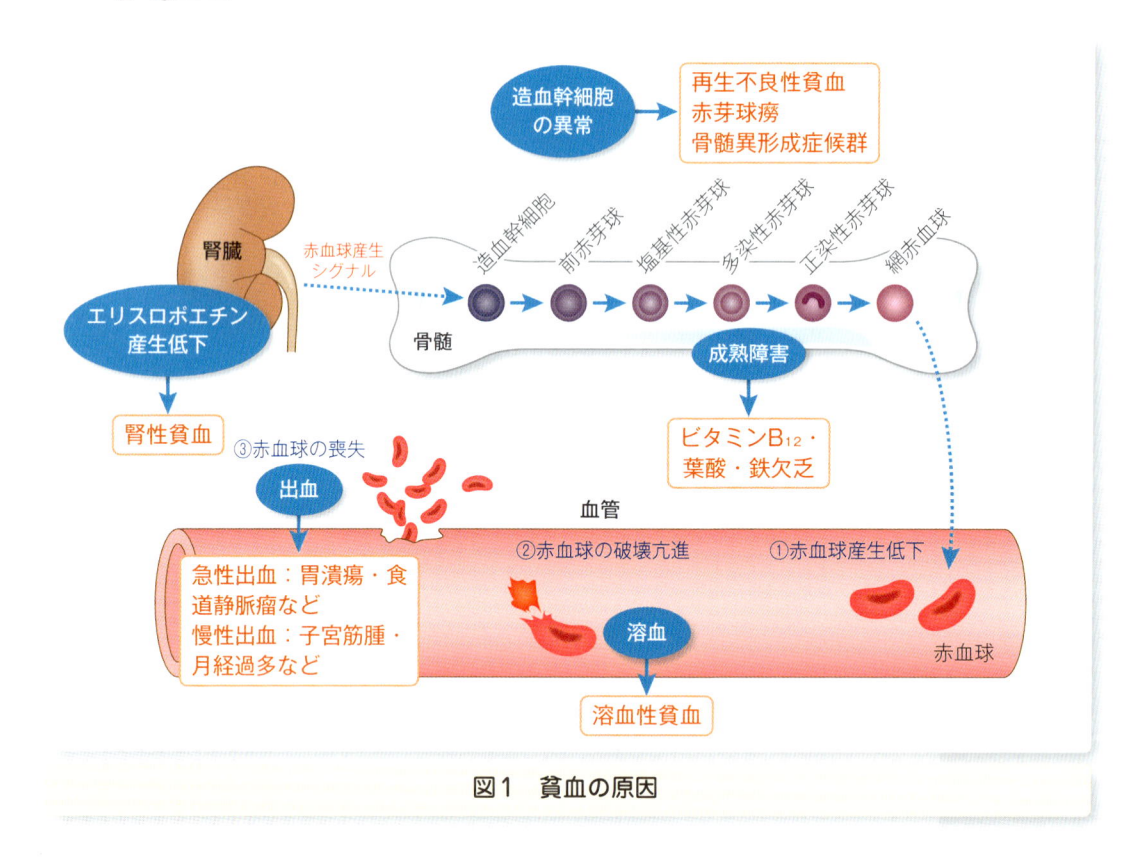

図1 貧血の原因

体 のどこに異常が起こっているのか

　貧血とは「末梢血液単位容積血液中の血色素（ヘモグロビン）濃度，赤血球の容積率（ヘマトクリット値）および赤血球数のいずれかあるいはいずれもが減少した状態」と定義される．簡単にいうと，「体の中で赤血球数が減少した状態」である．つまり「貧血」とは1つの症候名であり，病名ではない．

　一般にめまいや立ちくらみを起こした際に「貧血を起こした」と表現するが，この場合の「貧血」は一過性の脳貧血を指し，脳への血流低下を意味する．医学的な意味での「貧血」とは異なる点があり，注意が必要である．

　貧血の診断は末梢血のヘモグロビン濃度（Hb）がもっともよい指標となる．WHOの基準では成人男性でHb 13.0 g/dL未満，成人女性でHb 12.0 g/dL未満を貧血としている．貧血の成因としては，①赤血球がつくれない（産生低下），②つくっているのに壊されている（破壊亢進），③赤血球が体の外に漏れている（喪失），の3つに大きく分類される（図1）．

ⓐ 赤血球産生低下

赤血球は骨髄中にある造血幹細胞が分化してつくられる．造血幹細胞の異常により赤血球がつくれなくなるのが再生不良性貧血，赤芽球癆，骨髄異形成症候群である．腎臓から分泌されるエリスロポエチンが造血幹細胞から赤血球へ分化する際に指令を出す．腎不全ではエリスロポエチン産生能が低下するため赤血球がつくれなくなる（腎性貧血）．赤血球の中にあるヘモグロビンの材料である鉄が不足するとヘモグロビン合成の低下が起こり鉄欠乏性貧血となる．DNA 代謝に重要な働きをするビタミン B_{12} や葉酸が欠乏すると細胞の中にある核の代謝異常が起こる．そのため正常な赤血球がつくれない．赤芽球系では骨髄で未熟な核をもつ巨赤芽球が出現するため，巨赤芽球性貧血とよぶ．この異常な赤芽球の多くは血管内へ放出される前に骨髄で破壊される（無効造血）．

ⓑ 赤血球破壊の亢進（溶血性貧血）

赤血球が破壊されて起こる貧血である．赤血球膜異常により赤血球が球状化し，脾臓で破壊されるものを遺伝性球状赤血球症という．赤血球に対する自己抗体によって赤血球が破壊されるのが自己免疫性溶血性貧血である．

ⓒ 出血による喪失

主に急性の出血による赤血球の喪失を指す．慢性出血は鉄欠乏性となって貧血をきたす．慢性出血の原因として多いのは，胃・十二指腸潰瘍，胃がん，大腸がん，子宮筋腫などである．

異常はどのように現れるのか

ヘモグロビンの主な働きは酸素の運搬である．貧血ではヘモグロビンが減少しているので血液の酸素運搬能が低下し，体内の各臓器は酸素不足の状態になる（図2）．貧血で酸素不足の状態になると，体は生命維持のために，心拍数や心臓からの血液の拍出量を増加させるなどの代償作用によって対応しようとする．貧血では酸素不足による症状と，これを代償しようとする生体反応による症状がみられる（図3）．自覚症状としてめまい，立ちくらみ，頭痛，易疲労感，全身倦怠感，息切れ，動悸，筋力低下，眠気，耳鳴り，狭心痛など，他覚症状として顔面蒼白，起立性低血圧，浮腫などを認める．

ⓐ 鉄欠乏性貧血

成人男性では体内に約3〜4gの鉄を有しており，その70％は赤血球中のヘモグロビンの構成成分である（図4）．残りの25％はフェリチンなどの貯蔵鉄として肝臓や脾臓に貯蔵されている．成人1日の食事には約10〜15 mgの3価の鉄（Fe^{3+}）が含まれているとされ，小腸粘膜表面で鉄還元酵素（duodenal cytochrome b_5）によって水に可溶性の2価の鉄（Fe^{2+}）に還元され，水溶性になって十二指腸から空腸上部で吸収される．吸収された鉄は腸管の上皮細胞内で再び酸化され Fe^{3+} となり，一部フェリチンとして貯蔵されるが，大部分はトランスフェリンとなり血中に運ばれる．Fe^{3+} はトランスフェリンと結合し，骨髄に運ばれて赤血球の生成に利用される．

🌸 **造血幹細胞**
骨髄中で各血球へ分化する能力がある細胞．

🌸 **再生不良性貧血**
造血幹細胞が減少することで骨髄の造血能力が低下し，末梢血中すべての系統の血球が減少する．

🌸 **赤芽球癆**
赤血球系造血前駆細胞の障害によって赤血球の産生だけが障害されて起こる．骨髄で赤芽球が消失し，末梢血では網赤血球が減少するが，白血球と血小板は正常範囲にある．

🌸 **骨髄異形成症候群**
造血幹細胞の異常により血球の形態異常を生じて，正常な血球をつくれなくなる．このなかには急性白血病に移行するものもある．

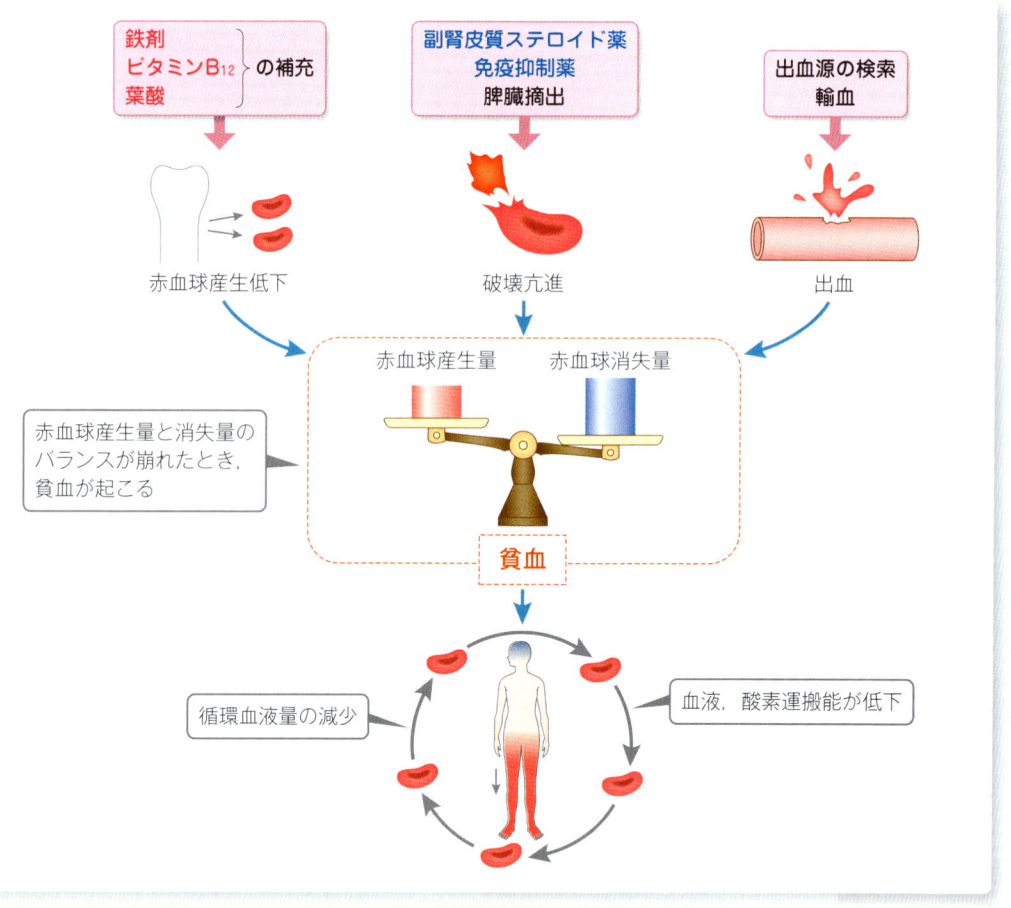

図2 貧血の症状発症のメカニズムと治療のターゲット

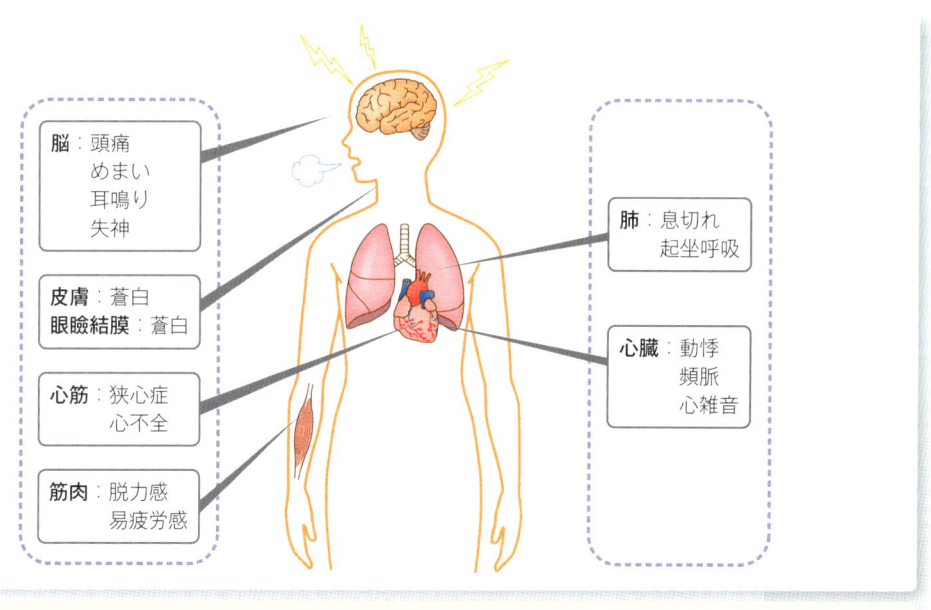

図3 貧血によって起こる臓器の異常と共通した症状

図4　鉄の生体内動態

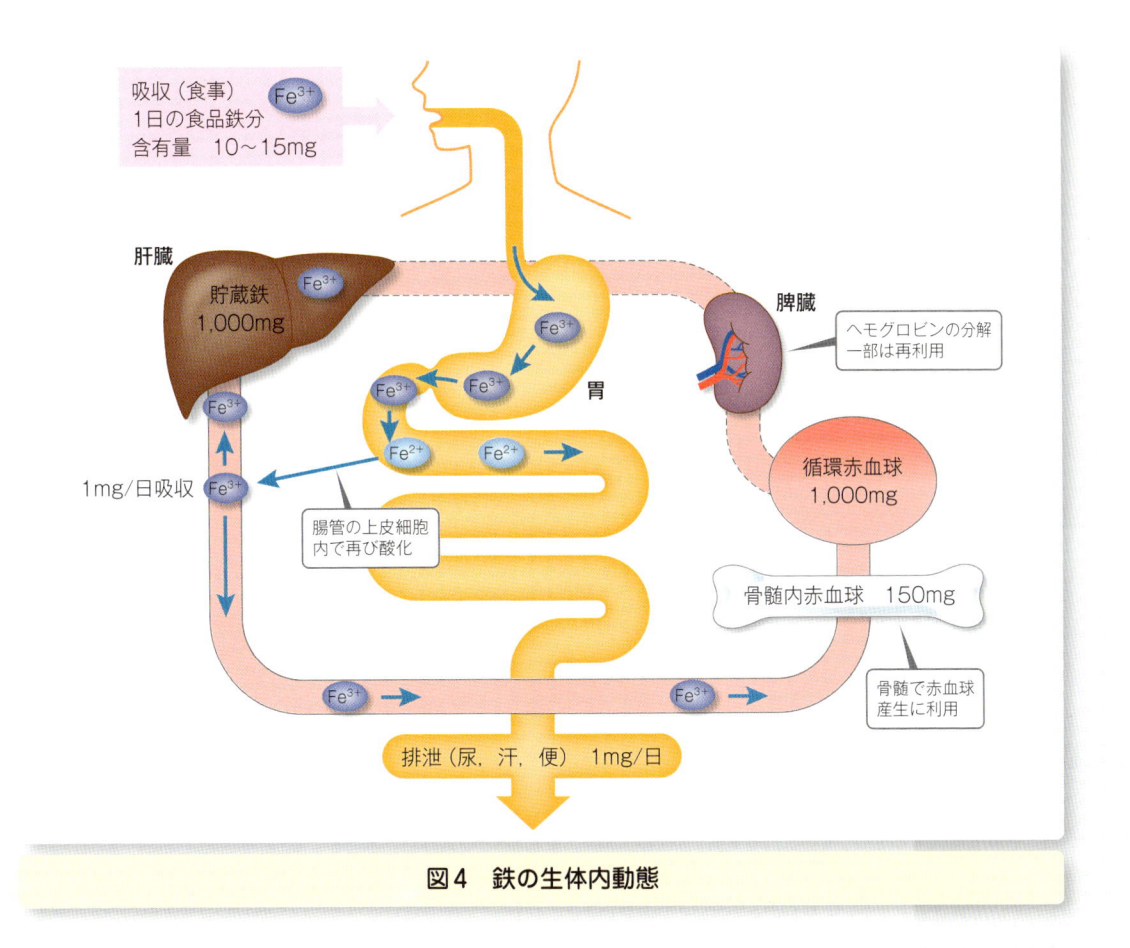

表1　鉄欠乏性貧血の原因

食事摂取量不足	ダイエット・偏食
鉄の吸収障害	胃切除・無胃酸症・吸収不良症候群など
鉄の需要増大	思春期の成長・妊娠・授乳
急性・慢性出血	消化管出血（胃潰瘍・食道静脈瘤破裂など） 婦人科疾患（子宮筋腫・月経過多など）

　赤血球の寿命は120日であり，寿命がくると脾臓などに存在するマクロファージによって破壊される．この際，ヘモグロビンも分解されるが，ヘモグロビン中の鉄は再び骨髄に運ばれて赤芽球にとり込まれ，ヘモグロビン合成に再利用される．このように，ほとんどの鉄は体内では閉鎖系をつくり，有効に循環している．皮膚や消化管粘膜に存在する微量な鉄がこれらの細胞の脱落に伴って体内から失われる．生理的な鉄の喪失量は1 mg/日である．したがって通常の食事をとっていれば鉄が欠乏することはない．表1のように鉄の需要と供給のバランスが崩れた場合に，鉄欠乏性貧血になる．

　体内で鉄欠乏が起こると，まず肝臓や脾臓に貯蔵されていた貯蔵鉄が動員される．貯蔵鉄がなくなると，血清鉄が低下し鉄欠乏状態となる．ヘモグロビンの主材料である鉄が不足すると，ヘモグロビンの合成低下が起こり，この状態が数ヵ月持

♠ マクロファージ
単球が組織内で分化したもの．強い貪食能を持つ．

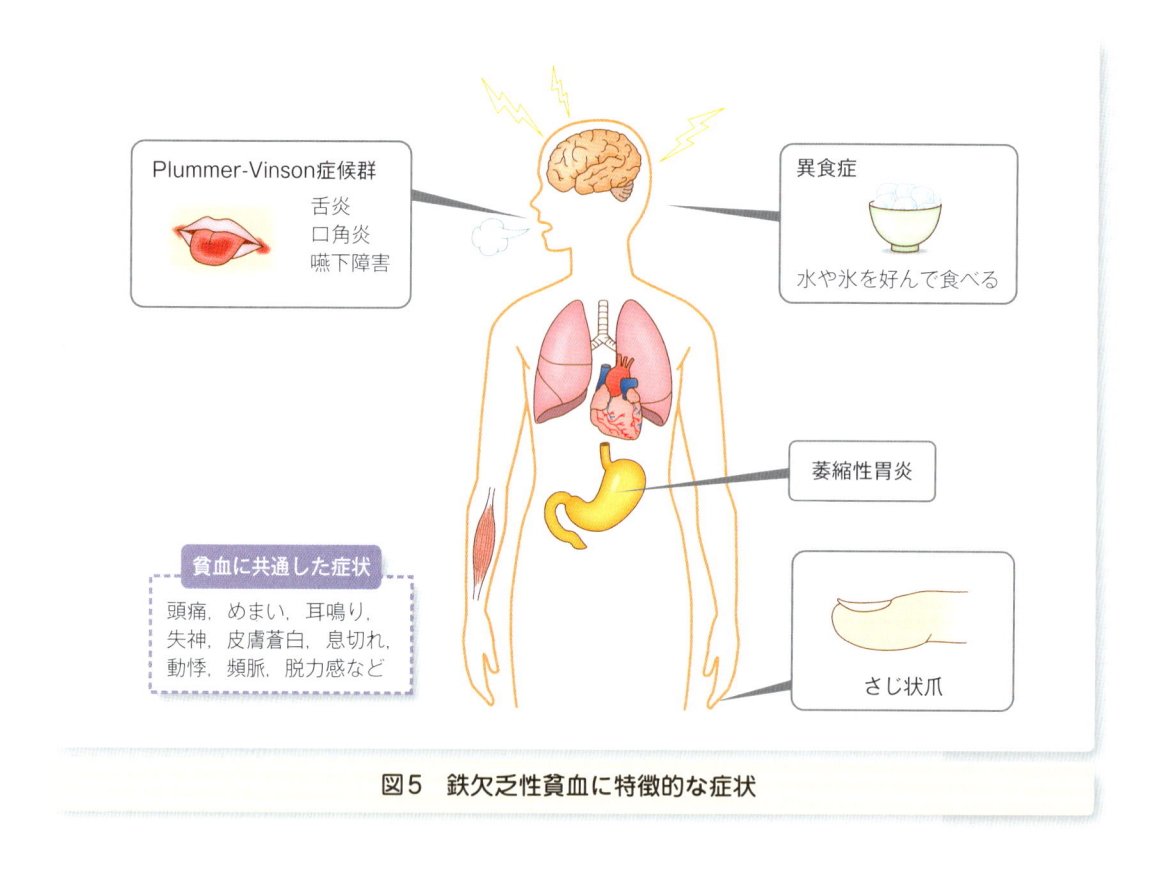

図5 鉄欠乏性貧血に特徴的な症状

続すると，赤血球は小球性低色素性となり，大小不同や奇形などの形態異常を呈してくる．貧血に共通する症状に加えて鉄欠乏による特徴的な症状が現れる．鉄は細胞増殖に欠かせない因子であるため，まず細胞増殖能の高い皮膚や粘膜，爪に症状が現れる（図5）．舌，食道，胃において粘膜上皮の萎縮がみられる．口角炎，口内炎，舌乳頭萎縮，舌外縁部が薄く萎縮する．喉頭部にヒダ形成があり，嚥下障害がみられる．萎縮性胃炎により胃酸分泌は低下する．また爪の変化も著明となり，扁平化してもろく，さじ状爪（spoon nail）となる．小球性低色素性貧血に舌炎，口角炎，嚥下障害が合併するものをPlummer-Vinson症候群という．

ⓑ 巨赤芽球性貧血

ビタミンB₁₂は動物性食品に含まれている．したがって普通の食事をとっている人は欠乏しないが，厳格な菜食主義者には欠乏することがある．ビタミンB₁₂は口から摂取されると，胃から分泌された内因子と十二指腸において結合する（図6）．内因子と結合したビタミンB₁₂は小腸の末端から吸収される．胃粘膜が強く萎縮して内因子分泌が低下したり，内因子とビタミンB₁₂が結合するのを妨害する抗体（抗内因子抗体）ができることで，胃からの内因子分泌が低下しビタミンB₁₂が吸収できないことが原因で起こる貧血を悪性貧血という．また胃を全摘出または部分摘出した場合も内因子の分泌が低下するためビタミンB₁₂が欠乏する．この場合，体内に貯蔵されているビタミンB₁₂がなくなるまで猶予があるため貧血症状が現れるのは手術から5年以降である．

小球性低色素性
赤血球1個の大きさが小さく，ヘモグロビン濃度が低いこと．

内因子
胃から分泌される糖タンパク質．ビタミンB₁₂と結合して腸でのビタミンB₁₂の吸収を促進する機能を持つ．

抗内因子抗体
内因子に対する自己抗体．

図6　ビタミンB12の吸収

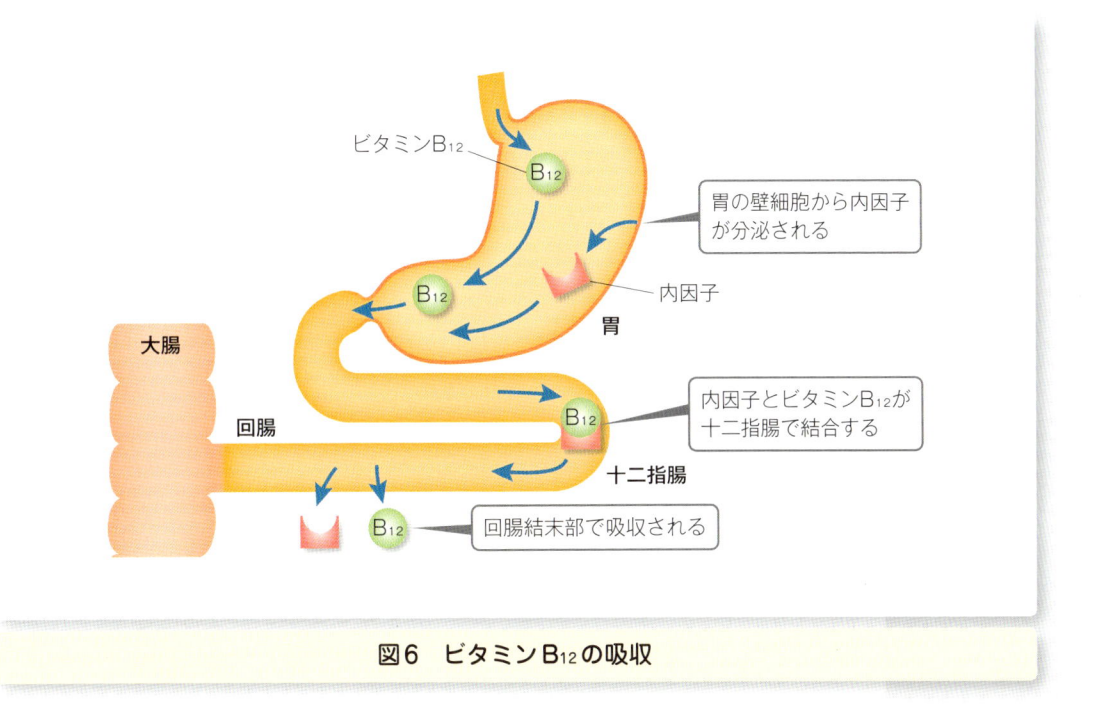

　葉酸は動物性食品だけでなく，野菜や果実にも含まれているが，熱に弱く，加熱処理で破壊される．経口摂取された葉酸は主に小腸で吸収され，その吸収率は約85％とされている．貯蔵量は6〜20 mgで1日の必要量は50 μgである．したがって葉酸の吸収障害が約4ヵ月継続すると葉酸欠乏を起こすことになる．通常の食事で欠乏することはないが，アルコール依存症では食事のバランスが悪いことやアルコール自体が葉酸の利用を障害するため葉酸欠乏になりやすい．喫煙は細胞の葉酸代謝や保存能力を阻害し，血中の葉酸濃度を低下させる．また，妊娠や悪性腫瘍では葉酸の需要が10倍近く増加するため葉酸が欠乏する．

　ビタミンB12および葉酸欠乏によりDNAの合成が障害され，細胞質の成熟は正常に進行するものの，核の成熟が選択的に障害されて，結果として核と細胞質の成熟度にアンバランスを有する大型の赤芽球が産生される（巨赤芽球）．巨赤芽球の多くは正常な赤血球へ成熟することができず，骨髄内で破壊される（無効造血）．同様の成熟障害は赤血球系だけでなく，好中球系や巨核球系の細胞にも起こるため，貧血の他に白血球や血小板の減少もみられる（汎血球減少，図7）．

　巨赤芽球性貧血では貧血に共通した症状に加えて，舌の発赤および乳頭萎縮などを認める．ビタミンB12欠乏性貧血はさらに特徴的な所見を呈する（図8）．ビタミンB12は補酵素として生体内でさまざまな反応に関与する．このため貧血だけでなく，しびれなどの神経障害，舌炎（Hunter舌炎），年齢不相応な白髪の増加などがみられる．またビタミンB12が欠乏すると脊髄の神経細胞が障害される．そのため脊髄の後索，側索の脱髄性変化による腱反射の減弱，位置覚，振動覚の減退，知覚鈍麻が四肢に認められ，歩行障害をきたすことがある（亜急性連合性脊髄変性症）．葉酸欠乏ではこのような神経症状はみられない．

◆ 汎血球減少
赤血球，白血球，血小板の3系統の血球がすべて減少すること．

◆ 後索，側索
脊髄後方，前外側の白質柱．位置覚，振動覚，温痛覚，随意運動を支配する神経が通過する．

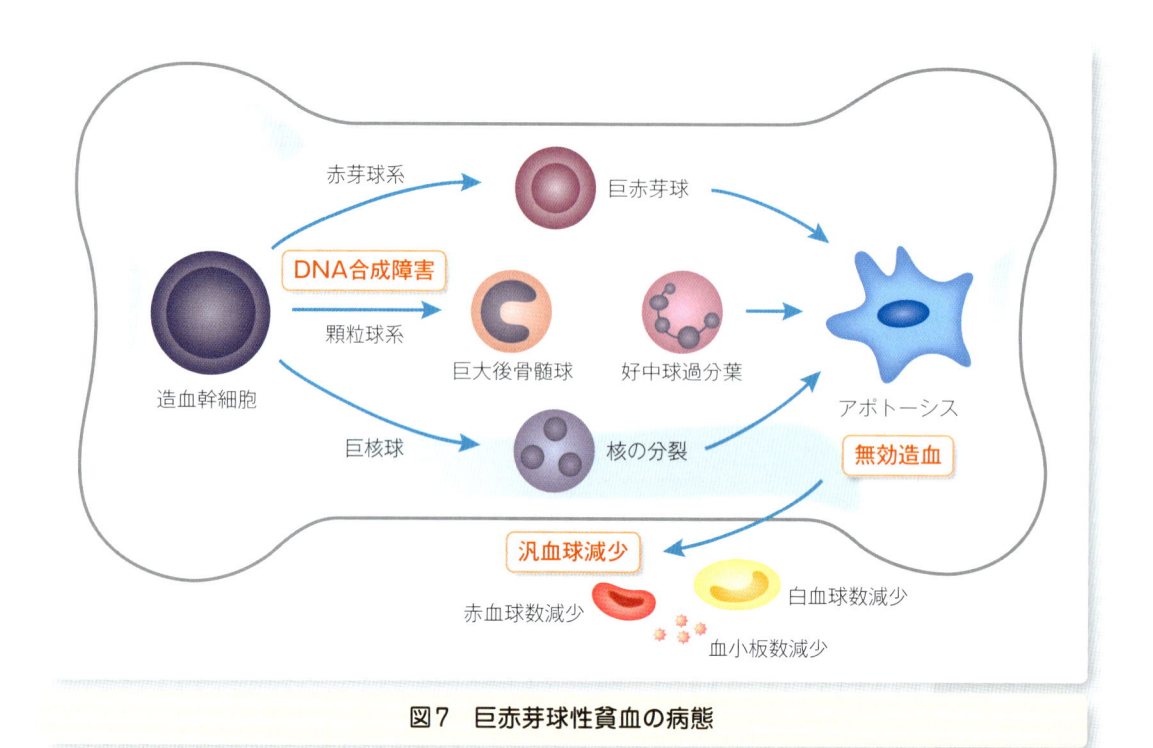

図7　巨赤芽球性貧血の病態

図8　ビタミンB₁₂欠乏性貧血に特徴的な症状

治療のターゲットは何か

　貧血の診断がついたら，まずその原因検索を行い，原因となっている疾患の治療を行うことが重要である．腎性貧血は腎でのエリスロポエチン産生が低下して赤血球産生が低下しているため，遺伝子組換え技術により生産された人工的なエリスロポエチンを投与することで改善する．造血幹細胞の異常である再生不良性貧血や骨髄異形成症候群の治療は造血幹細胞移植，免疫抑制療法などである．溶血による貧血で遺伝性のものには脾臓摘出，自己免疫性のものには異常な免疫を抑えるため副腎皮質ステロイドホルモンなどが用いられる．出血による貧血に関しては出血源を検索し，出血を止める治療を行う．栄養療法という観点からみると，成熟障害である鉄欠乏性貧血，ビタミン B_{12} 欠乏および葉酸欠乏による巨赤芽球性貧血が治療のターゲットになる．

　治療は，欠乏している鉄，ビタミン B_{12}，葉酸を補うことである．鉄の補充を栄養療法のみで行うには4キロのステーキを毎日食べなければならないといわれており，事実上不可能である．したがって，治療は薬物療法での補給がメインとなる．またバランスのよい食生活をこころがけ，欠乏している因子の摂取を積極的に行う．

▶▶薬物療法のターゲット

① 薬物による補給 ➡ 鉄剤，ビタミン B_{12}，葉酸の補充
- 鉄剤の補給は経口服用が基本．貧血改善後もしばらく続ける
- ビタミン B_{12} 欠乏の場合は維持量の投与を終生続ける

② 腎性貧血 ➡ エリスロポエチン投与

③ 原疾患の治療
- 造血幹細胞の異常（再生不良性貧血，赤芽球癆，急性白血病，骨髄異形成症候群など）➡ 化学療法，造血幹細胞移植，輸血など
- 溶血性貧血 ➡ 脾臓摘出，副腎皮質ステロイドホルモンなど

④ 出血 ➡ 出血源の検索，止血

➊ 鉄 剤

　鉄剤の投与ルートは経口と静注があるが，経口投与が原則である．通常，1日100～200 mgを1日1～2回に分けて空腹時に投与する．副作用として消化管の刺激による胃腸障害がみられることがある．この場合には1日投与量の減量，あるいは食後の服用としてもよい．胃腸障害が強く服用困難なときや大量出血により急速に鉄の補充を行いたいとき，消化管からの吸収が悪いときなどは静注による鉄の補充を行う．この場合ショックの発現に注意する．また総鉄結合能を超える多量の鉄を一度に静注すると鉄が直接作用して重篤な組織障害を起こす恐れがあるため，1回の投与量は100 mgとする．投与量は必要鉄量を計算し，過剰の鉄が投与されないように注意する．

　鉄剤が奏効した場合，1週間～10日で網赤血球の増加がみられ，次第に貧血は改善してくる．改善がみられない場合は，診断が間違っていないか，服薬が確実か，あるいは出血が続いていないかを確認する必要がある．貧血が改善しても貯蔵鉄は十分満たされていないために，貧血改善後もさらに数ヵ月間，貯蔵鉄が正常化するまで治療を続ける．

必要鉄量
必要鉄量（mg）＝{(16－Hb値[g/dL])2.7＋17}×体重（kg）

網赤血球
赤芽球の核が脱核したもの．骨髄の赤血球産生の指標となる．

❷ ビタミン B₁₂・葉酸

　　ビタミンB₁₂欠乏においては，枯渇したビタミンB₁₂の貯蔵を満たしたあと，維持量のビタミンB₁₂を終生投与するのが基本である．悪性貧血や胃全摘後の場合にはビタミンB₁₂を注射によって投与するのが原則とされているが，経口投与でもほとんどの場合有効である．筋注ではビタミンB₁₂ 1,000 μg を 20～30回筋注したのち，維持量として月1回 1,000 μg を筋注する．経口では1日 1,000～2,000 μg の投与が推奨されているが，保険適用上，1,500 μg までしか投与できない．経口投与の場合，初期量，維持量の区別は明確でない．通常は3～4ヵ月連日内服したのち，維持投与に移行する．維持期にも連日 1,000 μg の内服が行われるのが通常であるが，連日必要かまたは間欠投与でよいのかは明らかでない．ビタミンB₁₂治療中に血清鉄が低下し，鉄欠乏性貧血を合併することがある．この場合，鉄剤による治療を併せて行う．神経症状の治療にはさらに大量のビタミンB₁₂を必要とする場合が多い．

　　葉酸は1日 200 μg の投与で十分である．葉酸欠乏の場合は吸収不良であっても経口で補充可能である．ビタミンB₁₂欠乏を合併している場合，葉酸の補充を先行すると，貧血は改善するが，神経障害を悪化させることがあるので，必ずビタミンB₁₂を先に投与する．治療が奏効すると投与後5～7日で網赤血球が増加し，急速に貧血が改善する．

❸ エリスロポエチン

　　エリスロポエチンは主に腎臓で産生される糖タンパクで赤血球産生を調整している．腎臓が機能不全に陥るとエリスロポエチンの分泌が損なわれ貧血をきたす．遺伝子組換え技術により生産された人工的なエリスロポエチンを投与することで貧血が改善する．

❹ 原疾患の治療

　　再生不良性貧血，赤芽球癆，急性白血病，骨髄異形成症候群などの造血幹細胞の異常に対しては化学療法また年齢に応じて造血幹細胞移植の適応を検討する．再生不良性貧血など免疫学的機序が関与する場合は免疫抑制薬を使用することがある．溶血による貧血で遺伝性のものには脾臓摘出，自己免疫性のものには異常な免疫を抑えるため，副腎皮質ステロイドホルモンなどが用いられる．

▶栄養療法のターゲット

バランスのよい食生活
　①鉄を多く含んだ食事
　②ビタミンB₁₂・葉酸を含んだ食事

栄養療法はこうする（図9）

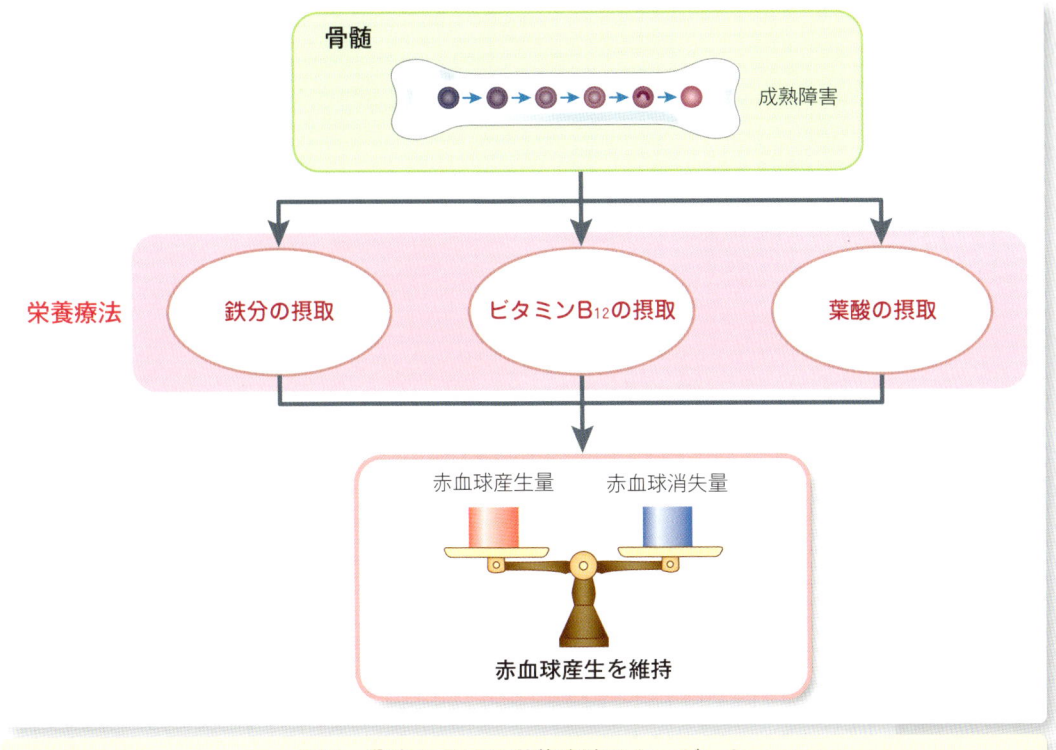

図9 貧血における栄養療法のターゲット

ⓐ 鉄を含んだ食事

鉄欠乏性貧血の栄養療法には鉄を多く含んだ食事を摂取することが大切である．またタンパク質が欠乏している場合には鉄剤を投与しても貧血の改善がみられないことがあり，十分に良質なタンパク質の補給も必要である（表2）．成人の1日の食事には約10～20 mgの3価の鉄（Fe^{3+}）が含まれており，小腸粘膜表面で鉄還元酵素によって2価の鉄（Fe^{2+}）に還元されて，1日1 mg前後の鉄が主として十二指腸から吸収される．同時に1 mgの鉄が排泄され，生体内の鉄の貯蔵量は一定に保たれている．したがって喪失量が多い場合にはそれだけ摂取量を増やさない限り，鉄欠乏を起こすことになる．食事中に必要な鉄の量は成人男子で6～8 mg/日，成人女子で8～10 mg/日，妊婦・授乳婦で7～20 mg/日といわれている．

表2 貧血の治療食栄養基準（例）

	鉄欠乏性貧血（軽症）	鉄欠乏性貧血（重症）
エネルギー（kcal）	2,100～2,200	2,200～2,300
タンパク質（g）	90～100	90～100
脂肪（g）	50～60	55～65
炭水化物（g）	300～350	300～350
鉄（mg）	30～35	35～45

ⓑ ビタミンB_{12}・葉酸を含んだ食事

　ビタミンB_{12}はある種の微生物のみによって合成され，哺乳類では合成能力を持たない．したがってビタミンB_{12}を含む食品を十分に摂取することが栄養療法の基本となる．またビタミンB_{12}は加齢による内因子分泌低下のため吸収が低下するので，高齢者の場合は食物中へビタミンB_{12}含有食品を積極的に添加する．なお，葉酸は熱によって破壊されやすいので調理法に注意する．

📖 参考文献

1) 溝口秀昭（編）：イラスト血液内科，第2版，文光堂，東京，2004
2) 土屋達行ほか（監）：病気がみえる vol.5：血液，メディックメディア，東京，2009
3) 別所正美：カラー版 疾病の成立ちと栄養ケア：目でみる臨床栄養学UPDATE，医歯薬出版，東京，p179-194，2007
4) 田中信夫ほか：成人病と食事療法［疾患別の食事指導の実際］：貧血，臨成人病 27：409-413，1997
5) 文部科学省：五訂増補日本食品標準成分表，2005．http://www.mext.go.jp/b_menu/shingi/gijyutu/gijyutu3/toushin/05031802.htm

G 皮膚疾患

・褥瘡

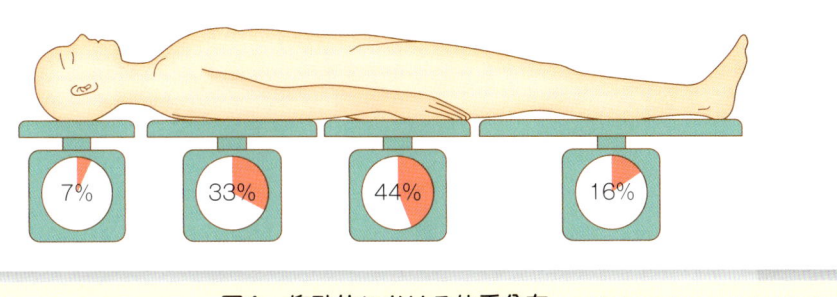

図1　仰臥位における体重分布

(7%, 33%, 44%, 16%)

体 のどこに異常が起こっているのか

　褥瘡とは持続的圧迫による阻血の結果，圧迫部分が皮膚壊死に陥った状態をいう．骨と外力の間の皮膚および軟部組織の血管が圧迫され，一時的にその血管が還流している範囲が阻血に陥り，組織への酸素供給が絶たれる．この状態が一定時間以上続くと不可逆的な組織壊死を生じる．

　人間が仰臥位で横たわった場合，44％の体重が仙骨部にかかる(図1)．全褥瘡の半数は仙骨部に生じており，次いで好発部位とされるのが腸骨部，大転子部，踵部である．その他，体位によりさまざまな部位に発生しうる．

異常 はどのように現れるのか

ⓐ 症状が現れるしくみ～褥瘡の発生要因

　褥瘡は寝たきり状態や治療上の理由から安静度に制限があるような環境下，同一体位を長時間とるような状況で発生しやすい．褥瘡の直接的な発症機序として「圧迫×時間」が重要であるが，「ずれ」の関与も大きい．「ずれ」はギャッジアップをする際に体が滑り落ちる方向と逆方向の力が加わるなどの機転で生じる．尾骨と坐骨の血管がずれてよじれる結果，阻血となり褥瘡を生じるのである(図2)．

　褥瘡発症には，この他にもさまざまな要因がかかわっている．高齢者では加齢による皮膚の脆弱性，失禁などによる皮膚の湿潤，汚染などの局所要因，低栄養，やせによる骨突出，浮腫，基礎疾患や薬物の影響などの全身的要因，介護のマンパワー不足や経済力，情報不足などの社会的要因が挙げられる．

　発生要因に対しては，体圧分散寝具の使用，体位変換による圧の除去の他，ギャッジアップ時のずれ予防など，適切なリスク評価，予防対策に関する科学的根拠に基づく知識が急速に普及したことは，褥瘡対策における近年の大きな進歩である．

> **リスク評価**
> 褥瘡発生の高リスクであるかを評価する．項目として基本的動作能力，骨突出，関節拘縮，栄養状態低下，皮膚湿潤，浮腫などがある．

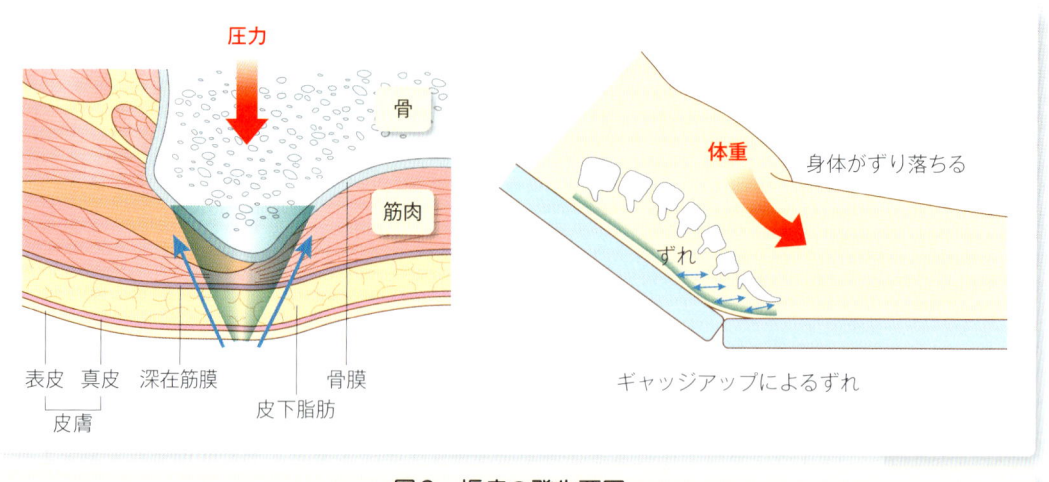

図2　褥瘡の発生要因

(宮地良樹，真田弘美（編）：新褥瘡のすべて．永井書店，東京，p2, p57, 2007)

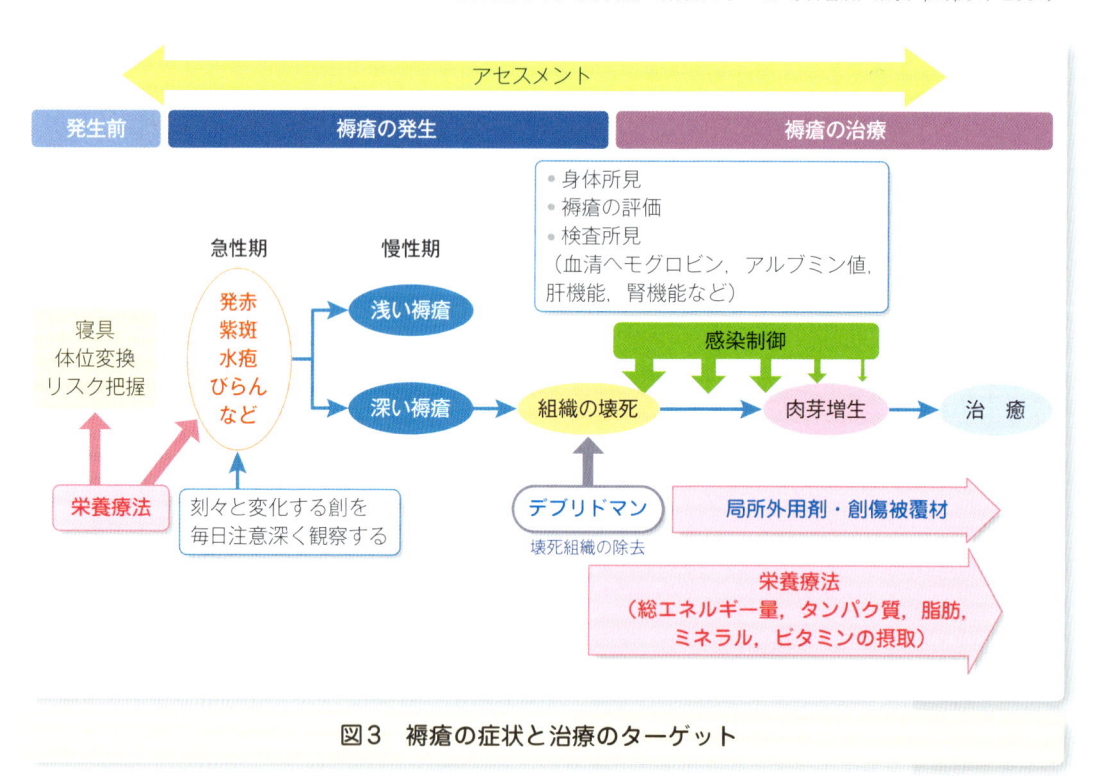

図3　褥瘡の症状と治療のターゲット

b 褥瘡の経過を理解する～急性期褥瘡と慢性期褥瘡（図3）

　壊死に陥った皮膚は潰瘍となるが，当初は異なった様相を呈する．発症したばかりでは，たとえ深い褥瘡であっても発赤，紫斑，水疱などを呈するのみである．深い褥瘡の場合，発症から1週間程度経過すると，組織の壊死範囲が明らかになる．通常は壊死の範囲が明らかになってからデブリドマン（壊死組織の除去）を行う．このような発症後1～3週までの局所状態の不安定な褥瘡を急性期褥瘡と呼ぶ．
　急性期褥瘡では局所の炎症反応があり，短時間に紫斑，紅斑，水疱，びらん，硬

🖊 **デブリドマン**
壊死組織を除去すること．メスなどで外科的に切除する外科的デブリドマンと壊死組織融解作用のある薬剤を用いる化学的デブリドマンがある．厚く壊死組織が固着しているときには外科的デブリドマンが必要．

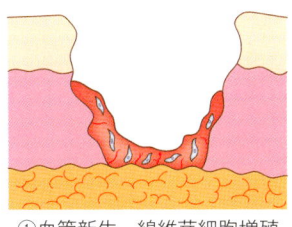

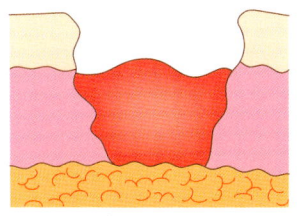

①血管新生，線維芽細胞増殖　　②肉芽形成　　③創の収縮上皮化

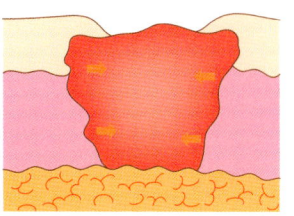

図4　創の治癒過程

(宮地良樹，真田弘美(編)：新褥瘡のすべて．永井書店，東京，p144, 2007)

結などの多彩な病態を示し変化する．この時点ではしばしば，浅い褥瘡か深い褥瘡であるかの判断をつけるのが難しい．

C 創傷が治るしくみ

1) 創傷治癒機転

一般的な皮膚創傷治癒過程は大きく分けて①血液凝固期，②炎症期，③(細胞)増殖期，④再構築期(成熟期)に分けられる(図4)．まず創内に<u>線維芽細胞</u>🔎が出現し，増殖に伴い創床から新生血管が形成される(①)．線維芽細胞はコラーゲンをはじめとする細胞外基質を産生，皮膚欠損部に線維芽細胞，新生血管，細胞外基質からなる組織塊が形成される(②)．これが肉芽組織である．肉芽組織が創底から増殖し創縁の表皮層まで隆起してくると，創縁から表皮細胞が肉芽組織を覆う．同時に肉芽組織内に筋線維芽細胞と呼ばれる細胞が出現し，創を収縮させる(③)．<u>上皮化</u>の完了した組織は瘢痕となる．

2) 深い創傷の治癒経過

浅い褥瘡では毛根など皮膚付属器が残っており，この付属器組織より上皮化が進むので早期に治癒する．一方，深い褥瘡で皮膚欠損が脂肪組織に及んでいる場合，皮膚付属器も欠損している．保存的に治癒する場合，治癒までに長期間を要する(図5, 6)．

壊死組織の存在は<u>感染</u>を引き起こすので，外科的ないし薬剤による化学的デブリドマンにて除去することが必須である．壊死組織が除去されると滲出液が増加するが，感染が制御されて創面の清浄化が進むと肉芽の形成が始まる．ここまでが治療の前半，感染制御期である．肉芽形成が進み組織の欠損が修復され，さらに上皮化が進んで治癒に至る．これが治療の後半であり，肉芽形成から上皮化を目指す時期である．

治療のターゲットは何か

褥瘡発生の予防とともに，深い褥瘡治療の長い過程においては栄養療法が重要である．褥瘡の局所治療に用いられる外用剤，創傷被覆材は多数あり，創の状態を適確に評価して選択する必要がある．浅い褥瘡に対しては<u>油脂性軟膏</u>や<u>創傷被覆材</u>が優先されるが，深い褥瘡ではその経過と状態に応じた選択が求められる．

🔎 **線維芽細胞**
真皮の主体をなす膠原線維や弾性線維を作る細胞．創傷治癒の過程では活性化されて，肉芽形成を促進する働きを持つ．

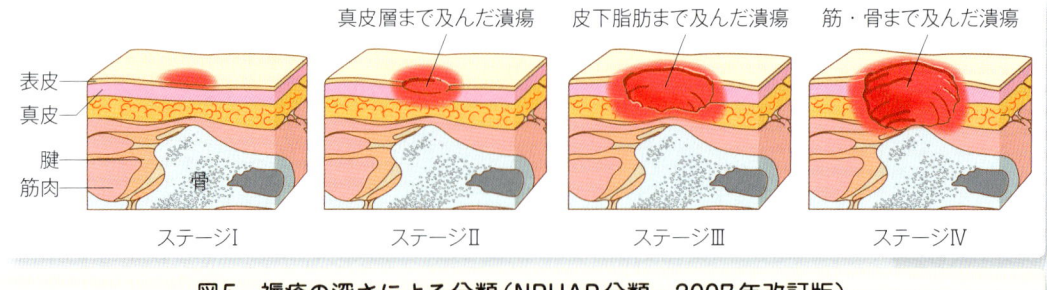

図5　褥瘡の深さによる分類（NPUAP分類，2007年改訂版）

（NPUAPホームページ〈http://www.npuap.org/pr2.htm〉をもとに作成）

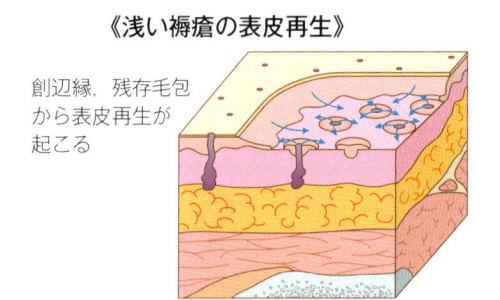

図6　浅い褥瘡と深い褥瘡の創傷治癒機転

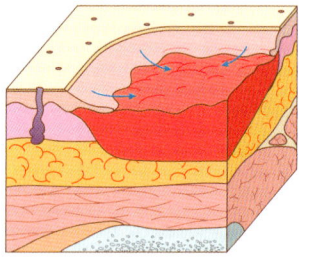

浅い褥瘡では毛根より上皮化が進むが，深い褥瘡では創辺縁からしか上皮化は進まない

（福井基成：最新褥瘡治療マニュアル，照林社，東京，1993より改変）

　深い褥瘡における外用剤の選択という点からは，①壊死組織の除去と感染コントロールの時期，②滲出液のコントロールとともに感染制御が必要な時期，③肉芽形成から上皮化の時期，と分けるとわかりやすい．

▶▶薬物療法のターゲット

①局所外用剤（材）は治療過程において状態を評価し適宜変更していく
②壊死組織を除去する　➡ **スルファジアジン銀，ブロメライン**
　・壊死組織融解作用・抗菌力を併せ持つ薬剤を用いる
③滲出液を制御する　➡ **ヨウ素製剤**
　・吸水性が高く抗菌作用も有する薬剤を選択する
④肉芽を増生させる　➡ **肉芽形成促進剤**
　・製剤の特徴を知り使い分ける

↪❶各局所外用剤（材）の使い方（図7）

　壊死組織の除去に使用される薬剤として代表的なのは**スルファジアジン銀**（ゲーベンクリーム®）や**ブロメライン**（ブロメライン軟膏®）である．ゲーベンクリーム®は基剤がクリーム状で浸透性が高く，壊死組織を融解させる目的で用いられる．また抗菌作用も有するので，感染・壊死組織を有する褥瘡に

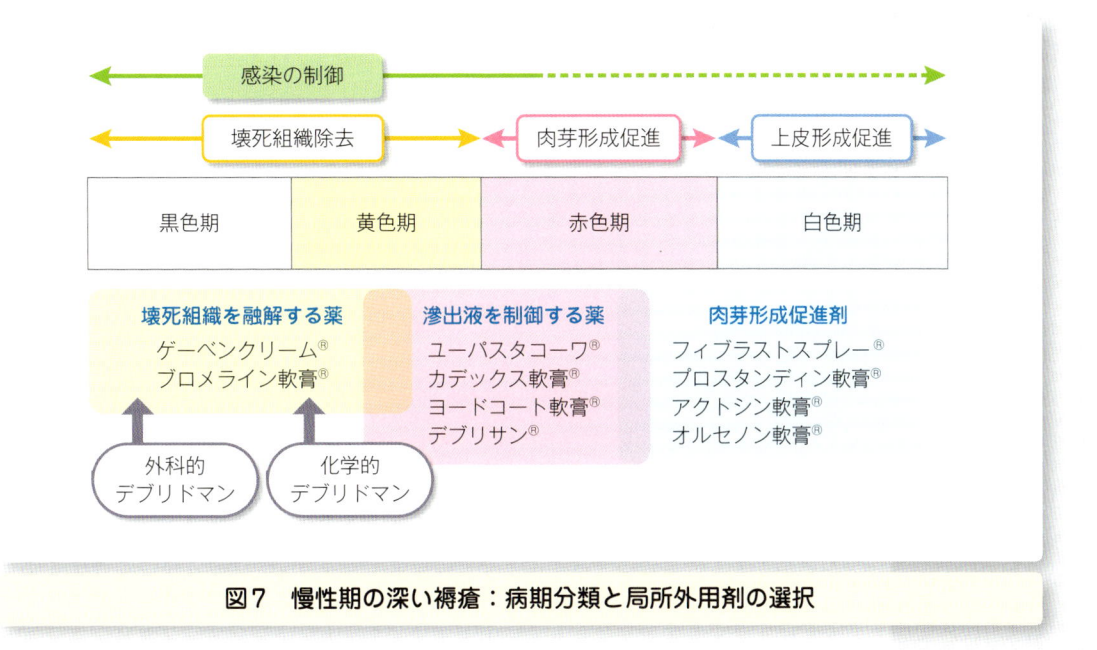

図7 慢性期の深い褥瘡：病期分類と局所外用剤の選択

対して頻用される薬剤である．ブロメライン軟膏®は壊死組織融解作用はあるが，基剤が水溶性で浸透性は悪い．

滲出液の多い時期には水溶性基剤🔖で滲出液の吸収力に優れ，ヨードによる抗菌作用も有するヨウ素製剤（ユーパスタ®，カデックス®，ヨードコート®など）が用いられる．

感染が制御され肉芽形成期に至ると肉芽形成促進剤に変更可能である．これらは抗菌作用がないため，経過中に創面の細菌数が増殖して創傷治癒の遅延をきたすことがあるので注意を要する（クリティカルコロナイゼーション🔖）．

❷創傷被覆材の使い方（図8）

創傷被覆材は肉芽形成期から上皮化を促す時期を中心に選択が可能である．滲出液の吸収力が高いハイドロサイトやハイドロファイバーを肉芽形成期にから上皮化に向かう時期，あるいは浅い褥瘡に対してはハイドロコロイドが選択できる．

▶▶栄養療法のターゲット

①「やせ」は褥瘡発症のリスク ➡ エネルギー摂取
②貧血・低アルブミン血症の改善 ➡ アルギニン，タンパク質摂取
③コラーゲン，タンパク質の不足 ➡ ミネラル，銅，ビタミンの摂取

褥瘡患者の多くは長期間エネルギー，タンパク質が不足した状態で生じる「マラスムス」型の低栄養状態であることが多い．特に「やせ」は褥瘡発症のリスクであり，十分なエネルギー補給が必要である．また，線維芽細胞の機能を低下させ，肉芽形成が行われず，創傷治癒が遅延するため，貧血・低アルブミン血症の改善も必要となる．

🔖 **水溶性基剤**
外用剤には主剤と基剤があり，基剤は外用剤の大半を占める．主な軟膏の基材は油脂性，乳剤性，水溶性に分けられる．水溶性基剤の軟膏は吸水力が高いため滲出液が多い時に適しているが，創面を乾燥させてしまうことがある．

🔖 **クリティカルコロナイゼーション**
肉芽形成が得られた創面に細菌が増殖して創傷治癒の遅延をきたしている状態である．細菌増殖により発赤，熱感をきたすような真の感染と区別する必要がある．抗菌薬の全身投与は通常不要であり，局所の洗浄強化や抗菌作用のある外用剤使用などで対処する．

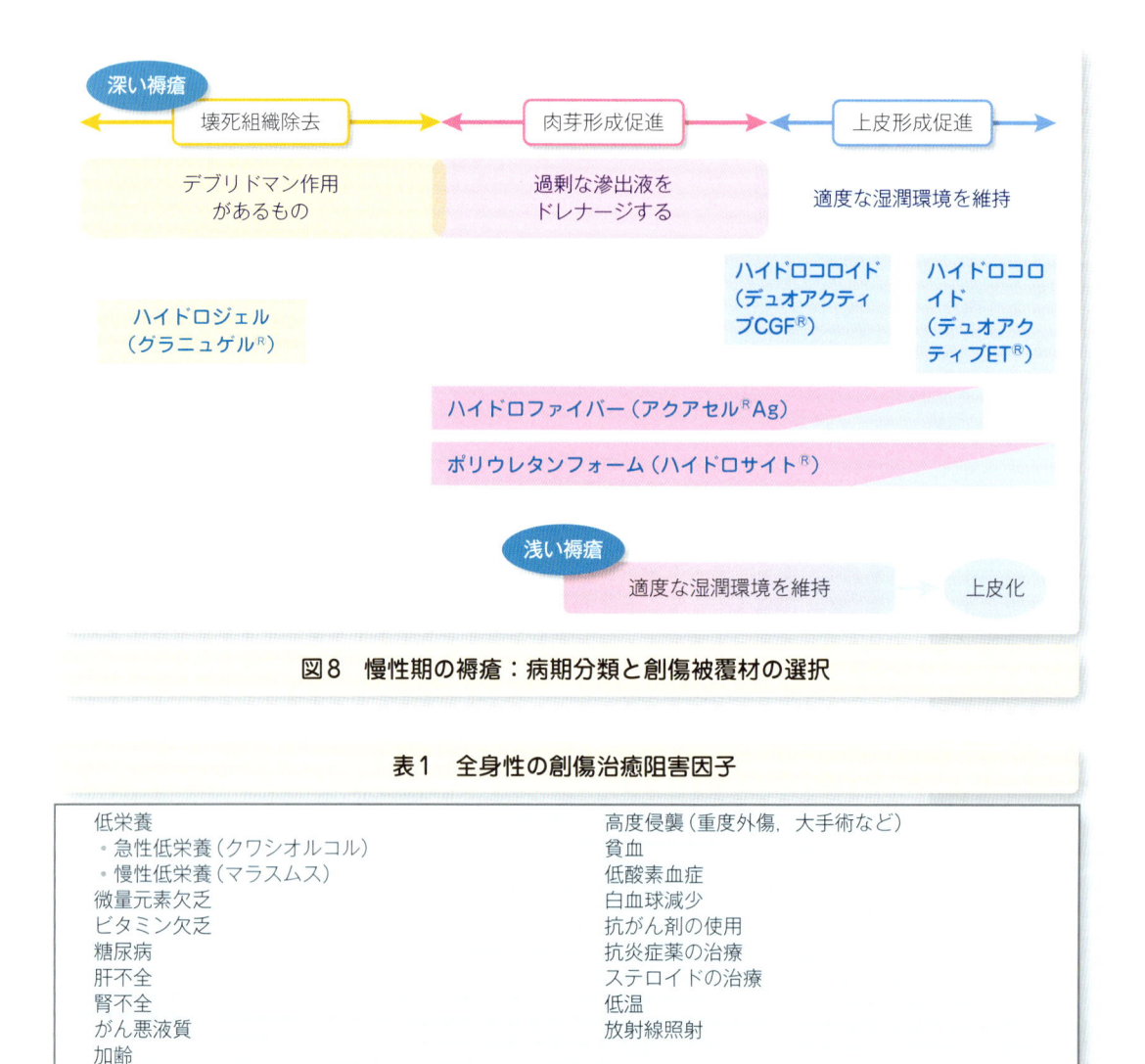

図8 慢性期の褥瘡：病期分類と創傷被覆材の選択

深い褥瘡

- 壊死組織除去
  - デブリドマン作用があるもの
    - ハイドロジェル（グラニュゲル®）
- 肉芽形成促進
  - 過剰な滲出液をドレナージする
    - ハイドロコロイド（デュオアクティブCGF®）
    - ハイドロファイバー（アクアセル®Ag）
    - ポリウレタンフォーム（ハイドロサイト®）
- 上皮形成促進
  - 適度な湿潤環境を維持
    - ハイドロコロイド（デュオアクティブET®）

浅い褥瘡
- 適度な湿潤環境を維持 → 上皮化

表1　全身性の創傷治癒阻害因子

低栄養	高度侵襲（重度外傷，大手術など）
・急性低栄養（クワシオルコル）	貧血
・慢性低栄養（マラスムス）	低酸素血症
微量元素欠乏	白血球減少
ビタミン欠乏	抗がん剤の使用
糖尿病	抗炎症薬の治療
肝不全	ステロイドの治療
腎不全	低温
がん悪液質	放射線照射
加齢	

（徳永恵子：褥瘡管理と治療の関係．褥瘡治療・トータルケアガイド，照林社，東京，p202-209，2009）

　栄養は褥瘡の治癒経過の時期や重症度により異なり，また**創傷治癒阻害因子**は**表1**のように多様であるため，きめ細かな対応が必要となる．特に創部の感染，炎症が著しい時期には，炭水化物，タンパク質を補給する．肉芽形成期に至ったら，さらに亜鉛，銅，ビタミンA，ビタミンCなどの補給強化を検討する．

栄養療法はこうする（図9）

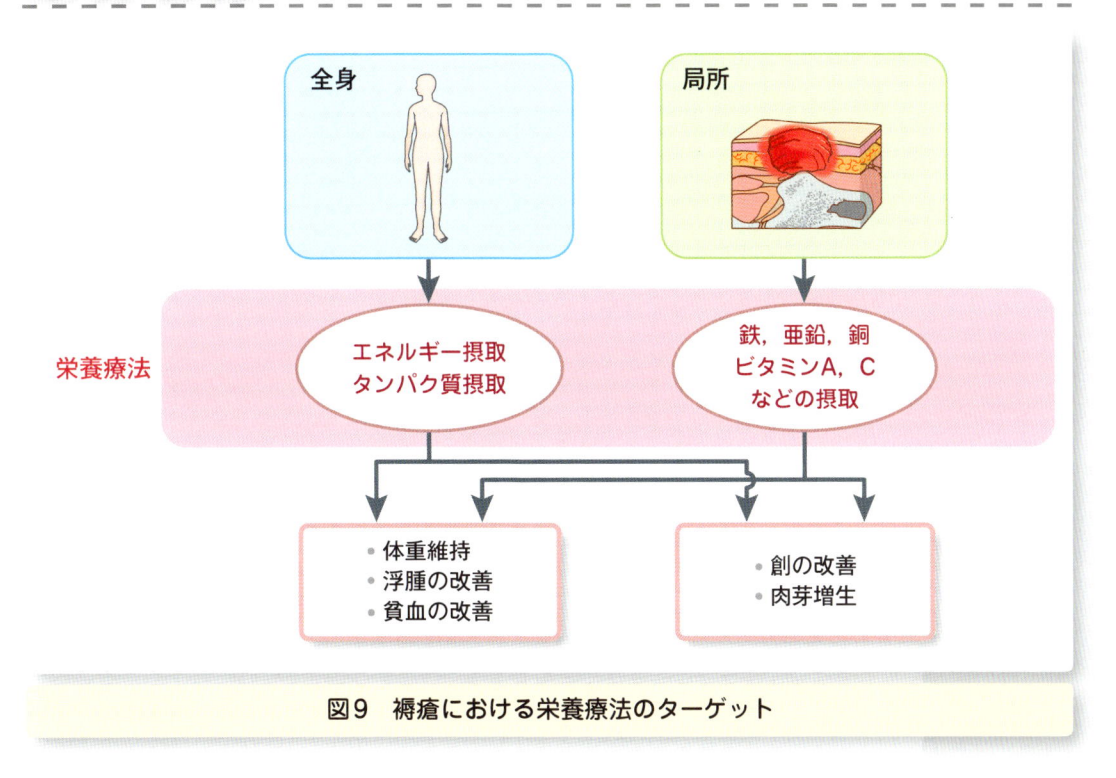

図9 褥瘡における栄養療法のターゲット

ⓐ 栄養状態のスクリーニング

現在の患者の栄養状態を把握し，栄養上の問題を抽出して栄養ケアプランを立案する．そのためには，適切なアセスメントが必要である（表2）．

ⓑ エネルギーの摂取

必要エネルギー量の決定では簡易的に 30 kcal/kg/ 日とする場合もあるが，急性期の患者には間接熱量計などによる基礎代謝量の実測を行い，活動係数とストレス係数を掛けて決定することが有用である．実測できない場合には，一般的に基礎

表2 低栄養リスク保持者のスクリーニング

a. 主観的包括的評価のアセスメント項目（subjective global assessment：SGA）
 - 体重の減少率
 - 食事摂取状況
 - 消化器症状の有無：2週間以上にわたる消化器症状は栄養不良のリスクとなる
 - 活動性の評価：機能障害の有無，臥床の有無．栄養不良や疾患による倦怠感などから活動性が変化する
 - 疾患および疾患と栄養必要量の関係

b. 客観的包括評価のアセスメント項目（objective data assessment：ODA）
 - 身体計測によるスクリーニング
   皮下脂肪の減少（三頭筋，胸部），筋肉消失（四頭筋）
 - 血清アルブミン値が 3.5 g/dL 以下か
 - 貧血はないか
 - 腎障害や肝障害の合併症はないか
 - 脱水はないか

表3 褥瘡治療・予防にかかわる栄養素と必要量

栄養素	褥瘡患者での目安量	創傷に関する働き
炭水化物（エネルギー）	20〜30 kcal/kg（慢性疾患があれば十分考慮する）	全身のエネルギー，タンパク合成
タンパク質	1.1〜1.5 g/kg（慢性疾患があれば十分考慮する）	タンパク合成，筋肉量の維持
脂質	必要エネルギーの15〜25％	細胞膜の基質，全身のエネルギー源
ビタミンA	800〜900 μg	コラーゲン合成・再構築，抗酸化作用
ビタミンC	500 mg以上	コラーゲン合成，アミノ酸代謝，免疫強化，鉄の吸収促進
ビタミンE	8〜9 mg	血行促進，抗酸化作用，赤血球溶血防止
鉄	12〜15 mg	血流確保，組織への酸素運搬
カルシウム	800〜1,000 mg	コラーゲンの架橋形成
銅	0.8〜1.0 mg	造血に関与
亜鉛	12〜15 mg	タンパク合成，酵素活性
アルギニン	7 g以上	血管拡張，血流改善，コラーゲン合成，免疫増強，細胞増殖因子の分泌促進

（田村佳奈美：褥瘡予防・治療に必要な栄養素と必要量．褥瘡治療・ケアトータルケアガイド，照林社，東京，p210-215，2009より改変）

代謝量の算出にHarris-Benedictの式が用いられ，適宜見直しを行う（「Ⅱ-H. 侵襲時」図6，p178参照）．総エネルギー必要量から必要量のタンパク質の熱量，および投与する脂肪の熱量を差し引いたものが糖質として投与するエネルギーである（表3）．

c タンパク質の摂取

アルブミン値が低いと線維芽細胞機能を低下させ肉芽形成が行われず，褥瘡治癒が遷延する．1.1〜1.2 g/kg/日が目安だが，急性期の代謝亢進ストレスが加わっている場合には必要量は増加する．褥瘡の深さにより1.5〜2 g/日を目安とすることもある．腎機能低下がある場合にはガイドラインに沿って減量する．

d アルギニンの摂取

褥瘡，感染などの侵襲下において，細胞増殖とコラーゲン生成を促進するとされている．

e 脂肪投与

総エネルギー投与量の15〜25％以上を脂肪で投与する．

f ミネラル，ビタミン補給

1) 鉄の摂取

血清中ヘモグロビン（Hb）濃度の低下と褥瘡発生は相関し，血液中における鉄はタンパク質以上に褥瘡発生予防の大きな指標となる．Hb濃度の危険ラインは11 g/dLとされ，Hbが減少すると皮膚へ酸素が送り込めず，コラーゲンの架橋形成能が低下し，褥瘡が発生しやすくなる．鉄分投与の栄養管理上の指標としては1日15 mg/日である．

2）亜鉛の摂取

亜鉛はコラーゲン・タンパク質の生成作用があり，創傷治癒には必要不可欠である．摂取するタンパク質量と亜鉛は相関することから，タンパク質の不足は亜鉛欠乏を引き起こし，味覚異常や下痢，食欲低下をきたす．15 mg/日が必要とされているが，亜鉛は一般に毒性が低く，成人の許容上限摂取量 30 mg/日程度は必要とされる．

3）銅の摂取

銅は造血機能，骨代謝，結合織代謝などに関与し，不足すると貧血，白血球数減少，骨変化などをきたす．また，銅はHbの合成に関与し，銅が不足するとHb自体がつくれないため貧血となる．長期間の流動食や経腸栄養剤での栄養管理が続くことによって起こりうる．褥瘡の予防，治療の必要量としては 1.3〜2.5 mg/日である．

4）ビタミンの摂取

肉芽形成期にはビタミンA，Cの同時補給も考える．

g 栄養補給方法

感染予防や免疫能向上，bacterial translocation 予防の面から，栄養成分をできる限り腸管を介して投与することが重要である．感染を伴った褥瘡では，免疫能の維持促進のために絶食期間をできるだけ短縮することが望まれる．

経口摂取では量，形態などに配慮する．少食の場合，少量で栄養価が高くなるように経腸栄養剤，揚げ物，脂肪の多い肉や魚などの利用や分食など，必要量を満たすための工夫が必要である．経腸栄養法では，経口摂取が困難な場合には有用であるが，長時間の同一姿勢を避けるため投与速度，投与量，形態などを考慮する．

h 栄養素の吸収と利用

投与後の栄養の評価を行う必要がある．下痢や便秘，高血糖などはエネルギーのとり込みを低下させる．下痢は長期の静脈栄養における腸粘膜の萎縮や抗生物質投与による腸内細菌叢の変化によっても生じる．血糖を下げるために摂取エネルギーを下げることはせず，必要エネルギーを確保しつつ血糖コントロールを行う．

i ゴールを考えた栄養療法

栄養管理を考える場合に，現在の状態と今後の見通しを考えて計画を立てる必要がある．終末期の患者には栄養状態の改善が優先されるものではなく，あくまで苦痛をとり除くこと，患者の意思を尊重するなど，全身状態の改善が見込まれる人とは対応が異なる．余命1ヵ月ほどで浮腫のある終末期の患者であれば，水分量は 25〜35 mL/kg が望ましい．食事療法の方法は病状によって異なり，活動性が保たれている場合には栄養素をできるだけ効率的に摂取する方法についてのアドバイスが中心となる．消化管通過障害により経口摂取できない場合には，中心静脈栄養による栄養補給が適切なケアとなる．

コラーゲン合成でのビタミンCの役割
コラーゲンの主成分であるヒドロキシプロリンはプロリンのヒドロキシル化したもので，この修飾はビタミンCを補酵素とする．

H 侵襲時

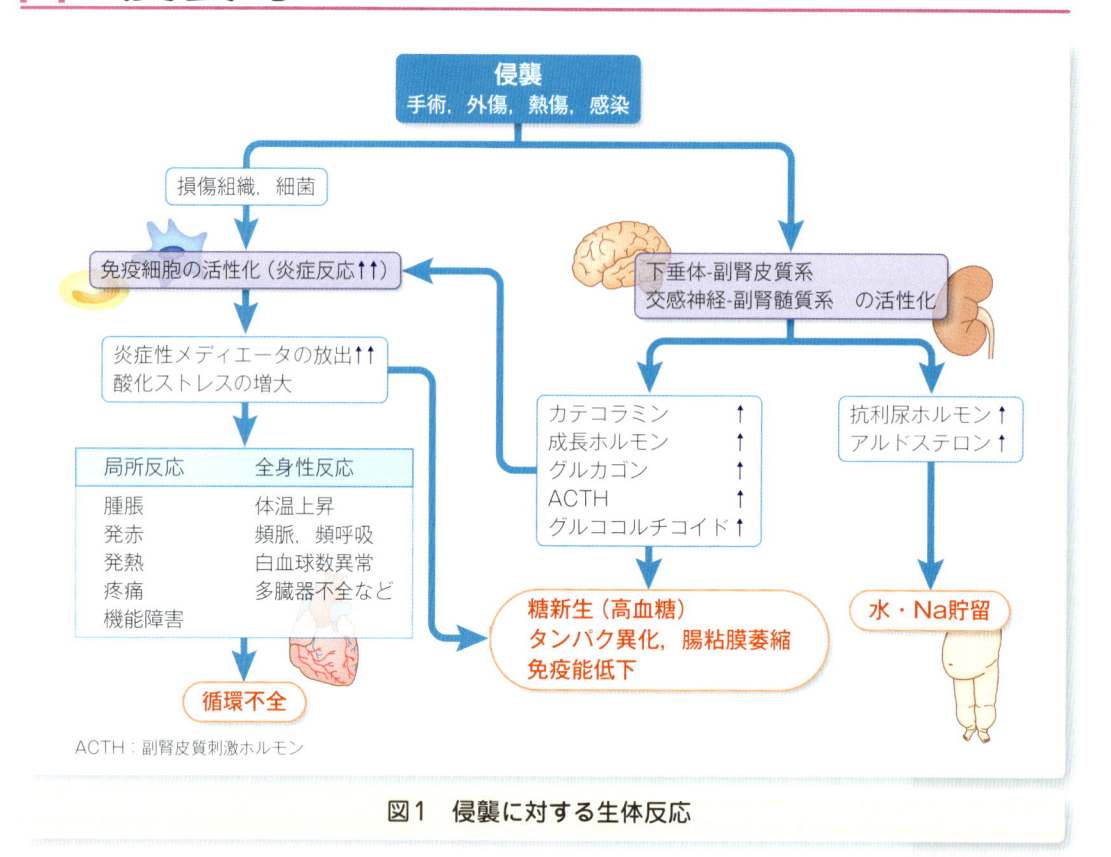

図1 侵襲に対する生体反応

ACTH：副腎皮質刺激ホルモン

体のどこに異常が起こっているのか

　手術，外傷，熱傷，感染症などの侵襲が生体に加わると，生体は組織機能の維持ならびに修復と，細菌などから自己を守るさまざまな生体防御反応が引き起こされる．

　組織の損傷や細菌などによる侵襲刺激は，直接的あるいはリポ多糖類などを介して免疫細胞を活性化する．加えてこの刺激は受容体を介して視床下部に伝えられ，「下垂体－副腎皮質系」の内分泌反応と，「交感神経－副腎髄質系」の自律神経反応が惹起されて，分泌される侵襲ホルモンや神経ペプチドも同様に免疫細胞を活性化し，サイトカインや活性酸素などの炎症性メディエータの放出が高まる（図1）．すなわち，局所および全身で炎症反応が惹起され酸化ストレスも増大する．その結果，生体は代謝が亢進して，エネルギー需要を賄うために筋タンパク，体脂肪の分解（異化）が進み，創傷治癒の遅延や免疫能低下のリスクが増大する．加えて，直接的に損傷を受けない腸管も，侵襲刺激に加えてエネルギー（グルタミン）供給の低下により腸粘膜は萎縮し，消化吸収能の低下のみならず腸管免疫能の低下に起因する bacterial translocation の発生など，腸管機能不全のリスクも増大する．

> **侵襲**
> ホメオスタシスを撹乱しようとする力．

> **炎症性メディエータ**
> 組織の損傷や炎症反応により白血球や肥満細胞，マクロファージなどから放出される生理活性物質．

表1　侵襲時に分泌が亢進するホルモンとその作用

	ホルモン	作用	
呼吸循環器系	カテコラミン	呼吸・循環の維持：心拍出量増大，末梢血管収縮，血圧上昇，気管支拡張など	
糖・タンパク・脂質代謝	カテコラミン	エネルギー源供給：グリコーゲン分解，糖新生，脂肪分解，インスリン分泌抑制など	インスリン拮抗ホルモン 高血糖 耐糖能低下 尿中窒素排泄増加 血中遊離脂肪酸増加
	グルココルチコイド	糖新生，タンパク分解，脂肪分解，炎症抑制，免疫抑制	
	成長ホルモン	糖新生，脂肪分解，タンパク合成	
	グルカゴン	グリコーゲン分解，糖新生，脂肪分解	
水分・電解質代謝	抗利尿ホルモン	水分再吸収増加	細胞外液量の増加 （水，Naの貯留）
	アルドステロン	Na，HCO_3^-の再吸収 K，H^+の排泄	
ホルモン分泌促進	ACTH	コルチゾール分泌亢進	
	レニン	アンジオテンシン産生促進	

異常はどのように現れるのか

　侵襲時にはカテコラミン，成長ホルモン，グルカゴン，抗利尿ホルモン，アルドステロンといった侵襲ホルモンの分泌が亢進する（表1）．また，炎症性サイトカインなどの炎症性メディエータの分泌も増加して代謝が亢進する．

　これら侵襲ホルモンや炎症性メディエータの代謝に及ぼす作用としては，筋タンパクや体脂肪を異化して主要臓器へのエネルギー供給を促進し，また血糖を維持させるという役割がある（糖新生の亢進など）．中でもグルココルチコイドは糖新生促進作用とともに抗炎症作用を併せ持つが，侵襲時には免疫反応も抑制する．また侵襲直後に分泌が亢進する抗利尿ホルモンは，アルドステロンの作用もあいまって体内に水やナトリウムを蓄積させることも，侵襲下の代謝変動の特徴である．

　これら侵襲ホルモンや炎症性サイトカインなどの影響によってエネルギー消費量は増加し，体の貯蔵エネルギー（肝グリコーゲン，筋タンパク，体脂肪）の異化が進行してその代謝物の尿中排泄量は増加し，体重が減少する．血中では還元糖，遊離脂肪酸濃度が上昇する．侵襲反応が遷延化すると，除脂肪体重，骨格筋の割合がさらに減少し，創傷治癒は遅延して免疫能の低下が惹起され予後不良となる（図2）．

ⓐ 侵襲時の糖・タンパク代謝

　侵襲時において，主要臓器にエネルギーを供給するための血糖の維持メカニズムとして，Coriサイクルやグルコース-アラニンサイクルがある（図3）．

　末梢組織への酸素供給が不十分な侵襲時における嫌気的条件下では，筋肉，損傷組織，脳，またミトコンドリアを持たない赤血球などで，グルコースから生成されたピルビン酸や乳酸は，血液中に放出され肝臓へと運ばれる．乳酸は，肝臓で糖新生により再びグルコースへと変換されて血液中に放出され，筋肉（損傷組織，赤血球など）に戻る（図3の⇒）．この回路をCoriサイクルという．Coriサイクルでのグルコース産生（糖新生）は，1サイクルで4モルのATPを無駄に消費するエネルギー消費系であり，かつ亢進したエネルギー需要を賄えないため，筋タンパクの異

● 侵襲ホルモンの分泌
侵襲に対して生体が恒常性を保つための防御（生体）反応．

```
代謝（エネルギー消費量）      → 亢進
  ↓ 侵襲ホルモン，炎症性メディエータの分泌亢進
貯蔵エネルギー                → 喪失
  ↓ 筋タンパク，体脂肪の異化亢進
  ↓ 血糖維持のための糖新生   ⇒高血糖（外科的糖尿病）
尿中窒素排泄物                → 著増
  ↓
体重（創傷治癒）              → 減少（遅延）
    （免疫能）                      （低下）
```

→ **予後不良**

図2　侵襲時の代謝反応

図3　侵襲時の糖・タンパク代謝

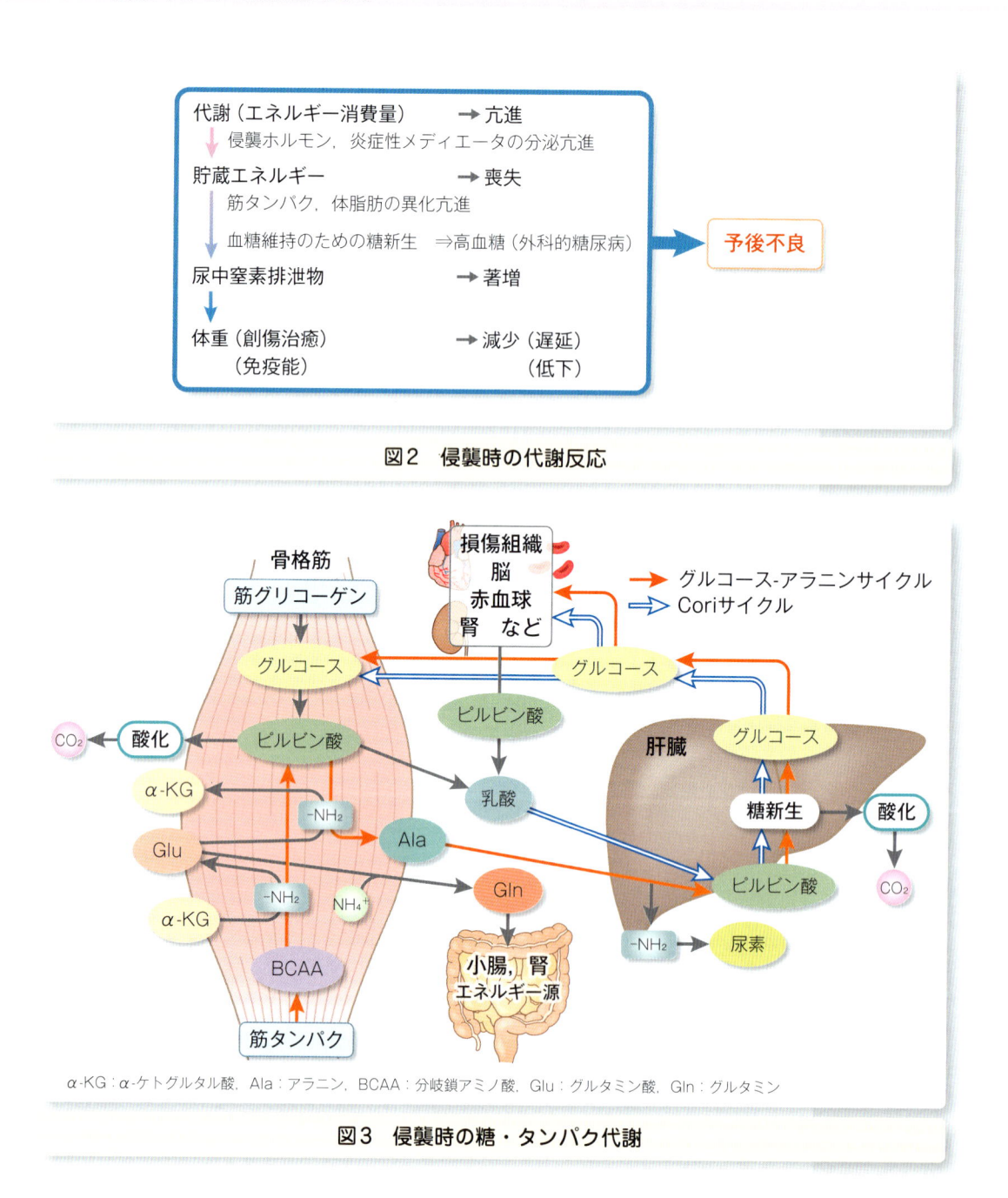

α-KG：α-ケトグルタル酸，Ala：アラニン，BCAA：分岐鎖アミノ酸，Glu：グルタミン酸，Gln：グルタミン

化により産生されたアラニンが肝で糖新生によりグルコースとなって全身に供給され，筋タンパクの異化が亢進する（グルコース-アラニンサイクル）（図3の→）．炎症性メディエータである腫瘍壊死因子（tumor necrosis factor-α：TNF-α）やインターロイキン-1（IL-1α，IL-1β）などのサイトカインや，グルココルチコイドは筋タンパク異化を亢進させるとともに，インスリン感受性低下とあいまって末梢組織中でのグルコース利用能低下によって高血糖となる（外科的糖尿病）．

BCAAのアミノ酸転移反応
BCAAはアミノ基（-NH₂）をα-ケトグルタル酸（α-KG）に転移しグルタミン酸（Glu）を生成する．BCAAは分岐鎖ケト酸（BCKA）を経由してピルビン酸となる．

図4 飢餓時の代謝

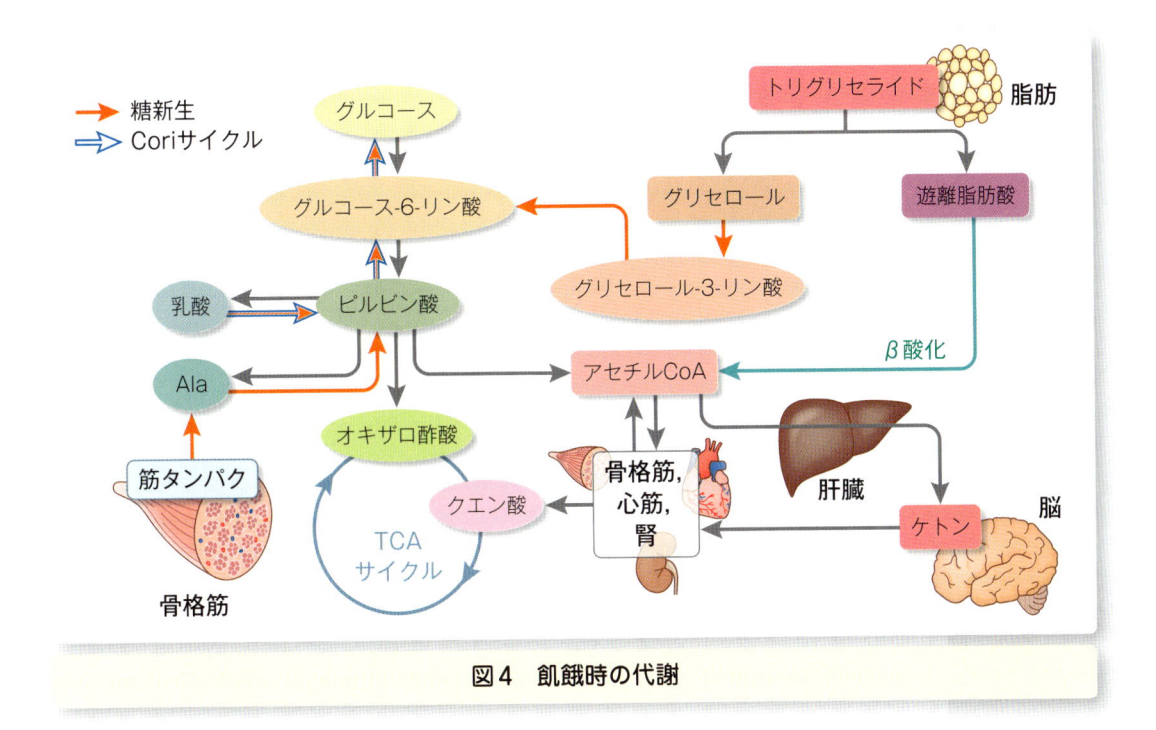

ⓑ 侵襲時の脂質代謝

侵襲時には脂質代謝も亢進し，脂肪組織で脂肪は脂肪酸・グリセロールに分解され，脂肪酸は末梢で直接酸化されるか，肝臓に運ばれてケトン体まで代謝されて，心臓・腎臓・筋肉でエネルギー源として利用される．一方，グリセロールは肝臓や腎臓において糖新生に利用され，生成されたグルコースが創傷部位や血球，神経において利用される．

TNF-αやIL-1α，IL-1βなどの炎症性サイトカインはリポタンパクリパーゼ活性を阻害して遊離脂肪酸を減少させる作用を有するが，相対的にはカテコラミンなど多くの侵襲ホルモン活性が優位なため，結果的に脂質代謝は亢進する．

ⓒ 侵襲時と飢餓状態における糖・タンパク・脂質代謝の比較

1) 飢餓時の代謝（図4）

ⅰ）1〜2日で栄養の摂取がない絶食状態：まず，①肝臓に蓄えられたグリコーゲンが優先的に分解され，ほぼ1日で枯渇する．次いで，②血糖低下に伴うインスリン分泌の低下によって，脂肪組織でホルモン感受性リパーゼ活性が上昇して脂肪分解が亢進，③生成された遊離脂肪酸は，心筋や骨格筋，肝に運ばれβ酸化でエネルギーが産生，④生成されたアセチルCoAも心筋や骨格筋ではTCAサイクルでエネルギー産生に利用，肝ではアセチルCoAからケトン体が生成，といった一連の流れが起こる．

ⅱ）5日間程度の短期の飢餓状態：筋タンパクが分解され，アラニンなど糖源性アミノ酸が筋肉から血中に放出（筋タンパクの崩壊）し，これらのアミノ酸は肝で糖新生され，グルコースに変換され血糖維持を担う．

ⅲ）1〜2ヵ月間の長期の飢餓状態：飢餓状態が進行すると，脂肪組織での脂肪分

（前頁より）

Alaの生成とアンモニア処理機構

BCAAのアミノ酸転移反応により生成されたGluは-NH₂をピルビン酸に転移し，アラニン（Ala）が生成される．Gluは骨格筋内で生成されたNH₄⁺と反応し（解毒），グルタミン（Gln）が生成される（アンモニア処理機構, p30 参照）．

リポタンパクリパーゼ

血管内皮に存在しており，血液中の中性脂肪を遊離脂肪酸とグリセロールに分解し，脂肪細胞内に遊離脂肪酸をとり込ませ，脂肪細胞の中性脂肪貯蔵を促進させる．肥満患者ではリポタンパクリパーゼ活性が高い．

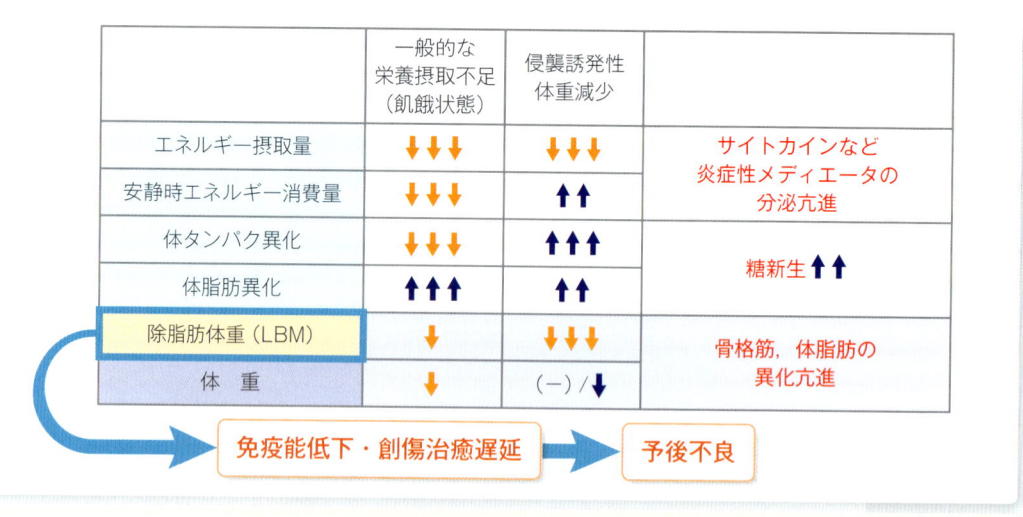

	一般的な栄養摂取不足（飢餓状態）	侵襲誘発性体重減少	
エネルギー摂取量	↓↓↓	↓↓↓	サイトカインなど炎症性メディエータの分泌亢進
安静時エネルギー消費量	↓↓↓	↑↑	
体タンパク異化	↓↓↓	↑↑↑	糖新生 ↑↑
体脂肪異化	↑↑↑	↑↑	
除脂肪体重（LBM）	↓	↓↓↓	骨格筋，体脂肪の異化亢進
体　重	↓	(－)/↓	

除脂肪体重（LBM） → 免疫能低下・創傷治癒遅延 → 予後不良

図5　侵襲時の代謝反応：飢餓との比較

解はさらに亢進し，肝（β酸化）で生成されたケトン体は血中に放出され，脳ではグルコースの代替えエネルギーとして利用される．心筋，骨格筋，腎などではアセチル CoA に変換されて TCA サイクルに入り，エネルギー源として利用される．筋タンパクの崩壊は抑制される．

長期間の飢餓状態のエネルギー源として，脳はケトン体を使用し，筋肉は脂肪酸を優先的に使用して，グルコースの消費量を節約している．

2）侵襲時と飢餓状態の代謝の比較

外傷や熱傷，手術などの侵襲時には，サイトカインなどの炎症性メディエータの分泌亢進によって代謝が亢進し，エネルギー消費量が増大する．エネルギー摂取不足状態でのエネルギー需要の増大は，その適応反応として体脂肪のみならず，体タンパク異化を加速させて糖新生が亢進する．筋タンパク異化によるアラニンなどの糖源性アミノ酸，体脂肪異化によるグリセロール以外にも，末梢組織より生成された乳酸も肝臓で糖新生によりグルコース生成に利用され，また脂肪酸，ケトン体もエネルギー源として積極的に利用される．侵襲反応の持続は，骨格筋の異化亢進，すなわち除脂肪体重の減少を惹起し，免疫能の低下，創傷治癒の遅延など，適切な管理が行われないと予後不良となる．

炎症の存在しない通常の飢餓ではエネルギー代謝は抑制されており，生命維持に不可欠なタンパク（窒素）を節約するためタンパク代謝は抑制され，むしろ主に体脂肪の動員によってエネルギー需要が賄われているという点が大きく異なる（図5）．

治療のターゲットは何か（図6）

侵襲時の治療のターゲットは，①侵襲そのものの低減と，②侵襲後に起こる生体変化に対する対策，が考えられる．これらに対しては，それぞれ薬物学的，栄養学的なアプローチがあり，侵襲の程度に応じて適正な併用が望まれる．薬物療法は，基本的には侵襲が中等度以上の際に考慮される．

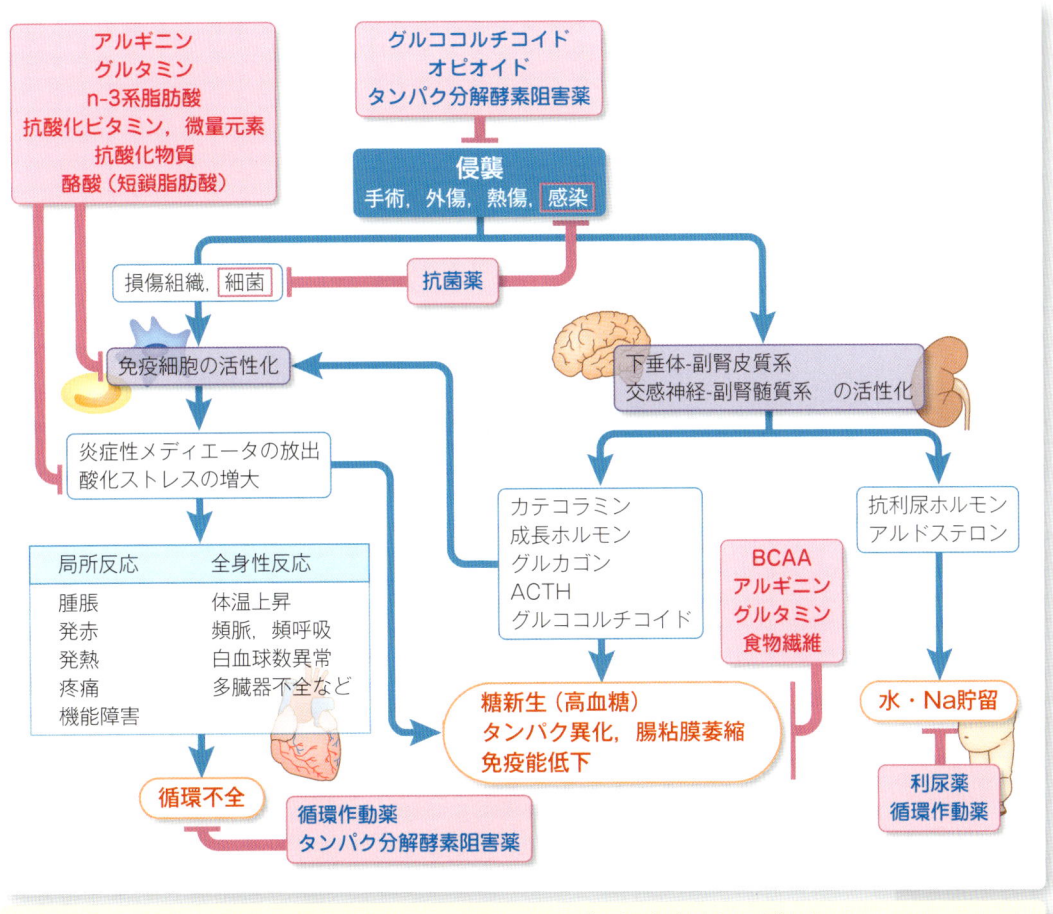

図6 侵襲時の生体反応のメカニズムと治療のターゲット

> ### ▶薬物療法のターゲット
> ①侵襲反応を低減する
> ・胃全摘術（胃がん），食道がん根治術など中等度以上の侵襲時に考慮する
> ・免疫細胞の過剰活性化を抑制し炎症反応を低減する ➡ **グルココルチコイド，オピオイド麻酔**
> ・尿量の減少，体水分貯留を改善する ➡ **利尿薬，循環作動薬**
> ②循環動態の安定化を図る ➡ **循環作動薬，タンパク分解酵素阻害薬**
> ③免疫能低下に伴う感染のリスクを低減する ➡ **抗菌薬**

❶グルココルチコイド

　副腎皮質の束状帯で生成されるグルココルチコイドは，炎症性メディエータであるプロスタグランジンやロイコトリエン（LT）の免疫細胞における生成を抑制し，またライソゾーム膜を安定化させ，さらに白血球の遊走を抑制して抗炎症作用を示す．また，肝臓での糖新生を促進して血糖上昇作用を有する．手術侵襲に伴う過剰な炎症反応の抑制対策として，術前の副腎皮質ステロイド投与療法が臨床で実践されているが，メチルプレドニゾロン250 mgの単回，術直前投与により術後の不整脈や肺水腫などの合併症の低減効果が報告されている．

❷ 麻酔

　フェンタニルクエン酸塩（フェンタニル®）などによる麻薬麻酔は，食道がん根治手術や心臓外科手術において行われるが，容量依存的に視床下部下垂体機能を制御して術直後の過剰な炎症反応，水分貯留を改善し，術後早期の肺水腫や循環不全に有用であることが報告されている．また，胸部硬膜外麻酔も，手術創からの下垂体への侵襲刺激の伝達を抑制するため，ある程度の侵襲抑制効果が期待される．

❸ 利尿薬

　侵襲時には抗利尿ホルモン（ADH），アルドステロンの分泌増加によって水，ナトリウムの体内貯留傾向が出現し，尿量，尿中ナトリウム排泄が減少する．そこで，腎尿細管のHenle上行脚に作用するループ利尿薬（フロセミド［ラシックス®］）や，遠位尿細管・集合管に作用するサイアザイド系利尿薬（トリクロルメチアジド［フルイトラン®］）を用いて腎臓におけるナトリウムの再吸収を抑制し，尿量の確保ならびに体水分の貯留を改善する．ただし，これらの利尿薬では副作用として低カリウム血症が生じるため，カリウム保持性利尿薬（スピロノラクトン［アルダクトンA®］，カンレノ酸カリウム［ソルダクトン®］）を併用することで低カリウム血症を予防する．

❹ 循環作動薬

　侵襲による免疫細胞の刺激に伴い産生される炎症性メディエータの作用によって血管収縮をきたし，末梢組織や各臓器の循環不全が引き起こされる．このため，多臓器不全への病態進行の予防目的で，循環作動薬（ドパミン塩酸塩［イノバン®，カタボン®など］やドブタミン塩酸塩［ドブタミンH®］など）を低用量より使用する．ドパミン塩酸塩を用いた場合，低用量3〜5 μg/kg/分では腎血流量増加作用による利尿作用，上腸間膜動脈血流量の増加による腸管血流量の維持作用が，また，5〜10 μg/kg/分の高用量では心収縮力増強作用とそれに伴う血圧上昇作用が期待される．

❺ タンパク分解酵素阻害薬

　高度侵襲などで炎症に伴う凝固線溶系，補体系の過剰活性による循環不全が生じた場合には，抗侵襲，抗炎症作用が期待されるタンパク分解酵素阻害薬の使用を検討する．

❻ 抗菌薬

　侵襲の原因が細菌感染である場合，または病態の増悪に伴う易感染状態に対しては，抗菌薬を使用する．感染の原因（部位や菌種）が明確な場合は，感染部位への組織移行性や親和性が高く，菌に対してできるだけスペクトルの狭いものを使用する．一方，予測治療の場合は時期，部位に応じてもっとも可能性の高い起因菌を視野に入れ，比較的広いスペクトルの抗菌薬を使用する．

　外科手術における抗菌療法は，有効性が確立している場合や，感染すれば重篤化する場合に行われる．一般的には，術直前に抗菌薬を投与し，もっとも菌汚染の可能性が高い手術中に抗菌薬の血中あるいは組織濃度を高めておく．また，術前など抗菌薬使用前に，重篤な感染の原因になりうると推測される部位の細菌培養を行い，感染徴候が認められた場合には，培養結果を参照し，抗菌薬を選択する．

> **抗菌スペクトル**
> 抗生物質など抗菌薬の抗菌力を示す指標の1つである最低発育阻止濃度（minimum inhibitory concentration：MIC）を系列化し，分類体系に沿って並列したもの．抗菌スペクトルが広いと，より多くの細菌に抗菌効果を持つことになる．

▶▶▶ 栄養療法のターゲット

① 筋タンパク崩壊を抑制しタンパク合成を促進する ➡ BCAA，アルギニン，グルタミンなど
② 過剰な炎症反応を抑制する
・侵襲により炎症が惹起 ➡ n-3系脂肪酸，γ-リノレン酸，抗酸化物質，酪酸など
③ 腸内環境を整え，腸管免疫に配慮する ➡ 高発酵性水溶性食物繊維，グルタミン
④ 微量栄養素の欠乏に注意する
⑤ 水分管理に注意する

　侵襲ホルモンの影響で血管透過性が亢進し，また水やナトリウムが蓄積傾向にあるため，循環動態，尿量を十分観察しながら水分投与量に配慮する．侵襲時の栄養管理のポイントのうちの1つは，前述した筋タンパクの異化をいかに抑制し，タンパク合成を促進するかである．図3に示したように，主に筋肉で代謝されるBCAA（分岐鎖アミノ酸；バリン・ロイシン・イソロイシン）から生成されたグルタミン酸は，ピルビン酸にアミノ基を転移してアラニンが生成され，これが肝臓に運ばれて糖新生でグルコースが生成されエネルギー源となる（グルコース-アラニンサイクル）．このため，侵襲時におけるBCAAの投与は筋タンパク崩壊の抑制，タンパク合成促進，骨格筋や全身に対するエネルギー供給など重要な役割を果たす．また，BCAAから産生されたグルタミンは侵襲時に増大する小腸上皮細胞やリンパ球，好中球など免疫細胞のエネルギー源になり，腸管免疫能，全身免疫能に重要な役割を演じる．また腎におけるアンモニア生成にも役立つ．さらに，抗酸化酵素のグルタチオンペルオキシダーゼやグルタチオンの前駆物質として酸化ストレスの制御にもかかわる．

　アルギニンは成長ホルモンやプロラクチン，インスリンなど種々のホルモンの分泌促進作用を有し，また一酸化窒素や核酸の前駆物質でもある．これらの作用を介して，あるいは直接的に免疫能の賦活効果（T細胞の分化・成熟の亢進，機能改善作用）を有する．また尿素サイクルの中間代謝体であるアルギニンは，創部に存在するアルギナーゼによってオルニチンを経てコラーゲンの合成に必要なアミノ酸であるプロリンに変換され，これが，創部でのコラーゲン合成，タンパク合成を促進して，先のホルモン分泌作用とあいまって創傷治癒を促進させると考えられている．

　侵襲ホルモンやサイトカインなどにより炎症が惹起されるため，n-3系脂肪酸，γ-リノレン酸，抗酸化物質などを投与する．

🔖 **ロイシン**
タンパク合成促進・分解抑制に中心的役割を担う．

🔖 **腎におけるアンモニア生成**
H^+の排泄による酸塩基平衡の維持に働く．

🔖 **尿素サイクル**
外科侵襲時には体タンパク異化に伴う窒素排泄のため活性化している．

栄養療法はこうする（図7）

《基礎代謝量（BEE）の推定式》

- Harris-Benedictの式
  男性　BEE＝66.47＋13.75×（Wt）＋5.0×（Ht）−6.75×（A）
  女性　BEE＝655.1＋9.56×（Wt）＋1.85×（Ht）−4.68×（A）

- BEE概算値；BEE ≒ 25kcal/kg/日
  （BEE［kcal/日］，Wt：体重［kg］，Ht：身長［cm］，A：年齢［歳］）

エネルギー必要量（kcal/日）＝BEE×活動係数×ストレス係数

活動係数		ストレス係数	
寝たきり（意識低下状態，安静）	1.0	飢餓状態	0.6〜0.9
寝たきり（覚醒状態）	1.1	術後（合併症なし）	1.0
ベッド上安静	1.2	胃切除術後急性期	1.2
トイレ歩行	1.3	大手術後急性期（開腹術，多臓器手術など）	1.3
		長管骨骨折	1.1〜1.3
一般職業従事者	1.5	がん	1.1〜1.3
		腹膜炎/敗血症	1.2〜1.4
		重症感染症（多臓器不全）	1.5
重度の労働	1.8	熱傷	1.2〜2.0
		体表面積10%ごとに0.2ずつアップ	（最大2.0）
		発熱（1℃ごと）	0.15〜0.2加える

図7　エネルギー必要量の算出

（田中芳明：NST栄養管理パーフェクトガイド：上巻．医歯薬出版，東京，p45，2007）

a 栄養評価，栄養療法の選択，処方設計

侵襲時には，侵襲ホルモンや炎症性サイトカインなどの影響によって代謝が亢進しエネルギー消費量は増加するため，栄養療法開始前に十分な栄養評価を行って，栄養療法を選択したうえで適切なエネルギー投与が必要となる．待機手術例では入院時および入院後に経時的にSGAやODAなど十分な栄養評価を行い（「Ⅱ-G．褥瘡」表2，p175参照），活動度合いやストレス度合いを判定したうえで，基礎代謝量（BEE）からエネルギー必要量を算出する（図7）．基礎代謝量はおおよそHarris-Benedictの式で算出可能である．

一方，外傷・熱傷などの救急患者ではすでに生体に侵襲が加わった状態で通常のSGAやODAでは正確な評価が困難なため，評価を行う時点での①体重減少の有無，②評価前の栄養摂取状況，③疾患の重症度，④合併症の有無，⑤消化管機能の程度（経腸栄養が可能か否か），などにより栄養評価を行うことが，2009年のASPEN（American Society of Parenteral and Enteral Nutrition）/SCCM（Society of Critical Care Medicine）の急性期栄養ガイドラインで推奨されている．一般に，侵襲時の非タンパク熱量（糖質，脂質）は侵襲の程度にもよるが，非侵襲時に比べおおよそ5 kcal/kg/日くらい多めであり，効率よくタンパク合成を行うために必要な投与窒素1 gあたりの非タンパク（糖質・脂質）熱量（NPC/N比：non protein calorie/N［非タンパク熱量/窒素比］）も非侵襲時に比べおおよそ50くらい低めである（表2）．

SGA
subjective global assessment（主観的包括的アセスメント）．栄養不良の存在を短時間で判断する手段．

ODA
objective data assessment（客観的栄養評価）．栄養障害の詳細な評価を行う手段．

表2 侵襲時の非タンパク熱量，アミノ酸の必要量

	非侵襲時	侵襲時
非タンパク熱量（kcal/kg/日）	20〜25	25〜30（上限35）
アミノ酸（g/kg/日）	0.8〜1.0	1.0〜1.5（上限2.0）
NPC (non protein calorie) /N (nitrogen) 比	150〜200	80〜120

非タンパク熱量/窒素 比（NPC/N 比）：
効率よくタンパク合成を行うために必要な投与窒素1gあたりの非タンパク（糖質・脂質）熱量
NPC/N比＝（総投与熱量－タンパク投与熱量）/（タンパク・アミノ酸投与量/6.25）

そのため，緻密な栄養管理を要する重症例では，間接熱量測定による安静時エネルギー消費量の算出が望ましい．

また静脈栄養の場合，糖質の投与上限速度は非侵襲時で5 mg/kg/分であり，この速度で24時間投与すると29 kcal/kg/日，50 kgの人であれば，1,450 kcal/日がグルコースのみによるエネルギーの投与上限となる．したがって，これ以上の投与や侵襲時には血糖のコントロールは困難となりやすい．さらに，糖質は呼吸商（CO_2/O_2）が1.0であるため，呼吸不全症例では糖質主体の栄養管理により二酸化炭素の産生増加，蓄積が引き起こされるため，呼吸負担を予防する意味合いで適量の脂質の併用が好ましい．

栄養投与法の判定は，まず消化管が機能しているか（安全に使用できるか）否かを判断することに始まる（図8）．栄養補給の方法は，栄養素の投与経路の違いにより「経腸栄養（enteral nutrition：EN）」と「静脈栄養（parenteral nutrition：PN）」とに大別される．

消化管が機能しており，かつ安全に使用できる場合は，生理的な投与経路である経腸栄養が第一選択になる．この場合，経口摂取が十分であれば経口栄養を，不十分あるいは困難な場合のみがENの適応であることは言うに及ばない．一般には，栄養サポートの必要期間が短期間（おおむね4週間未満）の場合には経鼻経管栄養を，がんに対する放射線療法や化学療法などで長期のサポート期間が予測される場合には，長期間の経鼻チューブ留置に伴う種々の合併症（不快感，粘膜潰瘍，胃液の逆流など）を考慮して，あらかじめ胃瘻や腸瘻を造設し栄養管理を行うことが望ましい．

一方，消化管が安全に使用できない（機能していない）場合，あるいは不使用が望ましい場合にはPNの適応となる．すなわち，ASPENのガイドラインで示されている絶対的なPNの適応（広汎性腹膜炎，腸閉塞，消化管虚血，難治性の嘔吐・下痢），さらに重症の膵炎や高度の炎症を伴う炎症性腸疾患，さらに活動性の消化管出血などの病態で，腸管機能不全により消化管の安静を要する場合が適応となる．

その際，経静脈的な栄養サポートの期間が短期間（おおむね2週間未満）の場合には，末梢静脈栄養（peripheral parenteral nutrition：PPN）の適応と考えられ，これ以上の長期間の管理が必要な場合やサポート以前に栄養障害が明らかに存在する場合，水分制限のある場合では積極的に中心静脈栄養（total parentetal nutrition：TPN）を選択する．PPNではおおよそ基礎代謝量程度（1,000〜1,200 kcal/日前後）のエネルギー補給が限界である．消化管機能が回復すれば，早急にENに移行する．

ただし，これらの施行は十分なインフォームドコンセントが必要で，患者にとっ

間接熱量測定
呼気ガス分析により酸素消費量と二酸化炭素産出量を測定し，これにより呼吸商と安静時エネルギー消費量を間接的に算出する方法である．

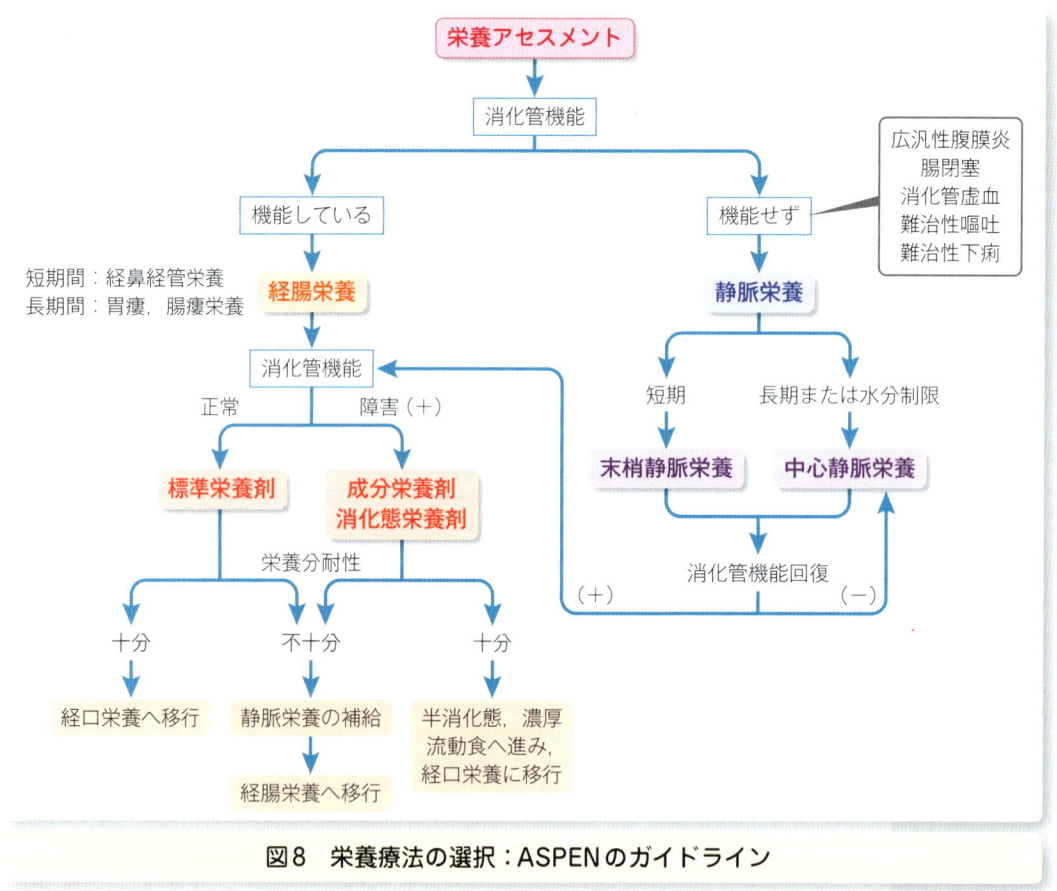

図8 栄養療法の選択：ASPENのガイドライン

(A.S.P.E.N : J Parenter Enteral Nutr **26**(Suppl)：1SA-52SA, 2009)

ての利益（栄養学的効果），不利益（合併症）について十分な理解を得たうえで施行すべきである．

ⓑ 過剰な炎症反応の抑制（表3）

侵襲時に惹起される過剰な炎症反応の抑制には，n-3系脂肪酸，γ-リノレン酸，抗酸化物質，酪酸などが有用である．

必須脂肪酸（多価不飽和脂肪酸）はn-6系脂肪酸とn-3系脂肪酸に分けられる．n-3系脂肪酸は長鎖不飽和化反応においてn-6系列を抑制し，n-6系のアラキドン酸由来のプロスタグランジンE_2（PGE_2，強力な免疫抑制作用），トロンボキサンA_2（TXA_2，血小板凝集，血管・気管支収縮作用），LT4シリーズ（LTB_4，炎症促進作用など）などのエイコサノイドの産生を減少させ，また直接炎症性サイトカインの産生も抑制することで，抗炎症作用を発揮する．現在市販されているn-3系脂肪酸を強化した経腸栄養製品は，n-3系脂肪酸とn-6系脂肪酸の含有比率が約1：0.8～1：3の比率となっている．

γ-リノレン酸は，これを豊富に摂取することで，体内で産生が増加したPGE_1や15-ヒドロキシエイコサテトラエン酸が炎症反応を抑制することが報告されており，γ-リノレン酸摂取による抗炎症効果が期待されている．

表3　特殊栄養成分

グルタミン	・筋タンパク崩壊抑制，タンパク合成促進 ・腸細胞や免疫細胞，線維芽細胞のエネルギー源・窒素源 　→免疫能の増強，創傷治癒の促進 ・侵襲時に低下する好中球の貪食能・殺菌能を増強 ・酸化ストレスの軽減 ・酸塩基平衡（H^+の腎排泄に必要なNH_3の前駆物質） ・核酸合成の基質
アルギニン	・タンパク合成の亢進による免疫能の増強，創傷治癒の促進 ・一酸化窒素合成の基質
酪　酸	・リンパ球機能の正常化・活性化による免疫能の増強 ・タンパク質合成の亢進による創傷治癒の促進
n-3系脂肪酸	・n-6系由来のPGE$_2$（強力な免疫抑制），TXA$_2$（血小板凝集，血管・気管支収縮作用），LTB$_4$（炎症促進作用）の産生を抑制 　→免疫能低下の抑制，抗炎症作用（創傷治癒の促進）
γ-リノレン酸 （n-6系脂肪酸）	・代謝産物であるPGE$_1$，15-ヒドロキシエイコサテトラエン酸が炎症反応を促進するロイコトリエンの産生を抑制，阻害（抗炎症作用）
食物繊維	・経腸栄養に伴う下痢の軽減（整腸作用） ・侵襲時における腸管粘膜萎縮の改善（短鎖脂肪酸の供給源） 　→bacterial translocationの抑制，抗炎症作用
抗酸化物質	・酸化ストレスの軽減（抗炎症作用）

　侵襲刺激により産生が増大する炎症性サイトカインは，免疫担当細胞や血管内皮細胞を刺激して活性酸素種の産生を亢進させる．炎症の持続によりこれらは過剰に産生され，正常な組織，臓器を傷害して酸化ストレスが増大する．侵襲時に生体膜や生体内分子に傷害を与える酸化ストレスに対して，抗酸化ビタミン（ビタミンE，C），微量元素（亜鉛，セレン，クロム），ポリフェノールなどの抗酸化物質を投与する抗酸化療法は，酸化ストレスを制御して炎症性サイトカインの産生を抑制することで抗炎症作用を発揮すると考えられている．

💡 活性酸素種
異物に対する生体防御，不要な壊死組織・細胞などの処理を担う．

◉ 腸内環境を整え，腸管免疫に配慮する（表3）

　侵襲時や絶食TPN管理などの急性のストレスが生体に加わると，全身のリンパ系組織の約60％を占める免疫臓器である腸管粘膜は萎縮し，腸管免疫の低下によりbacterial translocationが発生して腸管のバリア機能は破綻する．ENはTPNに比べ生理的であるといわれているが，食物繊維を含有しない経腸栄養剤では腸管に対して低栄養，低刺激性であり，さらに侵襲が加わることで腸粘膜は容易に萎縮をきたして腸管免疫能の低下は免れない．

　高発酵性水溶性食物繊維は大腸内でビフィズス菌などによって選択的に資化（栄養源にして利用）され，Bifidobacterium優位の腸内細菌叢を誘導する．その結果産生される短鎖脂肪酸は結腸の主要なエネルギー源となると同時に，大腸内pHを低下させてClostridiumなどの腐敗菌の増殖を抑制する．短鎖脂肪酸の中でも特に酪酸には，転写因子や炎症性サイトカインであるIL-1β，IL-8の発現を有意に抑制する強い抗炎症作用が期待されている．したがって，侵襲時の腸粘膜障害対策として，腸内フローラの改善や抗炎症作用が期待される高発酵性水溶性食物繊維であるグアーガム加水分解物やオリゴ糖など，また抗酸化作用，粘膜修復作用が期待されるグルタミンなどを高含有する栄養剤が推奨され，これらを用いた小腸粘膜の健常

💡 転写因子
遺伝子の転写を制御する因子．

図9 侵襲時の腸内環境の変化

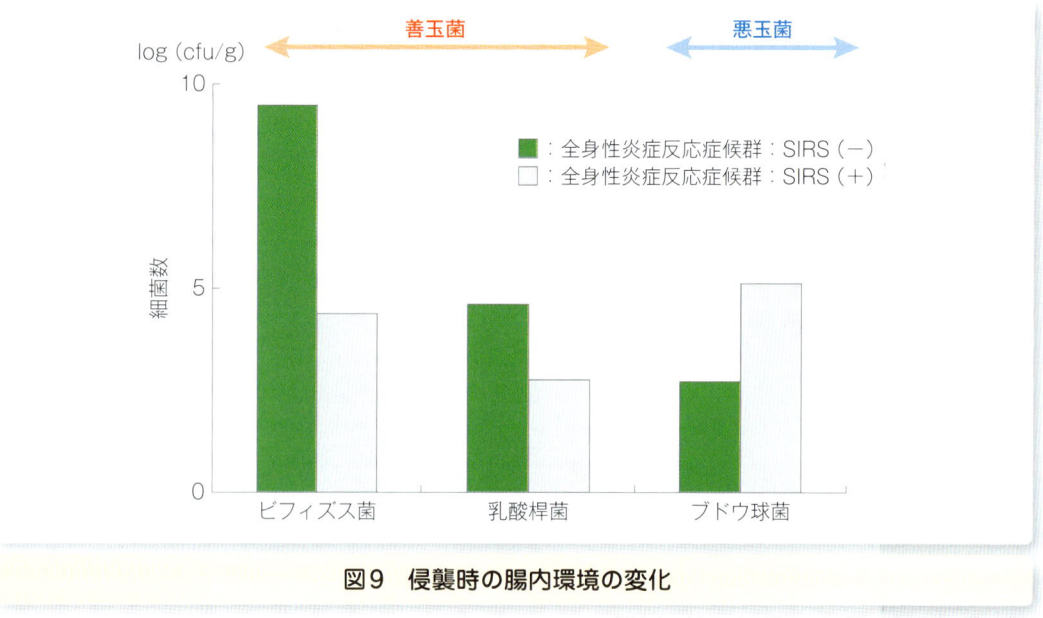

(Shimizu K et al : J Trauma 60 : 126-133, 2006)

度の回復に関する報告がなされている．

　侵襲下の全身性炎症反応症候群（systemic inflammatory response syndrome：SIRS）症例では，SIRS に陥っていない症例と比べて腸内細菌叢，腸内環境が大きく乱れ，有用なビフィズス菌や乳酸桿菌は病原性のあるブドウ球菌に比べ有意に低値を示すこと，SIRS により病原性のあるブドウ球菌や緑膿菌が増加して短鎖脂肪酸生成量は有意に低値を呈すること，またこのために感染性合併症が著しく増加し多臓器不全での死亡率も増加することが報告されている（図9）．

d ビタミン，微量元素の補充

　侵襲反応に伴う代謝の亢進や，酸化ストレスの増大により消耗が著しいビタミン，微量元素を十分補充し，代謝の改善を図る．

　侵襲時には，中等度以上の場合，適切な薬物療法の併用によって侵襲そのもの，ならびに侵襲に伴う生体反応を低減することが重要となる．一方，栄養管理ではタンパク異化，炎症反応をいかに制御するかが重要で，近年種々の特殊栄養成分の臨床応用が進み，それらの有用性に関するエビデンスが蓄積されつつある．

◆ 酸化ストレス
抗酸化システムによる消去を上回って体内生成された活性酸素種による酸化損傷力．
生体内の活性酸素生成系の亢進や，または抗酸化システムの低下により引き起こされる．

I がん

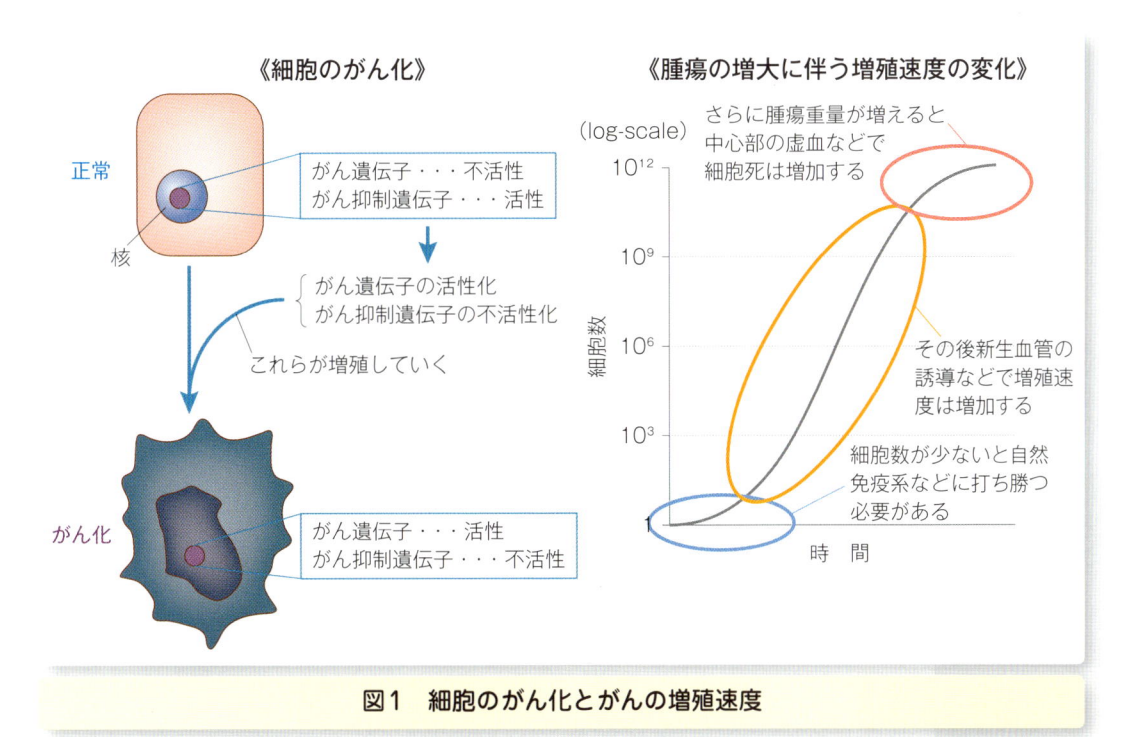

図1 細胞のがん化とがんの増殖速度

（吉川貴己：癌細胞胴体から考える化学療法の基礎的理念．消化器癌化学療法，第3版，大村健二ほか（編），南山堂，東京，2011）

がんはどのようにして発生するのか

　がんは，ヒトの細胞の遺伝子変異（mutation）が生じて発生する病気である．がんの発生に関与する遺伝子には正常細胞のがん化を促す<u>がん遺伝子</u>と，がん化を抑える<u>がん抑制遺伝子</u>がある．細胞のがん化の過程では，通常これらの遺伝子に複数の変異が蓄積することが知られている．<u>遺伝子変異</u>によるがん遺伝子の活性化，がん抑制遺伝子の不活性化が細胞の悪性化をもたらすのである（図1左）．

　遺伝子の変異が，同時に隣接した多数の細胞に生じる可能性は極めて低い．がんは，1個の細胞に生じた遺伝子変異に由来する病変と考えられる．しかし，少数のがん細胞の集団は，免疫系に排除される運命にある．一方，免疫系による排除を免れると，やがてがん細胞は指数関数的に増殖する．さらに腫瘍が大きくなると，その中心部には十分な血液が供給されなくなる．虚血に陥った部分では壊死（necrosis）やアポトーシス（apoptosis）が引き起こされ，全体としても腫瘍の増殖速度は低下する（図1右）．臨床的に検出できるまでに，がんは数億個の細胞集団にまで増殖する．1×10^9個，すなわち10億個のがん細胞の集まりでその重量は1グラム内外である．総重量が0.1gのがんを診断できれば，それは大変な幸運といえる．しかし，その場合でもがん細胞の数は1億個程度に達しているのである．

　がんが発育する過程では，<u>DNAの過メチル化</u>（hypermethylation）によってさまざまな遺伝子の発現が抑制されている．また，<u>マイクロRNA</u>の発現プロファイルの異常によってmRNAの機能異常が引き起こされる．このような機序で，が

遺伝子変異
DNAの塩基配列の異常で，その頻度が1%以下であるか，もしくはそれが病的状態を引き起こすものを指す．DNA配列の異常は，その遺伝子にコードされているタンパクのアミノ酸配列に変化をもたらす．

DNAの過メチル化
遺伝子のプロモーター領域にメチル基が結合すると，その遺伝子の発現は抑制される．

マイクロRNA
mRNA（メッセンジャーRNA）の機能を制御するRNAで，タンパクをコードしてはいない．20〜25塩基からなる．

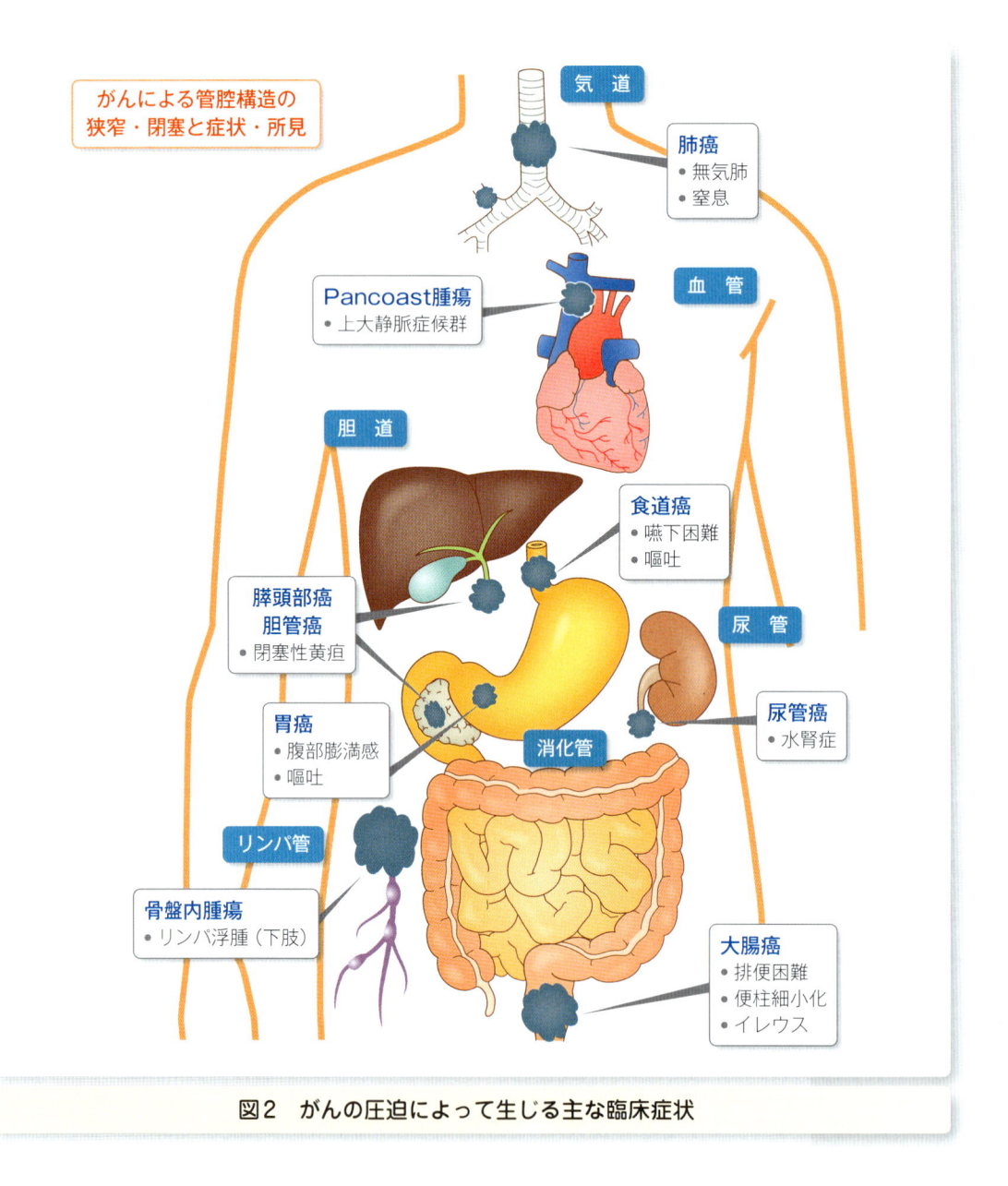

図2　がんの圧迫によって生じる主な臨床症状

ん細胞では多くの遺伝子の発現異常が認められる．1個の細胞に由来するがんにも分裂を重ねる中でさまざまな修飾が加わり，やがて複数の**表現形**（phenotype）を持つ集団となることが多い．がんが**多様性**（diversity）を有するゆえんである．

異常はどのように現れるのか

がんは無秩序に増殖し，周囲に浸潤するとともにとりまく構造物を圧迫・破壊する．この生体内での規律を守らない行動が，がんのもっとも特徴的なものである．がんによる周囲の圧迫は，多彩な臨床症状を引き起こす（図2）．また，がんは増殖

表1 がんが形成する病的交通・連絡（瘻）とその症状

病的交通	原因となるがん種	症　状
気管食道瘻	食道癌	肺炎，喀血
食道大動脈瘻	食道癌	吐血，突然死
消化管皮膚瘻	大腸癌	皮膚からの消化管内容漏出
直腸腟瘻	直腸癌 子宮癌（放射線照射後）	腟からの糞便漏出
直腸膀胱瘻	直腸癌	尿中への糞便混入 尿路感染症

して隣接した組織を破壊すると同時に，自らも崩壊して行く．がん自体から出血をきたすと胃癌や大腸癌では消化管出血となり，腎癌や膀胱癌では血尿に，子宮癌では不正性器出血になる．

がんに隣接する臓器や器官ががんによって破壊され，がんが介在する形でさまざまな臓器の間に交通（連絡）が形成される．消化管壁や皮膚が破綻して血管と交通すれば出血をきたす．その血管の太さや内圧によっては，交通が成立した直後に生命の維持が困難になることすらある．がんが形成する病的な交通は極めて多彩である（表1）．

がんが静脈やリンパ管の壁を破壊してその中に侵入すると，がん細胞が血液やリンパ液に流されて移動する機会が生じる（血行性転移，リンパ行性転移）．移動したがん細胞がその先で生着すると転移巣となる．転移巣は原発巣と同様に無秩序に増殖するため，周囲の構造物の破壊が複数箇所で進行することになる．この他がんの転移形式には，がんが胸腔や腹腔に露出してそれらの中に種を播くように広がる播種性転移がある．

がんが産生するサイトカインによって，食思不振や体タンパクの崩壊，体脂肪の減少，免疫能の低下などをきたす．これらの症状は，がんが小さな時期には現れず，そのサイズがある程度に達すると顕著化する．

> **サイトカイン**
> 細胞の機能を調節する液性因子で，特定の細胞を増殖させる増殖因子（growth factor）やインターフェロン，インターロイキンなどがある．

治療のターゲットは何か

がんの治療のターゲットはがん細胞そのものであり，治療のゴールはがん細胞のすべてを体内から取り除くことである．胃癌や大腸癌では手術療法が治療の中心であるが，血液のがんである白血病の治療では化学療法が主役となる．なお，切除不能・再発進行がんの場合は，がん細胞のすべてを体内から取り除くことは不可能であり，治療の目的は延命となる．

▶▶手術療法のターゲット

①がん細胞の完全な除去を目指す
- 腫瘍から離れて臓器の切離線を設定する
- 所属リンパ節を郭清する
- 術前に化学（放射線）療法を施行する

②術後の臓器欠落症状を防止する
- 切除後の再建法を工夫する

❶ 開腹（開胸）手術
　腹部や胸部に15〜25 cmの切開を加えて行う従来の手術法である．

❷ 鏡視下手術（内視鏡外科手術）
　胸腔や腹腔，後腹膜腔などに内視鏡を挿入し，それによる観察下に小孔より挿入した鉗子を用いて行う手術である．一部体外で操作を行う補助下の手術と完全鏡視下手術がある．リンパ節郭清も行えるため，がんの種類によっては開腹（開胸）手術と同等の手術成績が得られている．

❸ 内視鏡的手術
　胃や大腸などの管腔臓器に挿入した内視鏡を用いて行う手術である．

> **化学（放射線）療法のターゲット**
> ① がん腫により化学（放射線）療法の役割は異なる
> ・白血病や悪性リンパ腫では治療の主役である
> ・卵巣癌では，治療における重みは手術と同等である
> ・がん治療の主役は手術であるが，その効果を高める目的で施行するものを補助化学療法とよぶ
> ・切除不能進行・再発がんには，延命を目的として化学療法を行う
> ② 副作用はほぼ必発
> ・副作用の程度とがん治療における化学療法の役割を考慮し，継続の可否を判断する

❶ 根治的化学（放射線）療法
　急性前骨髄球性白血病は，全トランス型レチノイン酸による分化誘導療法と抗がん剤を組み合わせることによって根治する可能性が高い．また，咽頭癌や食道癌はシスプラチンを中心とした化学療法に放射線療法を併用することで根治も期待できる．また，早期の喉頭癌は放射線療法のみで完治させることができる．

❷ 手術と同等の立場にある化学療法
　卵巣癌では，腫瘍の大きさが1〜2センチ未満であると化学療法によって消失させることができる．手術による腫瘍の切除と化学療法によって残存病変を縮小させることがしばしば繰り返される．この場合，手術とがん化学療法は同等の立場にあるといえる．

❸ 補助化学療法
　補助化学療法のうち，手術前に施行するものを術前補助化学療法という．手術単独では遺残する可能性がある小病巣をあらかじめ化学的に除去することや，病巣を縮小させて完全切除を可能にすることが目的である．食道癌では，根治切除が可能と判断される症例でも術前に5-FU／シスプラチン療法を施行すると，術後に施行する場合と比較して予後が改善することが明らかにされた．
　一方，手術を先行させたうえで術後に施行する補助化学療法を術後補助化学療法と呼ぶ．現在，病期ⅡおよびⅢの胃癌の根治手術後に行うTS-1を用いた術後補助化学療法の有用性が明らかにされている．術後補助化学療法によってがんの治療成績が向上する機序を図3に示す．

リンパ節郭清
がんの手術で所属リンパ節を切除すること．がんは，発生した臓器，およびその臓器内の部位によって転移を形成しやすいリンパ節（群）が明らかになっている．そのリンパ節が所属リンパ節である．

放射線療法
放射線は，主として細胞のDNA鎖を切断することによって細胞傷害作用を発揮する．がん細胞は細胞分裂が亢進しているため，正常細胞よりDNA鎖切断の影響から細胞死に陥りやすい．放射線を浴びた正常細胞も傷害されるため，放射線療法はさまざまな副作用を伴う．

5-FU
胃癌や大腸癌，食道癌などに用いられる抗がん剤．5フルオロウラシル（5-fluorouracil）の略．DNAの構成要素である核酸の合成を阻害することで細胞毒性を発揮する．

シスプラチン
胃癌や食道癌，頭頸部癌，卵巣癌，膀胱癌，骨肉腫などに用いられる抗がん剤．らせん状になっているDNAの二本鎖の塩基間や，同じDNA鎖の塩基間に架橋を形成する．そのためDNAの複製や転写が阻害され，細胞毒性を発揮する．

がんの病期
がんは，発生した臓器の局所の進行度（深達度），リンパ節転移の程度，および遠隔臓器への転移の有無によって全体の進行度が評価される．胃癌の場合，肝臓，肺などの遠隔臓器に転移が確認されれば病期Ⅳであり，手術や化学療法を駆使しても根治する可能性は低い．一方，病期Ⅰの場合は手術もしくは内視鏡的な切除で根治する可能性が高い．したがって，術後補助化学療法の適応があるのは病期ⅡとⅢの症例である．

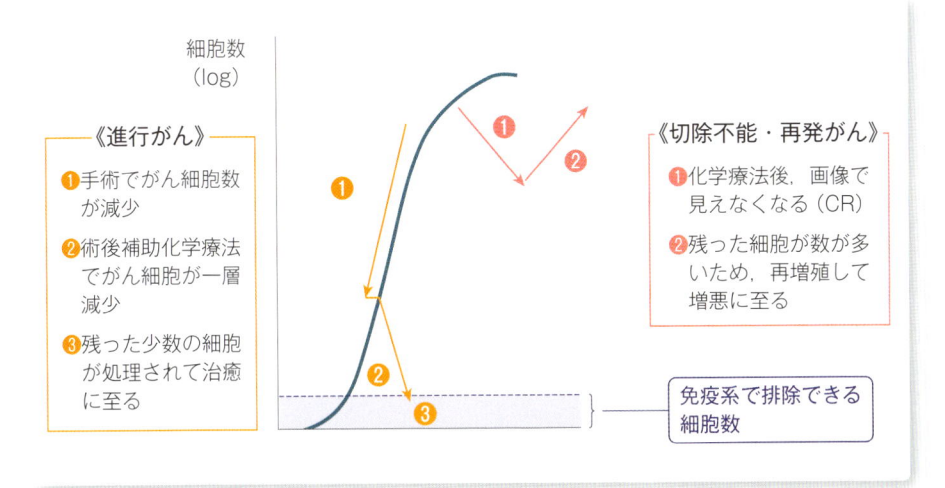

図3 術後補助化学療法によってがんの治療成績が向上する機序

《進行がん》
❶手術でがん細胞数が減少
❷術後補助化学療法でがん細胞が一層減少
❸残った少数の細胞が処理されて治癒に至る

《切除不能・再発がん》
❶化学療法後，画像で見えなくなる（CR）
❷残った細胞が数が多いため，再増殖して増悪に至る

免疫系で排除できる細胞数

❹ 延命を企図した化学療法

切除不能進行・再発がんに対する化学療法は，根治を望むものではなく延命を図るものであることが多い．切除不能進行・再発胃癌の場合，緩和医療のみを施行した場合の生存期間およそ5ヵ月が，TS-1/シスプラチン療法で13ヵ月に延長する．

このように，対象となるがん種，病期，手術の有無によって化学（放射線）療法の持つ臨床的な意義が異なる．

栄養療法のターゲット

①がん治療が安全に遂行されるために必要十分な栄養療法を施行する
- がん患者の栄養状態を正しく把握する
- 高度の低栄養状態にある症例ではリフィーディング症候群に注意する
- 高度侵襲手術が予定されている症例には免疫増強栄養剤の投与を検討する

②進行がん症例では，体重減少の防止がQOLを維持する
- がん化学療法で経口摂取が減少，もしくは不能になった場合には，早期に適切に対処する
- 徐々に進行する体重減少には，患者の嗜好に合わせた経口栄養補助食品が有効である

③終末期がんでは栄養投与量，投与水分量ともに控える
- 余分な輸液は腹水や胸水の貯留による苦痛を増す
- 輸液量を控える理由を家族などに十分説明する

（前頁より）
♦ TS-1
TS-1は，5-FUの前駆体であるテガフールにギメラシル，オテラシルの三剤を配合した合剤である．5-FUの血中濃度を維持するとともに消化管関連の副作用を抑える．

♦ TS-1/シスプラチン療法
TS-1とシスプラチンを併用する化学療法．現在，切除不能進行・再発胃癌に最初に施行すべき化学療法と考えられている．

栄養療法はこうする

　がん患者の栄養管理は，がんの病期，予定されている治療，臓器欠落症状の有無，推定される予後などを把握したうえで行う．がんの進行（増殖）と治療法，栄養障害の有無と予後について，胃癌をイメージしたシェーマを図4に示す．

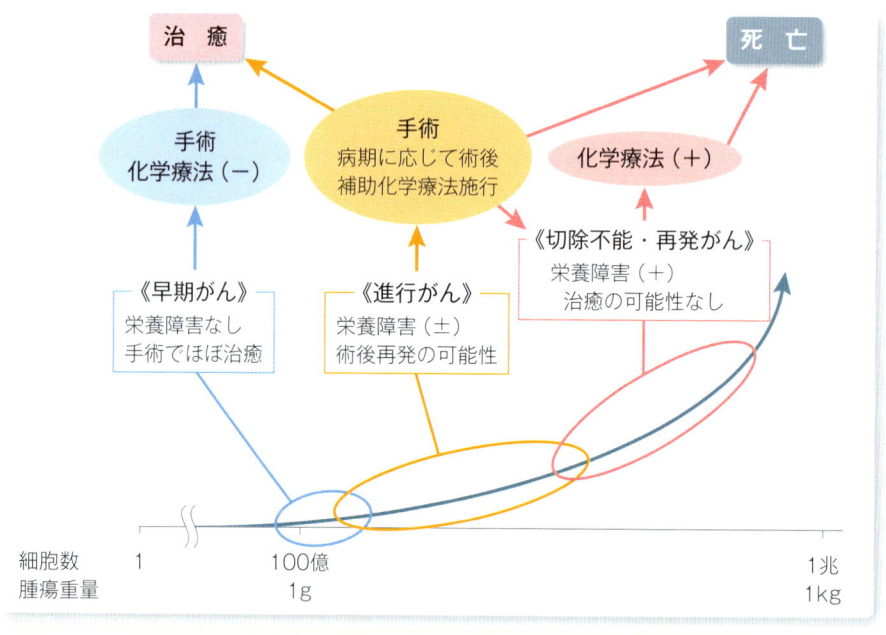

図4　腫瘍の増殖と栄養障害，治療法，および転帰（胃癌）

ⓐ 術前の栄養管理

　中等度〜高度の栄養不良と判定された症例には，手術の延期が可能であれば10〜14日間の栄養管理を施行する．その目的は体重を増加させることではなく，体タンパク合成の促進や飢餓状態にみられる代謝異常からの脱却にある．そのため，栄養不良の程度に合わせて栄養投与量を決定する．リフィーディング症候群に注意することはいうまでもない．高度の栄養不良では，ビタミンB_1の追加投与や電解質の補充が必要となる．また，高度侵襲手術を予定している症例や過栄養症例には免疫増強栄養剤（immuno enhancing diet：IED）の術前投与が推奨される．

ⓑ 術後の栄養管理

　がん手術の術後栄養管理に特別なものはない．切除された臓器とその範囲を勘案して，栄養素の欠乏をきたさないよう留意する．投薬によって欠乏症に対処できる場合には，欠乏症状が出現する前に当該薬剤の投与を開始する．また，栄養指導では禁止と命令を慎み，許容と受用を心がける．がんの手術を受けたことは，程度の差はあるものの患者に精神的な負担を強いている．さらに摂取できる食物に制限を加えることは，患者を抑うつへ導きかねない．「摂取できるものはあなたのお腹が判断します」と笑顔で伝えるくらいでよい．また，徐々に進行する体重減少には，患者の嗜好に合わせた経口栄養補助食品（oral nutritional supplements：ONS）がし

リフィーディング症候群
長期間低栄養状態であった症例に急速にグルコース，炭水化物を投与したときにみられる病態．血液中のリン，カリウム，マグネシウムが細胞内へ移動し，これらの血中濃度が低下する．低リン血症が進行するとヘモグロビンの酸素親和性が高まり，末梢組織は低酸素状態に陥る．その結果，心筋でのATP産生が減少し，放置すれば死に至る．

免疫増強栄養剤
n-3系脂肪酸，アルギニンを増強し，核酸を添加した経腸栄養剤．グルタミンを増強したものもある．大きな手術の前に免疫増強栄養剤を5日間投与すると，術後の感染性合併症が有意に減少することが明らかにされている．

表2 がん化学療法の消化管毒性と対処法

消化管毒性	薬理学的支持療法	栄養管理の方針（その理由）
食思不振	ステロイド薬	麺類中心の献立など（患者の好みに合わせる） ジュースや果肉など（口あたりがよい） 味付けを患者に任せる（食べやすい味を模索する）
下痢	ロペラミド（ロペミン®） オクトレオチド（サンドスタチン®）	経口補液（OS-1），PPN 喪失分は細胞外液補充液（腸液内容の組成に合わせる） 遅発性下痢では絶食（腸管の安静が必要）
嘔気・嘔吐	ステロイド薬 5-HT$_3$受容体拮抗薬 ニューロキニン-1受容体拮抗薬	臭いの少ない献立（臭いで嘔気が出る場合がある） 味付けを患者に任せる（食べやすい味を模索する） 重症例では絶食（腸管の安静が必要）
口内炎	レバミピド（ムコスタ®） 副腎皮質ステロイド軟膏（塗布） キシロカイン®液，アズレン（含嗽）	刺激の少ない食物（口内炎を刺激しないようにする） 柑橘類は避け塩分を控える（口内炎の痛みを誘発するものは避ける） 重症例では絶食（耐えがたい疼痛があるのに経口摂取を強いない）

PPN：peripheral parenteral nutrition（末梢静脈栄養）

ばしば有効である．がん患者にみられる体重や骨格筋量の減少はQOLを損ねるだけでなく，がん化学療法の毒性の増強，忍容性の低下をもたらすことが指摘されている．さらに非小細胞肺がんや小細胞肺がん，悪性中皮腫では，疾患に罹患後の体重減少が有意に化学療法施行後の生存期間を短縮させると報告されている．したがって，がん患者の体重減少は最小限にとどめるべきであり，同時に適切な運動指導やリハビリテーションで骨格筋量の保持に心がけなくてはならない．

c 化学療法時の栄養管理

化学療法時に栄養管理が必要になるのは，消化管毒性により経口摂取が十分にできなくなった場合である．化学療法による消化管毒性と対処法を表2にまとめた．絶食にしなくてはならないのは，頻回の嘔吐と腸炎症状を伴う下痢，口腔から咽頭を安静にしなくてはならない粘膜炎（口内炎）である．安易に絶食とはしない．また，中心静脈カテーテル（central venous catheter：CVC）を挿入しての中心静脈栄養（total parenteral nutrition：TPN）施行は可及的に避ける．

d 終末期の栄養管理

がんが進行すると，多くの症例はがん悪液質の状態に陥る．がん悪液質とは著しい体重減少を特徴とする消耗状態で，単なる食思不振や飢餓と異なり，筋肉と体脂肪の双方が失われる．がん悪液質症例の栄養状態を改善するために分岐鎖アミノ酸（BCAA）やアルギニン，n-3系多価不飽和脂肪酸などの投与が有効であるとの報告はあるが，いずれもエビデンスには乏しい．

余命がおおむね1〜2ヵ月と判断されたら，がん終末期に入ったと考えられる．ここに至ると腹水や胸水の貯留を認めることもまれではない．栄養投与量や投与水分量を減少させることが，それらの貯留や浮腫の軽減につながる．日本緩和医療学会の『終末期癌患者に対する輸液治療のガイドライン』では表3のように推奨されている．

> **消化管毒性**
> 薬剤の副作用のなかで食欲不振，嘔気・嘔吐，下痢，粘膜炎といった消化管に傷害が及んで出現するもの．抗がん剤の投与で高頻度にみられ，経口摂取を妨げる要因となる．

表3　身体的苦痛に対する推奨や報告

●1,000 mL以上の輸液により，腹水が悪化する可能性がある[i]
生命予後が1～2ヵ月と考えられ，経口的に水分摂取が500 mL/日程度可能な終末期がん患者において，がん性腹水による苦痛がある場合，腹水による苦痛を悪化させないことを目的として， ・輸液を行わない【推奨度B】 ・輸液量を500～1,000 mL/日以下とする【推奨度C】
●口渇感について
・口腔ケアだけで口渇は緩和できる[ii] ・輸液をしても口渇の緩和効果は上積みされない[iii] ・口渇の要因は脱水だけではない[iv]

(i) 日本緩和医療学会：終末期癌患者に対する輸液治療のガイドライン，2006.〈http://www.jspm.ne.jp/guidelines/glhyd/glhyd01.pdf〉／ii) McCann RM et al：JAMA 272：1263-1266, 1994 ／iii) Cerchietti L et al：Int J Palliat Nurs 6：370-374, 2000 ／iv) Morita T et al：Support Care Cancer 9：177-186, 2001）

参考文献

1) 吉川貴己：癌細胞胴体から考える化学療法の基礎的理念．消化器癌化学療法，第3版，大村健二ほか（編），南山堂，東京，p2-11，2011
2) Ravasco P et al：Cancer：disease and nutrition are key determinants of patients' quality of life. Support Care Cancer 12：246-252, 2004
3) Prado CM et al：Body composition as an independent determinant of 5-fluorouracil-based chemotherapy toxicity. Clin Cancer Res 213：3264-3268, 2007
4) Prado CM et al：Sarcopenia as a determinant of chemotherapy toxicity and time to tumor progression in metastatic breast cancer patients receiving capecitabine treatment. Clin Cancer Res 15：2920-2926, 2009
5) Ross PJ et al：Do patients with weight loss have a worse outcome when undergoing chemotherapy for lung cancers? Br J Cancer 90：1905-1911, 2004
6) 日本緩和医療学会HP.〈http://www.jspm.ne.jp/〉
7) McCann RM et al：Comfort care for terminally ill patients. The appropriate use of nutrition and hydration. JAMA 272：1263-1266, 1994
8) Cerchietti L et al：Hypodermoclysis for control of dehydration in terminal-stage cancer. Int J Palliat Nurs 6：370-374, 2000
9) Morita T et al：Determinants of the sensation of thirst in terminally ill cancer patients. Support Care Cancer 9：177-186, 2001

索引

(🖊脚注 の頁は緑字で表記した)

一欧 文一

α-グルコシダーゼ阻害薬　9, 63, 66
α遮断薬　110
5-ASA製剤　15, 22
ACE（アンジオテンシン変換酵素）阻害薬　69, 109, 123, 124, 126, 100
AFP　34
AGE（終末糖化産物）　65
ALP　37
AMPK　63
ARB（アンジオテンシンⅡ受容体拮抗薬）　39, 109, 123, 124, 126
AST　37, 114, 115
ATP　81, 101, 180

β酸化　181
β遮断薬　109, 110, 117, 118, 124
Babinski反射　164
bacterial translocation　42, 44, 47, 177, 178, 189
BCAA（分岐鎖アミノ酸）　29-31, 33, 101, 102, 104, 180, 183, 185, 197
BEE（基礎代謝量）　175, 186
BillrothⅠ法再建　6
BMI　40, 53
BT-PABA試験　50
BTR　29

cAMP　126
CCK（コレシストキニン）　47, 48
cEBPα　101
cGMP　118
CKD（慢性腎臓病）　138, 143
　──ステージ　144
CKD-MBD　153
CoA（コエンザイムA）　35
colon cut-off sign　43
COMT阻害薬　49, 50
COPD（慢性閉塞性肺疾患）　95
Coriサイクル　180, 181
CPK　114, 115

DHA（ドコサヘキサエン酸）　40
DKA（糖尿病ケトアシドーシス）　62, 64
DNA合成障害　164
DNAの過メチル化　191
DPD（尿中デオキシピリジノリン）　92
DPP-4阻害薬　66

eIF-4EBP1　32
eGFR（推算糸球体濾過量）　138, 143, 147
EPA（イコサペント酸エチル）　40, 75-77

5-FU　194

γ-GTP　37
γ-リノレン酸　185, 188, 189
GIP　6, 63
Gla化　93
GLP-1　6, 7, 63
GLP-1アナログ　68
GLUT　63, 82
GTP　37, 81, 117, 118
Gタンパク　100, 101

H_2受容体拮抗薬　44, 45
Harris-Benedictの式　175, 186
HDL　72, 73, 76
HEN（在宅経腸栄養）　23, 25
Henleのループ　125
HHS（高血糖高浸透圧症候群）　62, 64
HMG-CoA還元酵素阻害薬　75, 77
HPN（在宅中心静脈栄養［法］）　15, 23, 25
HRT（女性ホルモン補充療法）　91
Hunter舌炎　163, 164

IBD (inflammatory bowel disease)　19, 54

IBW　103
IDL　72, 73, 76

Kt/V　151

LDH　114, 115
LDL　72, 73, 76, 119
L細胞　7

MAPK　101
Maroniの式　145
MBD（骨ミネラル代謝異常）　141, 143, 153
MIA症候群　152, 155
mTOR　32

n-3系脂肪酸［n-3系多価不飽和脂肪酸］　40, 75, 101-103, 120, 183, 185, 188, 189, 197
　──制限　75, 102
Na^+-Ca^{2+}交換輸送系　109, 126
Na^+, K^+-ATPase　107, 109, 126
NASH（非アルコール性脂肪肝炎）　35
NPC/N比　186
NSAIDs（非ステロイド抗炎症薬）　49, 50
NTx（尿中Ⅰ型コラーゲン架橋テロペプチド）　92
NYHA　128

ODA（客観的栄養評価）　186
ONS（経口栄養補助食品）　196
oxyhyperglycemia　6

PAI-1　54
Pancoast腫瘍　192
PCI　116
PDE（ホスホジエステラーゼ）Ⅲ阻害薬　99, 123, 126
%IBW　102, 103
PEM（タンパク質・エネルギー栄養不良）　27

PFCバランス 70, 79
PGE₂ 188
PKA 126
PKC活性化 65
Plummer-Vinson症候群 162
PPAR-α 39
PPAR-γ 38
PPD皮膚試験 15
PPI（プロトンポンプ阻害薬） 45
PSTI（膵分泌性トリプシンインヒビター） 42

Romberg徴候 164

S6キナーゼ 32

SASP 15, 22
SDD（選択的消化管除菌） 46
sentinel loop sign 43
SERM（選択的エストロゲン受容体モジュレーター） 89, 91
SGA（主観的包括的アセスメント） 186
SGLT2阻害薬 68
SIRS（全身性炎症反応症候群） 42, 190
ST低下 114
Starlingの法則 106
SU（スルホニル尿素）薬 63, 66

TCAサイクル 181

TGF-β 39
third space loss 42
TNF-α 20, 23, 180
TS-1 194, 195
TS-1／シスプラチン療法 195

URAT1 82, 85
UVB 94

VIP（血管作動性腸管ペプチド） 6
VLDL 72, 73, 76

Whipple病 14

Zollinger-Ellison症候群 14

― 和　文 ―

あ

亜鉛 33, 127, 143, 176
亜鉛製剤 33
亜急性連合性脊髄変性症 163, 164
アキレス腱肥厚 74, 75
悪性腫瘍 163
悪性貧血 162
アクチン 101
アスピリン 117, 120
アセスメント 15, 175, 186
アセチルCoA 73
アセチルコリン 100
アディポカイン 38, 54
アディポネクチン 39, 54, 56, 63
アデニル酸シクラーゼ 101, 126
アポタンパク 35
アポトーシス 35, 164, 191
アミノ基転移反応 30, 180
アミノ酸組成 104
アミラーゼ 10
アラニン 180
アルギニン 174, 176, 183, 185, 189, 197
アルコール制限 41, 59, 75, 76, 78, 80, 85, 112, 127
アルドース還元酵素阻害薬 69
アルドステロン 110, 124, 125, 178, 179, 183, 184

アルドステロン拮抗薬 110, 111, 125
アルブミン合成促進 33
アルブミン製剤 29, 3, 134
アルブミン値 175
アンジオテンシン 110
アンジオテンシンⅡ受容体拮抗薬（ARB） 39, 109, 123, 124, 126
アンジオテンシン変換酵素（ACE）阻害薬 69, 109, 123, 124, 126, 100
安静時狭心症 113
安静時消費エネルギー 48
アンチオキシダント 96
アンチプロテアーゼ 96
安定狭心症 114
アンモニア処理機構 30, 180, 181
アンモニア生成 185

い

胃炎 162, 164
胃癌 192, 194-196
息切れ 159
異型狭心症 114
イコサペント酸エチル（EPA） 40, 75-77
意識障害 27, 65
萎縮性胃炎 162, 164
異食症 162
異所性石灰化 151

1型糖尿病 60
一価不飽和脂肪酸 76, 78
一酸化炭素 117
遺伝的要因 3, 105, 106
遺伝子変異 191
遺伝性球状赤血球症候群 159
胃粘膜保護薬 29
易疲労感 159, 160
イレウス 192
陰イオン交換樹脂 75-77, 142
陰イオン交換樹脂リン吸着薬 140
インクレチン 6
インスリン 50, 63, 69, 71, 109
　──分類 69
インスリン感受性改善薬 66
インスリン感受性低下 61
インスリン欠乏 60
インスリン効果値 71
インスリン製剤 66
インスリン抵抗性 36, 40, 79, 105, 108
インスリン療法 30, 52
咽頭癌 194
インドキシル硫酸 142
インフリキシマブ 23

う

ウアバイン 107
ウエスト周囲径 53

索引　201

うっ血性心不全　122
運動療法　56, 103

え

エアートラッピング　96
栄養アセスメント　15
栄養障害　47, 96, 97, 196
栄養素バランス　70
栄養代謝異常　27
栄養パラメータ　48
液性因子　106
液性因子阻害薬　8
壊死　113, 114, 170, 173, 191
壊死組織除去　170, 173
エゼチミブ　76, 77
エネルギー代謝亢進　51
エリスロポエチン　140, 143, 147, 152, 153, 158, 165, 166
炎症細胞　119
炎症性サイトカイン　122, 189
炎症性メディエータ　178, 183
塩分制限　150

お

黄色腫　74, 75
黄疸　27, 29, 44, 72, 192
嘔吐（嘔気）　50, 197
オクトレオチド　197
オピオイド　183, 197

か

活性化ビタミンD_3薬　91
外傷　178
解糖サイクル　181
解毒機能　28
潰瘍　170
潰瘍性大腸炎　19
カイロミクロン　35, 72, 73, 76
カイロミクロンレムナント　73, 76
化学療法　165, 194, 196
喀痰調整薬　99
拡張期血圧　105
下垂体　178, 183
ガス交換障害　96, 97
家族性高コレステロール血症　74
脚気心　128

活性酸素種　36, 189
カテーテル　148
カテコラミン　122, 123, 126, 178, 179, 183
果糖　86
過敏症状　22
過メチル化（DNAの）　191
ガラクトース　10
カリウム　101, 111, 125, 140, 143-146, 157
カリウムチャネル開口薬　118
カリウム保持性利尿薬　30, 184
カリクレイン　110
カリクレイン・キニン系　107
カルシウム　89, 92, 94, 101, 123, 127, 151
カルシウム含有リン吸着薬　151
カルシウム拮抗薬　109, 112, 117, 118, 143
カルシウム製剤　91, 143, 146
カルシウム代謝　141, 151, 153, 155
カルシウムチャネル　126
カルシウム・リン代謝異常　151, 153, 155
カルシトニン製剤　89
がん　191
　──の病期　194
がん悪液質　197
がん遺伝子　191
肝うっ血　123
寛解導入　22
換気不全　103
環境的要因　105, 106
管腔内消化障害　13
眼瞼黄色腫　74, 75
肝硬変　28, 35
肝細胞障害　27
肝細胞風船様膨化　37
肝腫大　36
肝腎コントラスト　37
肝性脳症　29
間接熱量測定　187
感染　170, 171, 178
完全静脈栄養法（TPN）　17, 23, 24
完全閉塞　113
冠動脈造影　115
冠動脈攣縮　113
肝庇護薬　29, 38

肝不全用経腸栄養剤　32
がん抑制遺伝子　191

き

飢餓　181
気管支　95
気管支拡張薬　97, 98
気管支平滑筋　101
起坐呼吸　123, 160
キサンチンオキシダーゼ　85
気腫性病変　95, 97
基礎代謝量（BEE）　175, 186
喫煙　95
キニン　109, 110
客観的栄養評価（ODA）　186
ギャッジアップ　168
吸収不良症候群　12
急性心筋梗塞　115
急性腎不全　138
急性膵炎　42-48, 75
急性前骨髄球性白血病　194
吸入気管支拡張薬　98
吸入β刺激薬　101
吸入用ステロイド　99, 101
狭窄　113
狭心症　75, 113, 114, 160
狭心痛　114
強心薬　122, 124, 125
胸水　44, 197
胸痛　113
局所外用剤　172, 173
虚血性心疾患　75, 113
巨赤芽球　163
巨赤芽球性貧血　159, 163, 164
気流閉塞　95, 96, 97, 99

く

グアニル酸シクラーゼ　117, 118
グラム・インスリン比　71
グリコーゲン　181
グリセミック指数（GI）　57, 58, 69, 71
グリセミック負荷（GL）　57
グリセロール　35, 181
クリティカルコロナイゼーション　173
グリニド薬　63, 66

グルカゴン　178, 179, 183
グルカゴン・インスリン療法　30, 52
グルコシダーゼ阻害薬　9, 63, 66
グルコース　10, 63, 181
グルコース-アラニンサイクル　180
グルココルチコイド　85, 99, 101, 178, 183
グルココルチコイド受容体　101
グルタミン　183, 185, 189, 190
グレープフルーツ　112
クローン病　19
クローン病食　25

け

経口栄養補助食品（ONS）　196
経口栄養補給療法　102
経口血糖降下薬　50, 62
経口ステロイド　100
経腸栄養（EN）　15, 16, 23, 24, 32, 47, 52, 155, 177, 188
頸動脈の怒張　123
経鼻経管栄養　24, 188
下剤　143
血圧　105, 150
血圧調節機構　106, 107
血液凝固能亢進　133
血液浄化療法　140, 142
血液透析　148
血管拡張薬　123, 124, 126
血管作動性腸管ペプチド（VIP）　6
血管作動性物質　6
血管収縮　122, 150
血管新生　171
血管石灰化　151, 153
血管抵抗　105, 106, 150, 153
血管内皮機能　121
血管平滑筋　105, 109
月経過多　158
結合織代謝　176
血行性転移　193
血漿膠質浸透圧　131
血清クレアチニン値　138
血清尿酸値　82
血清尿素窒素値　138
血便　20
ケトアシドーシス　65
ケトン　35, 181

ケミカルメディエータ　134
下痢　14, 20, 177, 197
原発性骨粗鬆症　89, 90

こ

抗TNF-α抗体製剤　23
降圧系　110
降圧薬　55, 110, 134, 140, 142, 150, 153
抗アルドステロン薬　29, 30
高インスリン血症　105, 109
抗うつ薬　67
口渇　65, 153, 198
高カリウム血症　125, 142, 143, 145, 147, 150, 151
高カロリー輸液　47, 157
抗がん剤　194
交感神経　106, 107, 110, 178, 183
交感神経系亢進　123
抗凝固薬　134
抗菌スペクトル　184
抗菌薬　15, 44, 99, 183
口腔ケア　198
高血圧　53, 55, 60, 95, 97, 105, 108, 136, 142, 147, 150
高血圧治療薬　55
抗血小板薬　134
高血糖　9, 65, 177, 178
高血糖高浸透圧症候群（HHS）　62, 64
抗コリン薬　8, 49, 50, 99
高コレステロール血症　72, 74
高サイトカイン血症　44
後索　163
後索障害　164
抗酸化剤　38
抗酸化ビタミン　39, 183, 189
抗酸化物質　183, 185, 188, 189
高脂血症　72
膠質浸透圧　131, 133
甲状腺機能低下症　72
高浸透圧　65
合成二糖類　30
高炭酸ガス血症　96, 97, 103
喉頭癌　194
高トリグリセライド血症　65, 79
抗内因子抗体　162
口内炎　197

高ナトリウム血症　153
高尿酸血症　81, 82
高発酵性水溶性食物繊維　185, 189
抗不整脈薬　67
後方障害　56
肛門病変　20
抗利尿ホルモン　178, 179, 184
高リン血症　142, 143, 145, 147, 151
コエンザイムA　35
コエンザイムQ_{10}　101, 102
コーヒー　51, 87
呼吸困難　96, 97, 98, 123
呼吸細気管支　95
呼吸商　103, 187
呼吸障害（呼吸不全）　44, 97
呼吸リハビリテーション　98
骨格筋機能障害　96, 97
骨吸収　88
骨形成　88
骨質　89, 93
骨髄異形成症候群　158, 159
骨折　89, 102
骨粗鬆症　14, 88, 89, 90, 96, 97
骨代謝　176
骨代謝マーカー　91
骨盤内腫瘍　192
骨密度　89
骨ミネラル　93
骨ミネラル代謝異常（MBD）　141, 143
コラーゲン　177
コルヒチン　85
コレシストキニン（CCK）　47, 48
コレステロールの逆転送　73, 74, 75

さ

サイアザイド系利尿薬　124, 125, 184
細菌　183
細小血管障害　62
再生結節　27
再生不良性貧血　158, 159
在宅経腸栄養法（HEN）　23, 25
在宅中心静脈栄養法（HPN）　15
サイトカイン　44, 180, 193
再発がん　195
細胞障害　36
細胞内代謝障害　13

さじ状爪　162
刷子縁　9, 13
酸化ストレス　36, 40, 95, 178, 183,
　　189, 190
酸化反応　36
酸化ビタミン　121
残気量　97
酸性尿の改善　85, 87
酸素の運搬　159
酸素療法　98

し

紫外線（UVB）　94
敷石像　20
ジギタリス　122, 123, 126
ジギタリス中毒　126
子宮癌　193
子宮筋腫　158
糸球体　125, 134
糸球体障害　130
糸球体血管壁　131
糸球体硬化症　131
糸球体上皮細胞　131
糸球体濾過量　138, 143, 147
刺激物　51
嗜好品の制限　129
自己消化　42
自己免疫性溶血性貧血　159
脂質異常症　36, 38, 53, 72, 79, 83,
　　132, 133, 136
脂質異常症治療薬　39
脂質代謝　181
脂質代謝異常　105
脂質代謝改善薬　133
シスプラチン　194
シスプラチン療法　195
失禁　168
シナカルセト　155
紫斑　170
紙幣状皮膚　28
脂肪肝　35
脂肪酸　35, 58, 73, 75, 180, 181
　──の毒性　36
脂肪酸CoA　35
脂肪乳剤　48
脂肪便　51
シュウ酸　87
シュウ酸カルシウム　82

収縮期血圧　105
重症換気不全　103
就寝前軽食摂取療法　31
重炭酸ナトリウム　140, 142
終末糖化産物（AGE）　65
主観的包括的アセスメント（SGA）
　　186
手術　178, 193, 196
出血　158
出血源　165
術後［術前］補助化学療法　194
循環作動薬　183
循環不全　178
昇圧系　110
消化管運動抑制薬　8
消化管外病変　20
消化管毒性　197
消化管ホルモン　6
消化吸収障害　12
消化酵素　15, 42, 49
消化酵素剤　50
消化障害　13, 50
消化態栄養剤　17, 24
消化不良　50
小球性低色素性　162
硝酸薬　117
脂溶性ビタミン　52
上大静脈症候群　192
消費エネルギー　48
上皮形成促進　173
静脈栄養　15, 17, 23, 24, 47, 48,
　　52, 155, 157, 188, 197
静脈系血管拡張薬　124
初期大量輸液　47
食塩　107
食塩感受性　107
食後高血糖　9
食事制限　23, 150
食事摂取量　14
食思不振　197
褥瘡　168
食道癌　192, 193, 194
職場高血圧　108
食物繊維　10, 41, 59, 78, 80, 183,
　　189
食欲抑制物質　152
除脂肪体重　102, 182
女性ホルモン　88
女性ホルモン補充療法（HRT）　91

白髪　163, 164
自律神経遮断薬　8
腎機能障害　124
心筋梗塞　45, 113, 114, 115, 120,
　　122
神経障害　65
心血管合併症　151, 155
心血管病　138
進行がん　194
進行性体重減少　103
侵襲　178
侵襲ホルモン　179
腎障害　128, 139
腎性骨異栄養症　140, 141, 142
腎性骨症　147, 151
腎性貧血　140, 143, 147, 152, 159
心臓悪液質　122
心臓喘息　123
心臓超音波検査法　115
心電図　114
腎ナトリウム貯蔵亢進　105
心拍出量　106, 150
心破裂　113
心不全　44, 113, 122, 124, 128,
　　147, 150, 160
腎不全　44, 138, 139, 143, 147
深部知覚障害　164
腎保護　135

す

膵炎　42-51, 75
膵酵素　42
膵酵素阻害薬　50, 75
推算糸球体濾過量（eGFR）　138,
　　143, 147
膵消化酵素補充剤　50
水腎症　192
膵性消化障害　50
膵性糖尿病　52
膵頭部癌　192
膵β細胞　7, 63
水溶性ビタミン　157
水溶性基剤　173
スカベンジャーレセプター　119
スクリーニング（低栄養の）　174
スタチン　117, 119
頭痛　159

ステロイド　11, 22, 26, 73, 97, 99-101, 134, 160, 165, 166, 197
ステロイドミオパチー　100
ステント　116, 117
スパイロメトリー　95
スパスム　113, 117
スライド方式　25
スルファジアジン銀　172
スルホニル尿素（SU）薬　63, 66

せ

生活習慣病　83
制酸剤　44
生態防御反応　178
成長ホルモン　179, 183
成分栄養剤（ED）　15, 17, 25
赤芽球癆　158, 159
石灰化　151, 153
赤血球産生　160, 166
　　──低下　158
赤血球輸血　142
絶食　47
切除不能進行がん　195
セベラマー塩酸塩　154
セリアック病　14
セレン　127
線維芽細胞　171
線維性骨炎　151
仙骨部　168
全身倦怠感　14, 140, 159
全身性炎症　102
全身性炎症反応症候群（SIRS）　42, 190
選択的消化管除菌（SDD）　46
前方障害　56

そ

早期がん　196
造血幹細胞　159, 164
　　──移植　166, 165
造血機能　176
創傷治癒阻害因子　174
創傷治癒遅延　182
創傷被覆材　171, 173, 174
創傷治癒機転　171
増殖速度（がん細胞の）　191
側索　163

続発性高脂血症　72
側副血行　28
ソマトスタチン　8
損傷組織　183

た

ダイアライザー　142, 147
体液因子　122
体液調節系　106
体液貯蔵　123, 124, 145, 178, 183
大血管障害　62
代謝亢進　143
代謝性アシドーシス　140, 142, 147
体重減少　14, 21, 103, 179
代償期　49, 50
大腿骨近位部骨折　89
大腸炎　19
大腸癌　192, 193
耐糖能　26
耐糖能異常　47, 53, 83
大量輸液　47
多価不飽和脂肪酸　78
多臓器不全　43, 183
多尿　65, 138
タリウム心筋シンチ　116
胆管癌　192
炭酸カルシウム　154
炭酸ランタン　154
胆汁酸　73, 74, 76
タンパク異化　178, 180, 182, 183
タンパク異化率　151
タンパク代謝　180
タンパク尿　130, 132, 136
タンパク不耐症　31, 32
タンパク分解酵素阻害薬　44, 183, 184
ダンピング症候群　6

ち

チアゾリジン誘導体　38, 63, 66
中性脂肪　17
中心静脈栄養　15, 17, 47, 48, 188, 197
中心静脈カテーテル　197
中枢神経系　100
中性脂肪　35, 40

腸管運動調整薬　15
腸管合併症　17
腸蠕動運動亢進　7
腸内細菌叢　190
腸粘膜萎縮　178, 183
直腸癌　193
貯蔵鉄　41, 165, 166
鎮痛薬　44, 49

つ

椎体圧迫骨折　89
痛風　81
痛風結節　82

て

低アルブミン血症　32, 130, 132
低栄養　151, 155, 168
　　──のアセスメント　175
　　──のスクリーニング　174
　　──リスク　152
低カリウム血症　125
低カルシウム血症　142
低グリセミック負荷食　57
低血糖　7, 10, 52, 69
低残渣食　26
低酸素血症　96, 97
低タンパク血症　130, 131
低ナトリウム血症　129
テオフィリン薬　99
テタニー　14, 140
鉄　41, 101, 123, 128, 143, 158, 161, 165, 167, 176
鉄還元酵素　159, 167
鉄欠乏性貧血　159, 161, 162
鉄剤　160, 165
デブリドマン　46, 170, 173
転移巣　193
電解質　101
電解質異常症　140
転写因子　189

と

銅　127, 143, 176
動悸　159
橈骨遠位端骨折　89
糖過剰摂取　112

索　引　205

糖新生　181, 183, 178, 180
透析　147-157
透析アミロイドーシス　152
糖代謝　65, 180
糖代謝異常　50
疼痛　50, 183
動的肺過膨張　99
糖毒性　62, 68
糖尿病　36, 38, 52, 60-62, 64, 105, 117
糖尿病ケトアシドーシス（DKA）　62, 64
糖尿病三大合併症　62
糖尿病腎症　64, 65
糖尿病治療薬　38
動脈系血管拡張薬　124
動脈硬化　62, 75, 76, 79, 83, 105, 119, 151
特発性慢性膵炎　49
ドパミン　184
ドブタミン　184
ドライウエイト　149
ドライウエイトコントロール　153
トランス脂肪酸　58, 75, 121
トリグリセライド（TG）　67, 72, 79, 181
ドレナージ　44, 46

な

内因子　162, 163
内因性因子　96
内視鏡外科手術　194
内シャント　147
内臓脂肪　40, 53
　　──の蓄積　53, 70, 79
内臓性肥満　38
内皮由来血管弛緩因子　107
ナトリウム
　　──の制限　111, 125, 155, 156
　　──の貯留　122, 178, 183
ナトリウム-カリウム交換輸送系　107
ナトリウム-カルシウム交換輸送系　109
ナトリウム輸送障害　109
ナトリウム利尿ホルモン　109
軟膏　171
難治性高血圧　143

に

2型糖尿病　61, 62
肉芽　171
肉芽形成促進剤　172
ニコチン酸　75-77
二次性高血圧　106
二次性副甲状腺機能亢進症　141, 142, 151
ニトログリセリン　113, 117, 118, 123
乳酸菌製剤　15
乳製品　87
尿管癌　192
尿細管　125
尿酸　81, 82
尿酸生成抑制薬　83, 85
尿酸産生過剰型　82
尿酸排出低下型　82
尿酸排泄促進薬　83, 85
尿素サイクル　185
尿素窒素排泄量　145
尿タンパク量　143
尿中Ⅰ型コラーゲン架橋テロペプチド（NTx）　92
尿中デオキシピリジノリン（DPD）　92
尿糖排泄促進　67
尿毒症　140, 142, 145, 147, 150
尿毒症物質　140, 150
尿毒素　142
尿路結石　82
妊娠　163
妊娠糖尿病　61

ね の

熱傷　178
ネフローゼ症候群　72, 130, 143
粘液の過分泌　96, 97

脳梗塞　75

は

肺うっ血　122, 123
肺癌　192
肺高血圧症　96, 97
肺弾性収縮力　95
肺胞壁　95
播種性転移　193
バソプレッシン拮抗薬　124
白血球　164, 194
白血病　194
発熱　21
汎血球減少　163, 164
半消化態栄養剤　15, 17, 25
反応性低血糖　7

ひ

非アルコール性脂肪肝炎（NASH）　35
皮下脂肪型　53
脾機能亢進症　29
ビグアナイド　38, 63, 66
非酵素的糖化反応　66
微小変化型ネフローゼ症候群　130
非ステロイド抗炎症薬　84
ビスホスホネート製剤　89, 90, 92
脾臓摘出　165, 166
非代償期　49, 50
ビタミンA　177
ビタミンB_1　127, 128, 196
ビタミンB_{12}　123, 128, 158, 160-167
ビタミンB_{12}欠乏性貧血　163, 164
ビタミンC　38, 40, 177
ビタミンD　89, 92, 94, 123, 127, 128, 140, 143, 147, 151
ビタミンD欠乏　123, 124
ビタミンD_3　91
ビタミンE　38, 40
ビタミンK　89, 92, 94
ビタミンK_2　91
非タンパク熱量　186
必要鉄量　165
ヒドロキシイコサテトラエン酸　188
非麻薬性鎮痛薬　44
肥満　36, 38, 53, 105
肥満症治療食　56
病期（がんの）　194
標準化タンパク異化率　151
微量栄養素　24, 102, 125, 127, 145
微量元素　52, 101, 135, 143, 170, 183, 189, 190
ビリルビン吸着療法　30
頻回食　10

ふ

貧血　123, 124, 128, 140, 143, 145, 147, 155, 158, 159, 161-164
頻脈　44, 160, 183

ふ

不安定狭心症　114
フィッシャー比　29, 32
フィブラート系薬　39, 75-77
不感蒸泄量　143
副血行路　115
副交感神経　106, 100
副甲状腺機能亢進症　49, 141, 142, 151
副甲状腺ホルモン　89, 90, 91, 151, 154
副腎皮質　178, 183
副腎皮質刺激ホルモン（ACTH）　178, 179, 183
副腎皮質ステロイド　11, 22, 26, 134, 160, 165, 166, 197
腹水　27, 29, 123, 197, 198
腹痛　14, 20, 43
腹膜透析　148
　　──カテーテル　148
浮腫　14, 27, 29, 123, 131, 133, 136, 140, 143, 145
不整脈　113
不飽和脂肪酸　58, 76, 78
　（→「n-3系脂肪酸」もみよ）
プリン代謝　81
フルクトース　10, 86
プロスタグランジン　183, 188
プロテアーゼ　95
プロトンポンプ阻害薬（PPI）　44
プロブコール　75-77
ブロメライン　172
分岐鎖アミノ酸（BCAA）　29-31, 33, 101, 102, 104, 180, 183, 185, 197
分食　101

へ

閉経　88
閉塞性黄疸　72, 192
ヘモグロビン　161
ヘモグロビン濃度　158
便秘　154, 177

ほ

放射線療法　194
泡沫細胞　75, 119
飽和脂肪　75, 76, 78, 111, 120
補液　43, 47
ホスホジエステラーゼ（PDE）Ⅲ阻害薬　99, 123, 126
発疹性黄色腫　75
発赤　170, 183
ボーマン嚢腔　131
ポリオール代謝亢進　65
ポリオール代謝阻害　67
ホルモン感受性リパーゼ　181
本態性高血圧　106

ま

マイクロRNA　191
膜性腎症　130
マクロファージ　21, 74, 119, 161
マクロライド系抗菌薬　99
麻酔　184
末期腎不全　147
末梢気道　95, 97
末梢血管抵抗　105, 150, 153
末梢静脈栄養　188
末梢神経障害　164
マラスムス　174
マルターゼ　10
マロリー小体　35, 37
慢性炎症　151
慢性高血圧　60
慢性腎臓病（CKD）　138, 143
慢性腎不全　138
慢性膵炎　49
慢性閉塞性肺疾患（COPD）　95

み

ミオグロブリン　152
ミオシン　101, 126
ミセル　76
ミネラル　26, 111, 170, 174, 176
　　──の不足　112

む

無効造血　159, 163, 164

無症候性高尿酸血症　83
ムスカリン受容体　99, 100

め

メタボリックシンドローム　53, 79, 83, 108
メチルプレドニゾロン　183
メディエータ　134, 178, 183
メドゥーサの頭　28
めまい　159
免疫異常　13
免疫細胞　178, 183
免疫増強栄養剤　196
免疫調節薬　22
免疫能低下　178, 182, 183
免疫抑制薬　15, 134, 160

も

毛細血管　133
網赤血球　158, 165
網膜症　65
モザイク学説　106
モニタリング　145
門脈圧亢進症状　27

や

夜間尿　138
夜間発作性呼吸困難　123
夜間性過敏症症候群　22
薬用吸着炭　142
夜盲症　14

ゆ

幽門機能　6
遊離脂肪酸　181
輸液　47, 129, 198
輸血　142, 160, 165
油脂性軟膏　171

よ

溶血　158, 159
溶血性貧血　158
葉酸　123, 128, 158, 160, 165, 166, 167

溶質排泄不全　155
ヨウ素製剤　172
予防対策（褥瘡の）　169

ら　り

酪酸　183, 185, 188, 189

利尿　108
利尿ホルモン　109
利尿薬　29, 30, 73, 109, 124-129, 140, 142, 145, 153, 183, 184
リノレン酸　185, 188, 189
リフィーディング症候群　196
リポタンパク　72
リポタンパク代謝　73

リポタンパクリパーゼ　181
リモデリング　122
リン　140, 143, 145, 146, 151, 155, 157
リン吸着薬　140, 151, 153, 154
リン代謝　141, 151, 153, 155
リンパ行性転移　193
リンパ節郭清　194
リンパ浮腫　192

る　れ

ループ利尿薬　29, 30, 124-127, 153, 184

レニン　147, 179

レニン・アンジオテンシン（・アルドステロン）系亢進　105, 106, 123, 124, 129
レニン・アンジオテンシン（RA）系阻害薬　109, 133, 134, 142
レニン阻害薬　109
レプチン　105

ろ

ロイコトリエン（LT）　189
ロイシン　185
瘻孔　21
労作時呼吸困難　96-98
労作性狭心症　113

ビジュアル栄養療法―メカニズムからわかる治療戦略

2012年 4月10日　第1刷発行	編集者　丸山千寿子, 中屋　豊
2020年 2月20日　第5刷発行	発行者　小立鉦彦
	発行所　株式会社 南 江 堂

〒113-8410 東京都文京区本郷三丁目42番6号
☎(出版)03-3811-7426 (営業)03-3811-7239
ホームページ https://www.nankodo.co.jp/
振替口座 00120-1-149

印刷・製本 公和図書

Visual Textbook of Nutrition Therapy
© Chizuko Maruyama, Yutaka Nakaya, 2012

定価は表紙に表示してあります．
落丁・乱丁の場合はお取り替えいたします．

Printed and Bound in Japan
ISBN978-4-524-26093-5

本書の無断複写を禁じます．

JCOPY 〈出版者著作権管理機構 委託出版物〉

本書の無断複写は，著作権法上での例外を除き，禁じられています．複写される場合は，そのつど事前に，出版者著作権管理機構(TEL 03-5244-5088, FAX 03-5244-5089, e-mail: info@jcopy.or.jp)の許諾を得てください．

本書をスキャン，デジタルデータ化するなどの複製を無許諾で行う行為は，著作権法上での限られた例外(「私的使用のための複製」など)を除き禁じられています．大学，病院，企業などにおいて，内部的に業務上使用する目的で上記の行為を行うことは私的使用には該当せず違法です．また私的使用のためであっても，代行業者等の第三者に依頼して上記の行為を行うことは違法です．